재활의학에서 임상진단: 사례별 접근

Clinical Diagnosis in PHYSICAL MEDICINE & REHABILITATION

CASE BY CASE

재활의학에서 임상진단: 사례별 접근

Clinical Diagnosis in PHYSICAL MEDICINE & REHABILITATION CASE BY CASE

김동휘, 김기훈, 김낙환 옮김

Subhadra Nori, MD
Regional Medical Director
Department of Rehabilitation Medicine;
Attending Physiatrist
Elmhurst and Queens Hospital Centers;
Clinical Associate Professor
Icahn School of Medicine, Mount Sinai
New York, NY

Michelle Stern, MD
Chairman of the Department of Rehabilitation Medicine
Health & Hospital Jacobi and North Central Bronx;
Clinical Associate Professor
Albert Einstein College of Medicine
New York, NY

Se Won Lee, MD
Residency Program Director
Department of Physical Medicine and Rehabilitation
Mountain View Medical Center
Las Vegas, NV

영 문 출 판 사

■ 옮긴이

김동휘
- 현) 고려대학교 의과대학 안산병원 재활의학과 교수
- 고려대학교 의과대학 졸업
- 재활의학과 전문의
- 의학박사

김기훈
- 현) 고려대학교 의과대학 안산병원 재활의학과 교수
- 고려대학교 의과대학 졸업
- 재활의학과 전문의
- 고려대학교 대학원 졸업, 의학 박사학위 취득

김낙환
- 고려대학교 의과대학 졸업
- 재활의학과 전문의
- 의공학 박사
- Certified Interventional Pain Sonologist (World Institiute of Pain)
- American Board of Electrodiagnostic Medicine (AANEM)

재활의학에서 **임상진단: 사례별 접근**

2023년 8월 1일 초판인쇄
2023년 8월 11일 초판발행

지은이 : Subhadra Nori & Michelle Stern & Se Won Lee
옮긴이 : 김동휘, 김기훈, 김낙환
발행인 : 박 병 조
발행처 : 도서출판 영문출판사
등 록 : 1987년 12월 21일 제2-419호
주 소 : 서울시 강남구 삼성동 69-2
전 화 : (02) 514-5590, 776-5590
팩 스 : (02) 756-8943
E-mail : yeongmunsa@empas.com
홈페이지 : www.ymsbook.net
정 가 : 20,000원
ISBN 978-89-7224-554-4 93510

※ 파본은 교환해 드립니다.

도움을 주신 분들 Contributors

Dr. Eric Aguila, MD
Physiatrist
Department of Rehabilitation
VA Southern Nevada Healthcare System
Las Vegas, Nevada

Dr. Mohammed Emam, MD
Assistant Professor
Department of Orthopaedics and Rehabilitation Medicine
Associate Program Director
Division of Sports Medicine
SUNY Downstate Medical Center
Brooklyn, New York

Dr. Jasmine H. Harris, MD
Resident Physician
Department of Rehabilitation Medicine and Human Performance
Icahn School of Medicine, Mount Sinai
New York, New York

Dr. Maryam Hosseini, MD
PM&R Resident Physician
Department of Physical Medicine and Rehabilitation
Montefiore Medical Center
Albert Einstein College of Medicine
The Bronx, New York

Dr. Se Won Lee, MD
Residency Program Director
Department of Physical Medicine and Rehabilitation
Mountain View Medical Center
Las Vegas, NV

Dr. Patrick Mahaney, MD, MS, FAAPMR
Associate Medical Director
Mountain Valley Regional Rehabilitation Hospital
Prescott Valley, Arizona

Dr. Vivek Nagar, MD, M.B.A.
Department of Rehabilitation Medicine
Montefiore Medical Center
Albert Einstein School of Medicine
The Bronx, New York

Dr. Reina Nakamura, DO
Assistant Professor
Department of Physical Medicine and Rehabilitation
University of Michigan
Ann Arbor, Michigan

Dr. Subhadra Nori, MD
Regional Medical Director
Department of Rehabilitation Medicine
Attending Physiatrist
Elmhurst and Queens Hospital Centers
Clinical Associate Professor
Icahn School of Medicine, Mount Sinai
New York, NY

Dr. Kishan A. Sitapara, MD
Resident Physician
Department of Physical Medicine and Rehabilitation
Montefiore Medical Center
Albert Einstein School of Medicine
The Bronx, New York

Dr. Michelle Stern, MD
Chairman of the Department of Rehabilitation Medicine
Health & Hospital Jacobi and North Central Bronx
Clinical Associate Professor
Albert Einstein College of Medicine
New York, NY

Dr. Iris Tian, DO
Resident Physician
Department of Rehabilitation Medicine and Human Performance
Icahn School of Medicine, Mount Sinai
New York, New York

Dr. Lynn D. Weiss, MD
Chairman
Department of Physical Medicine and Rehabilitation
NYU Winthrop Hospital
Mineola, New York

서문 Preface

재활의학에는 많은 분야가 있다. 이 중 근골격계 의학은 한 부분일 뿐이다. 근골격계 의학은 예술과 과학을 모두 포함하며 이는 임상의들이 경험적으로 발전시킨 기술이다. 이 기술을 습득하려면 의학 과정의 시작부터 쌓인, 견고한 기초가 필수적이다. 이 책에서는 대부분의 임상적 상황에서 자주 볼 수 있는 상태에 대한 개요를 제공하고자 한다.

포괄적인 정보를 제공하려고 시도했지만 과학은 끊임없이 진보하고 있으며 정보는 빠르게 변화하고 있다. 이 책에서는 학생부터 독립적인 전문가까지 모든 수준의 학습에 대한 지침을 제공하고자 한다.

목차 Contents

감사의 글 Acknowledgements

먼저, 40년 넘게 제 인생의 동반자였고 제 경력과 삶의 모든 단계에서 저를 이끌어준 남편인 D. Nori 박사에게 감사드리고 싶습니다. 둘째, 제 원고를 읽어 준 Teresita Pascua에게 감사드립니다. 셋째, 이 책에 기여한 모든 저자들에게 감사드리고 싶습니다. 넷째, 이 책을 만들게 도와주신 Elsevier 편집부 스탭인 Dominque McPherson에게 감사드립니다. 다섯 째, 제가 많은 것을 배웠던 모든 환자들에게 감사드리고 싶습니다. 마지막으로, 이 프로젝트에 많은 영감을 주었던 'Principles of Clinical Diagnosis Case by Case' 책의 저자인 Shuvendu Sen 박사님에게 감사드리고 싶습니다.

Subhadra Nori

이 책을 준비하는 동안 인내심으로 갖고 기다려준 아내 현주와 딸 제인에게 감사의 말을 전하고 싶다. 많은 가르침을 주신 저의 멘토 Dennis DJ Kim 박사님과 Mooyeon Oh-Park 박사님에게 감사드립니다. 지속적으로 격려해 주었던 전공의들과 동료들에게 감사드립니다. 마지막으로, 이 출판을 가능하게 한 Nori 박사님과 모든 사람들에게 감사드립니다.

이세원

역자서문

신경근골격계의 이상으로 발생하는 통증에 대한 진단적 접근과 치료는 재활의학의 주요 분야이다. 초기 통증이 만성화 되지 않도록 통증의 고리를 끊는 것이 중요하다.

근골격계 통증과 저림증 등을 다룬 'Clinical Diagnosis in PHYSICAL MEDICINE & REHABILITATION: CASE BY CASE'가 출간되었다. 저자들은 신체의 부위별 혹은 전신의 증상을 갖는 증례를 제시하고 진단과 치료를 위한 접근법을 체계적으로 기술하고 있다. 이 책은 통증을 유발하는 모든 질환을 다루지는 않았지만 임상 현장에서 흔하게 접할 수 있는 증상과 질환을 중심으로 설명하여 실제 진료를 수행하는 의사와 향후 진료를 수행할 학생들에게 많은 도움을 줄 수 있을 것이다.

끝으로, 번역 출판에 도움을 주신 영문사 박병조 사장님과 직원분들에게 감사드린다.

2023년 5월 맑은 날

김동휘, 김기훈, 김낙환

CHAPTER 1

경부통(Neck Pain)

Dr. Subhadra Nori, MD

증례 기록

경부 통증을 호소하는 57세 여성이 재활의학과 외래에 내원하였다. 통증은 지속적이고, 목이 움직일 때마다 통증을 느끼는데 이것은 약 4~5개월 전부터 지속되었으며 점차 악화되고 있었다.
그녀는 가끔 타이레놀(Tylenol)을 복용하는데, 이것은 일시적으로 도움이 되었다. 왼쪽 위팔이 저리고 이 통증 때문에 잠을 잘 수가 없었다. 그녀는 다른 의사를 만나본 적도 없고 어떤 검사도 받은 적이 없었다.

[문진]

과거력: 10년 전부터 고혈압 진단 하 로잘탄(Losartan) 25 mg을 하루 한 번 복용 중.
현재 폐경 상태.

사회력: 학교 선생님이며 엘리베이터가 있는 아파트 4층에서 가족과 함께 거주 중.
18살과 16살의 두 아이들.

수술력: 없음.

알레르기: 먼지.

복용약물: 로잘탄(Losartan) 25mg 하루 한 번, 가끔씩 타이레놀(Tylenol) 복용.

[생체징후 및 신체계측]

혈압 140/70 mmHg, 호흡수 분당 14회, 맥박수 분당 75회, 체온 36.1℃, 신장 167.6 cm,
체중 59.0 kg, 체질량지수(BMI) 22 kg/m^2

[신경근골격계 검사]

발달상태와 영양상태가 양호한, 중등도 스트레스 상태의 여성.

두경부: 정상 안구운동, 안검하수 없음.

전신상태: 의식은 명료하고 지남력이 있으며 좌측 경부 통증 때문에 경증에서 중등도의 고통 호소.

사지: 부종 없음, 발진 없음, 수술 반흔 없음, 육안적 연축(fasciculations) 없음

근골격계 검사: 경부의 관절운동범위(ROM) - 모든 방향에서 정상

운동기능 검사: 우측 상지의 모든 근육 5/5, 좌측 상지 3/5(삼각근, 상완이두근 및 상완요골근)
모든 다른 근육들 5/5
삼각근 및 상완이두근에 약간의 근감소(wasting) 상태
심부건반사는 좌측 상완이두근 및 상완요골근에서 좌측 1+, 우측 2+

감각기능 검사: 좌측 상지의 전완외측에서 가벼운 접촉(light touch)에 대해 감각저하,
우측 상지의 모든 피부분절에서 정상
보행은 편위 없이 정상
근긴장도(tone) 정상

[검사실 검사]

백혈구(WBC) 7000 cell/mL; 헤모글로빈(Hb) 12.0 g/dL.

일반적인 고려사항

경부통에 대한 일반적인 접근법. 아급성 경부 통증 환자에 대한 접근 방식은 급성 통증과는 특징적으로 다르다. 초기에는 신경계의 문제를 근골격계 상태와 구별하는 것에 초점을 두어야 한다. 이학적 검사에서 주의해야 할 점은 삼각근과 상완이두근의 근위축이다. C5-C6 신경근에 의해 지배되는 근육이 약화되고 C5-C6 영역의 반사가 저하된다. 감각 소실 또한 이 분포와 일치한다.

감별진단에는 다음을 포함해야 한다:

1. **추간판성 통증** — 경추의 추체간 급성 추간판 탈출증은 신경근 압박으로 이어질 수 있다. 증상은 압박하는 레벨에 따라 달라진다. C4-C5 수핵탈출증은 C5 신경근을 압박하여 팔 통증, 저림증, 그리고 손가락 끝으로 방사되는 화끈거림을 일으킬 것이다. C5 신경에 지배되는 근육은 삼각근이다. 따라서 C4-C5에서 수핵탈출증을 가진 환자는 C5 신경근에 영향을 미치는 신경증상을 가질 것이다. 상완이두근, 상완요골근 및 오훼완근(coracobrachialis muscle)에 영향을 미친다(그림 1.1).
2. **압박골절** — 보통 외상의 병력이 선행된다. 검사 결과 척추의 통증 및 압통이 굴곡 시 악화되는 것으로 나타난다. 압박골절은 외상 혹은 비외상적인 원인에 의해 야기될 수 있다.
3. **긴장(strains)과 염좌(sprains)** — "편타손상(whiplash)"이라고 불리는 자동차 사고에 의한 미만성 경부 통증을 말한다. 검사 결과 미만성 경부 압통이 있으며 보통 신경학적 증상은 존재하지 않는다.
4. **골관절염/척추증(spondylosis)** — 노인 환자에서는 일반적인 골관절염을 말하며, 보통 통증은 활동할 때 더 심해진다. 굴곡은 신전보다 더 큰 통증을 유발할 수 있다. 신경증상은 손상된 신경근의 분포에서 관찰된다.
5. **결체조직질환(connective tissue disease)** — 다발성 관절통, 열감, 체중감소, 피로 및 기타 전신 증상이 관찰된다. 검사 결과 극돌기(spinous process)와 다른 관절들의 압통을 보인다.
6. **염증성 척추관절병증(inflammatory spondyloarthropathies)** — 간헐적 통증과 함께 경부 통증, 활동에 따라 악화되는 조조강직(morning stiffness)으로 발현된다.
7. **악성종양** — 통증은 지속적이며 앙와위에서 악화된다. 체중 감소와 같은 전신적인 증상의 발현이 동반될 수 있다.
8. **추간판염(vertebral discitis)** — 통증은 일정하며, 열이 없는 경우가 많다. 혈액 검사 수치는 정상이지만, C-반응성 단백질(C-reactive protein, CRP)과 적혈구 침강 속도(erythrocyte sedimentation rate, ESR)는 자주 상승한다.
9. **경추부 척수병증(myelopathy)** — 환자의 90%는 60대에 증상이 나타나며, 55세 이상의 인구에서 가장 흔한 형태의 척수 기능장애이다. 상위운동신경원 징후와 증상을 나타낸다.
10. **경추 척수신경근병증(myeloradiculopathy)** — 경추부 척수 및 신경근에 반복적인 압박 손상과 척주증으로 인하여 발생하는 것으로 생각된다.[1] 전방 척추분리성 골극(anterior spondyli-

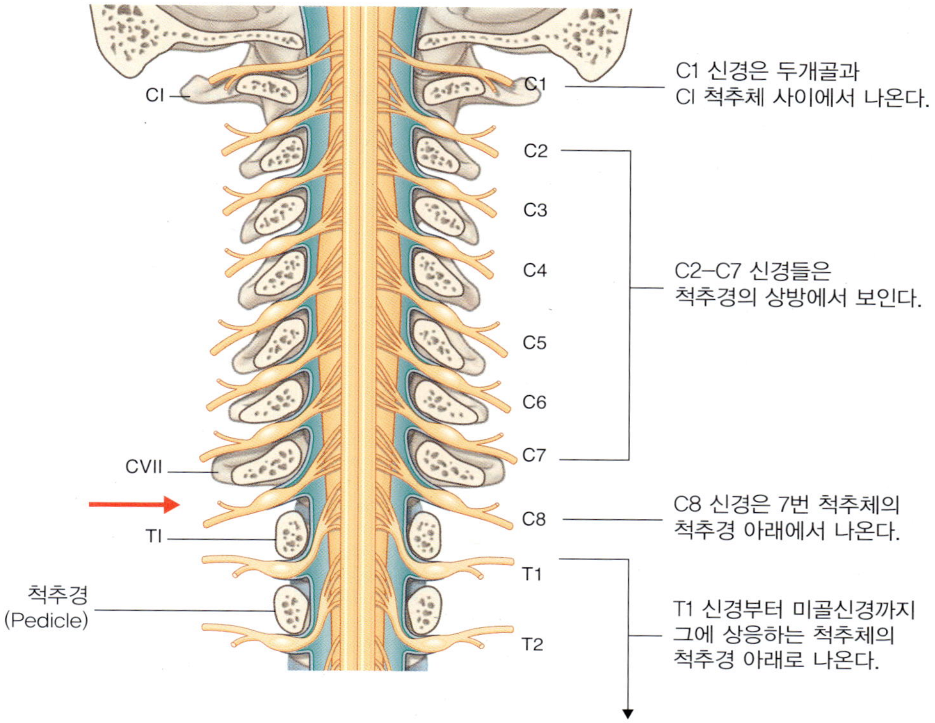

그림 1.1 척추신경(후방 시점)의 용어 정의. (From R.L. Drake, W. Vogl, A.W.M. Mitchell. Gray's Anatomy for Students, 4e. Elsevier, Philadelphia, 2020, Fig. 1.25.)

tic spurs), 접합부의 후종인대 또한 압박을 야기할 수 있다. 급성 굴곡 신전 손상은 골증식체, 골극 및 인대비후로 인하여 이미 문제가 된 경추에서 신경을 압박시킬 수 있다.

증상과 징후는 하지 약화와 보행 장애로 특징 지어진다. 경직(spasticity)과 상위운동신경원의 이상은 피질척수로(corticospinal tract) 및 척수소뇌로(spinocerebellar tract)의 이상기능에 의해 발생한다. 경추 상부의 통증, 손가락의 저림, 무감각, 이상감각 및 감각변화 등 추가적인 증상과 징후도 나타날 수 있다. 압박 수준에 따라 간혹 장과 방광의 변화를 볼 수도 있다.[2]

척수신경근병증: 척수병증과 신경근병증의 조합으로, 임상적으로 복잡한 증상을 나타낸다.[3] 전형적으로, 환자는 팔의 통증 및 위약과 같은 신경근 증상이 보행 장애, 위치 및 진동감각 상실 및 경직과 같은 척수병증의 증상과 같이 나타난다. 때로는 이 증상과 징후가 겹치기도 한다.

11. **골전이로 인한 연관통** — 많은 암이 경추로 전이될 수 있다. 대표적인 예가 폐암으로 소세포암 및 선암이고, 갑상선, 유방, 전립선의 암도 가능하다. 경막외 압박이 나타날 수 있으며 척수 압박의 증상을 유발할 수 있다.

연관통(referred pain): 유방암이 경추로 전이될 수 있는 것과 마찬가지로 소세포암종과 선암종 모두 경추로 전이되고 경막외 전이를 야기할 수 있다.

12. **운동신경원질환**(motor neuron diseases, MND) — 전각세포(anterior horn cell)에 영향을 미치는, 후천적인 특발성 그리고 가족성으로 나타나는 질병 그룹을 설명하는 데 사용되는 용어이다. 이 그룹에는 척수성근위축증(spinal muscular atrophy, SMA), 근위축성측삭경화증(amyotrophic lateral sclerosis, ALS), 원발성측삭경화증(primary lateral sclerosis, PLS), 진행성근위축증(progressive muscular atrophy, PMA), 진행성 연수마비(progressive bulbar palsy, PBP)를 포함한다. ALS는 10만 명당 5~7명의 유병률로 가장 흔하다. 이는 50세에서 60세 사이의 사람들에게 가장 흔하게 영향을 미치고, 상위운동신경원과 하위운동신경원에 관여한 증상과 징후를 동시에 보일 수 있다. 임상 발현이, 주로 상위운동신경원, 하위운동신경원, 구근 또는 혼합된 신경원의 연관성 정도에 따라 상지의 약화, 구근의 약화, 즉 발음 이상 및 연하 결손, 그리고 전신 약화를 나타낼 수 있다. 이학적 검사 결과에는 상지 근육의 약화, 과반사, 연축, 바빈스키(Babinski)와 호프만(Hoffman)과 같은 병적 반사가 포함된다. 설근(tongue) 또한 연축과 위축을 보일 수 있다.
13. **경부 긴장 증후군**(neck tension syndrome) — 이 증후군이 있는 환자는 보통 경부의 아래와 등의 윗부분이 아프다고 호소한다. 후두하근(suboccipital muscles)과 승모근(trapezius muscle)이 관련되면 두통이 보고될 수도 있다. 연관통은 위팔, 팔꿈치 및 아래팔에서도 느낄 수 있다.

증례 고찰

환자는 몇 달에 걸쳐서 서서히 나타난 만성적 진행의 증상을 호소했다. C5-C6 피부분절의 저림과 함께 통증이 존재하며, 감소된 반사와 함께 삼각근, 상완이두근, 상완요골근 및 상완삼두근의 쇠약이 동반된 신경학적 침범을 나타냈다. 따라서 우리는 추간판성 질환, 척추증, 척추관절병증, 공간 점유 병변 및 신경근 압박으로 이어지는 전이성 압박 골절과 같이 C5-C6 및 가능하면 C7 신경근의 압박 가능성을 야기하는 상황에 초점을 맞춰야 한다.

추간판염은 ESR과 CRP가 정상이기 때문에 가능성이 낮으며, 마찬가지로 염증성 관절병증과 결체조직질환은 증상이 국소적이고 다관절 침범이 없기 때문에 가능성이 낮다.

객관적인 자료

혈액세포수 검사 — 정상
응고계 패널 — 정상
대사계 패널 — 정상
흉부 단순방사선검사 — 침윤 소견이나 기타 다른 병변 없음
척추 단순방사선검사 — 퇴행성 추간판 질환, C4-C5 및 C5-C6 추간판 간격의 감소와 C6-C7 외측 추간공 협착 동반. 골절 혹은 탈구 없음. 경화성 혹은 용해성 병변 없음.
경추 자기공명영상(MRI) — 척수 압박이나 이상 신호가 없는, C5, C6, C7에서 신경근 압박 소견
전기진단검사에서 운동 단위가 보존된 C5-C6의 급성 신경근병증 소견

증례 고찰

앞에서 언급한 실험실 및 영상 자료들은 감별 진단을 더욱 좁히는 데 도움이 된다. 기본 ESR과 대사 패널이 정상이기 때문에 감염이나 추간판염을 배제할 수 있다. 영상은 어떤 용해성 혹은 증식성 병변이 보이지 않아서 전이성 질환은 배제할 수 있다. 또한 영상은 급성 골절과 탈구와 같은 경추의 외상적 침범을 배제하는데 도움이 되었다. 마찬가지로, 자기공명영상에서 신호 변화가 보이지 않기 때문에 척수 압박을 배제할 수 있다. 환자가 긴장도 증가, 호프만(Hoffman) 징후 양성, 운동실조, 방광 및 장 손상, 반사 항진과 같은 상부운동신경원 증상이나 징후를 보이지 않았기 때문에 척수병증은 임상적으로 가능성이 낮았다.

객관적인 자료들은 다발성 추간판 퇴행성 질환의 단순방사선사진 및 자기공명영상 소견에 주목한다. C5 신경근 압박은 삼각근의 위약으로 이어진다. C6 신경근 압박은 상완이두근과 상완요골근의 위약과 반사 감소를 일으킨다. 전기진단검사 결과는 C5와 C6 신경근을 침범하는 신경근병증의 임상적 진단과 일치한다.

제안된 병리 및 병리생체역학의 검토

척수병증, 신경근병증 및 척수신경근병증은 구조적 이상을 수반하며 움직임의 문제를 야기한다. 퇴행성 변화와 탈수로 인한 추간판의 높이 소실은 척수가 위치한 중심관과 신경근이 빠져나가는 외측 요부(lateral recess) 모두의 공간 감소로 이어진다. 추간판 인대와 관절낭의 구조적 변화는 점탄성 변화와 움직임 이상을 초래한다.[4] Wilson에 따르면, 굴곡과 신전 운동은 심각한 퇴행성 조건에서 다양한 신경학적 이상을 야기한다.[5]

신전 중에 인대가 접히기 때문에 척추관이 짧아지고 중심관 침범을 일으킨다. 추간판이 후방으로 불룩 튀어나와 공간을 더욱 줄일 수 있다. 척추의 관절운동범위 감소, 신경근 압박 증상과 통증이 뒤따른다.

반면에 경부의 척수병증은 다발부 협착과 상위운동신경원 증상 소견으로 이어지는 척수의 침범이 특징이다. 이러한 침범은 척추관의 시상면상 협착에서 비롯되며 종종 (1) 추체간 관절의 퇴화에 따른 골증식체, (2) 황색 인대와 같은 연결조직의 경화, (3) 골변화를 동반하는 추간판의 퇴화 (4) 기타 퇴행성 결합조직의 변화에 기인한다.[6]

비록 흔하지는 않지만 척수공동증(syringomyelia), 지주막 낭종(arachnoid cysts), 종양(tumor) 혹은 경막외 지방종증(lipomatosis)과 같은 구조적 상태와도 연관될 수 있다.[7]

환자의 경추 신경근병증은 신경근 압박이 신경근의 비틀림(distorsion), 신경내 부종, 및 국소적 신경 허혈로 이어지면서 발생한다. 이것은 국소적인 염증 반응을 유도하고, 추간판 내 화학적 매개체는 염증성 사이토카인(cytokines), P 물질(substance P), 브래디키닌(bradykinin), 종양괴사인자 알파(tumor necrosis factor alpha) 및 프로스타글란딘(prostaglandins)의 생성을 자극한다.[8,9]

후근신경절(dorsal root ganglion)을 둘러싼 막은 투과성이 증가되면서 신경근병증에 더욱 기여하는 국소 염증 반응을 유발한다.[10]

압박에 이르는 경추 신경근병증의 가장 흔한 원인은 추간판 탈출증이다. 추간판은 정상적인 공간에 돌출되어 후외측 혹은 추간공 내로 신경근을 침범한다.[9]

척추 성분의 퇴화, 즉 골증식체, 후관절 비대 및 인대 비후[8,11]는 추간판 높이 감소를 유발하여 압박의 원인이 되는 '경성 추간판(hard disc)' 탈출을 야기할 수 있다.

위치상으로는 허혈, 외상, 방사선조사 후 치료, 신생물, 척추감염성 선천 질환에 비해 전방 요인들(연성 혹은 경성 추간판탈출증)과 구상돌기(uncinated process)의 골증식체가 방사통(radicular pain)의 가장 흔한 원인이다.[11]

경추 척수신경근병증은 만성 척추증과 경부 척수와 신경근에 대한 반복적인 압박성 변화 동안에 발생할 수 있으며, 또한 굴곡과 신장 손상의 결과로 급성으로 발생할 수도 있다.[1,12]

전방 척추분리성 골증식체와 후방 전개 인대[13]는 만성적인 압박성 변화를 일으키고 탈수초화, 혈관 손상 및 신경근의 염증으로 이어질 수 있다.

신경근병증의 임상적 증상과 징후

신경학적 증상은 통증, 운동 약화, 감각 결손, 반사 이상으로 구성되어 있다(표 1.1).[9,14] 신경근에 따라 목, 어깨, 상완, 및 전완에 동시 증상이 나타난다. 통증은 둔통에서 심한 작열통에 이르기까지 다양하다. 여러 신경근이 중복되어 통증이 국소화되지 않을 수 있다.[15]

침범된 신경근에 따라 다음과 같은 근력 약화 양상이 나타난다. C4 침범으로 견갑골의 약화가 보인다. C5으로 견관절 외전 혹은 전완 굴곡 위약; C6로 손목 신전 및 회외 위약; C7으로 상완삼두근, 손목 굴곡 및 회내 위약; C8 및 T1으로 손가락 굴곡 및 골간 위약.[16]

신경근병증이 진행하면 근위축과 연축을 볼 수 있다.[13]

C7 신경근병증은 37%에서 상완삼두근 위약을, 그리고 28%의 환자에서 상완이두근 위약을 일으킬 수 있다.[17]

표 1.1 ■ **경부통 환자에서 흔히 평가되는 상지의 신경근 레벨, 말초신경 및 근육들**

신경근 레벨	신경	근육
C5, C6	액와신경(axillary)	삼각근(deltoid)
C5, C6	근피신경(musculocutaneous)	상완이두근(biceps brachii)
C5, C6	견갑상신경(suprascapular)	극상근(supraspinatus) 극하근(infraspinatus)
C7	요골신경(radial) 정중신경(median)	상완삼두근(triceps) 원회내근(pronator teres)
C8, T1	정중신경(median) 척골신경(ulnar)	단무지외전근(abductor pollicis brevis) 제1등골간근(first dorsal interosseous)

From M.J. DePalma, J.J. Gasper, C.W. Slipman, Common neck problems, In: D. Cifu, Braddom's Physical Medicine and Rehabilitation, 5e, Elsevier, St Louis, 2016, p697.

감각이상

C4 신경근은 어깨와 상완에 감각 장애를 일으키며, C5 신경근 분포는 상완의 외측과 엄지손가락이다.

C6 신경근은 외측 전완과 집게손가락, C7 신경근은 후외측 전완과 세 번째 손가락의 이상을 나타낼 수 있다. C8 신경근은 내측 전완, 손, 네 번째 및 다섯 번째 손가락의 감각이상을 보일 수 있다.[18]

심부건반사

심부건반사는 근육의 신장 반사이자 불수의 반응이며 신경학적 장애에 대한 객관적인 평가를 제공할 수 있다.[7] 70%의 사례에서, 심부건반사의 소실은 가장 신뢰할 수 있는 임상 결과[19]이며 예측 가능한 방사 양상(radicular pattern)을 따른다. 하위운동신경원 병변에서 이러한 반사는 감소하거나 완전히 소실된다. 상위운동신경원 병변에서는 중추신경계의 억제 결핍으로 인해 증가한다.

전기진단검사

전기진단검사는 말초신경병증과 국소 신경 포착(예: 수근관증후군, 척골신경병증)과 같은 다른 말초신경 침범과 경부 척수병증을 경추의 신경근병증과 구별하는 데 사용될 수 있다. 경추 신경근의 침범이 신경 손상으로 이어지면, 앞에서 설명한 것처럼 특정 신경근에 의해 지배되는 근육에서 탈신경 전위(세동 전위[fibrillation potentials] 및 양성 예파[positive sharp wave])가 관찰될 수 있다.

침근전도검사는 예후 판정에 도움이 된다. 탈신경이 심하면 근육의 운동 단위가 심각하게 감소하는데, 이는 좋지 않은 예후를 나타낸다. 동원이 느려지면서 발화패턴은 빨라질 수 있다. 신경근이 회복되고 재생이 시작되면서 다상성 운동 단위(polyphasic motor units)가 나타나는데 이것은 좋은 예후를 나타낸다.

영상 검사

단순방사선사진은 협착증과 퇴행성 관절 질환을 식별하는 데 매우 유용하다.[20] Brown 등[20]에 따르면, 전후직경이 13mm 이하이면 척수병증 발병의 위험 요인으로 간주된다.

자기공명영상은 높은 민감도(79%–95%), 특이도(82%–88%)로 경추의 척수병증을 평가하기 위한 최상의 영상 방법이다. 수핵탈출증(herniated nucleus pulposus, HNP) 및 척추증과 관련된 구조적 변화는 자기공명영상에서 잘 설명된다.[21]

그러나, 신경근 압박의 정도와 기능적 평가는 자기공명영상의 범위에 있지 않다.
연성 추간판과 경성 추간판은 감별이 어렵다.[9] 신경근 압박에 대한 자기공명영상의 특수성은 논란의 여지가 있다. 한 연구에서 40세 미만 대상자의 10%가 추간판탈출증을 가진 것으로 나타났다.

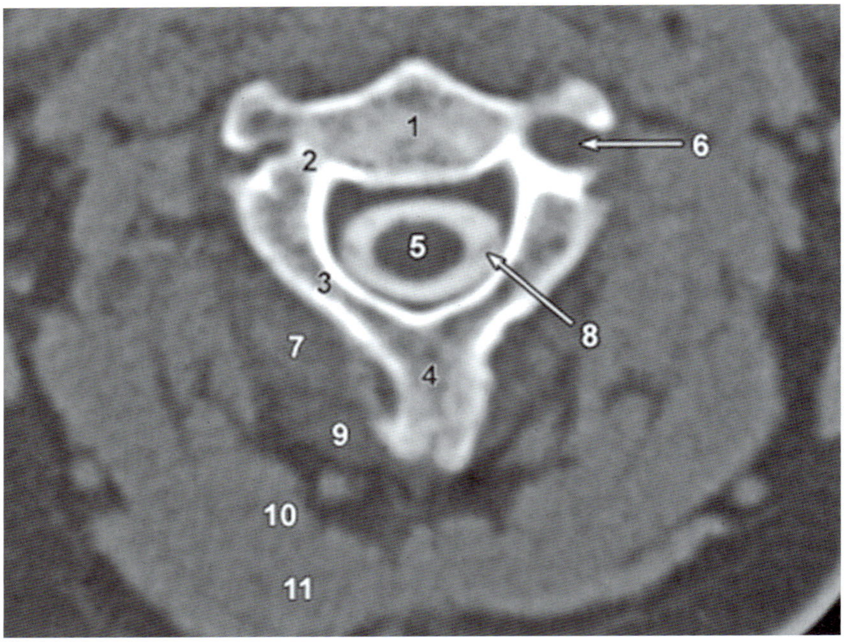

그림 1.2 통증성 척추 질환의 영상화. (From L. Czervionke, F. Douglas. Cervical Spine Anatomy. Imaging Painful Spine Disorders, Saunders, Philadelphia, 2011, Fig. 1.3.)

40세 이상 대상자의 경우, 20%는 추간공협착증, 80%는 추간판탈출증이 있었으므로[22] MRI는 병력 및 임상적 검사와 함께 사용해야 한다. 컴퓨터단층촬영(Computed tomography, CT)은 경추의 퇴화 평가에서 드물게 사용되며, 연조직을 평가할 수 있는 능력이 제한되어 있다. CT는 골절 평가에 유용하다[23] (그림 1.2).

고찰

감별 진단의 두 가지 고유한 요소를 고려해야 한다. 추간판염, 골수염, 정맥주입 약물 사용자의 경막외 농양 등 감염 상태를 배제해야 한다. 발열, 오한, 암의 병력과 같은 위험신호(red flags)가 고려되어야 한다.

근위축성축삭경화증, 다발성 경화증(multiple sclerosis, MS), 종양과 같은 상태는 배제되어야 한다. 그러기 위해서는 진단 범위를 좁히기 위한 적절한 진단적 절차가 진행되어야 한다.

예후는 압박되는 척추 레벨에 따라 달라진다. 참고할 만한 연구는 제한적이지만, 대부분의 저자들은 대부분의 환자들에게 비수술적 치료가 효과적이라는 데 동의한다. HNP 진단을 받은 26명의 환자를 대상으로 한 1년 코호트 연구에서, 비수술적 치료는 92%에서 성공적이었다.[24]
필요한 경우, 물리치료, 약물치료 및 외과적 중재로 구성된 다각적인 접근법이 적극 권장된다.

급성기

물리치료

염증 단계에서는 연성 보조기를 사용한 짧은 기간의 경추 고정이 유익할 수 있다. 어떤 경우에는, 가정용 경추 견인이 증상을 감소시킬 수 있으며, 급성 통증이 가라앉았을 때 사용해야 한다.[25]

견인은 신경공을 신전하여 신경근의 압박을 완화시킨다. 일반적으로 10-12파운드의 견인이 20분 동안 24° 각도로 적용된다. 만성적인 환자들에게 그 효능을 입증할 충분한 증거가 없다.
급성 통증이 진정된 상황에 더 유익하고, 척수병증인 경우에는 금기이다.[26]

약물치료

다양한 약물 치료제를 사용할 수 있다. 비스테로이드성 항염증제(Nonsteroidal antiinflammatory drugs)는 통증 완화에 효과가 있는 것으로 나타났으며 일차 약제(first-line agents)로 간주된다. 마약성 진통제(opioids)는 신경병증성 통증에 효과적일 수 있다.[27]

마약성 진통제, 근이완제, 항우울제 및 항경련제 또한 일부 사례에서는 유익하다. 트라마돌(tramadol) 또한 신경병증성 통증 증후군에 유익할 수 있으며,[27] 경구 스테로이드는 정량을 통해 급성 방사통증(radicular pain)을 치료하는데 널리 사용되고 있지만 증거가 부족하다. 심각한 합병증의 가능성을 고려하여 장기간의 사용을 피해야 한다.

아급성 단계

6주에서 8주가 지나면 아급성 단계가 시작된다.

물리치료 및 도수치료(manipulation)

경부근육들의 전반적인 조건화와 관절운동범위(range of motion)의 회복을 위해 모니터링되고 점진적인 물리치료 프로그램이 고려되어야 한다. 처음 6주 동안은 열, 전기 자극, 초음파를 이용한 방식으로 보조되는 점진적 경부 스트레칭 방법이 사용된다. 통증 완화가 이뤄지면 점진적인 강화 프로그램이 뒤따른다. 도수치료가 경부 통증과 경추성 두통을 완화하는데 단기적인 이점을 제공한다는 증거는 제한적이다.[28]

스테로이드 주사요법

현재 방사선 가이드하에 경추궁간, 경추간공, 경막외 및 신경근 차단술이 널리 시행되고 있다. 이러한 접근법들은 신경 주변에 스테로이드를 직접 주입한다는 장점이 있다. 한 연구는 14일과 6개월 후에[29] 유의한 통증 완화를 보여주었으며, 합병증은 1.66%로 드물었다.[30]

만성 단계

수술 의뢰

환자가 6주 후에도 비수술요법에 반응이 없거나, 운동 장애가 6주 이상 지속되거나, 신경결손이 진행되거나, 경추 척수병증 증상/징후가 나타날 경우 중재적 치료를 위해 외과의사에서 의뢰하는 것이 정당하다.[31] 근력 약화의 진행이 빠르거나 척수병증이 진행되는 경우에는 수술 의뢰를 지연시켜서는 안 된다.[31]

요약

시간이 지남에 따라 악화되는 만성적인 경부 통증을 보이는 환자는 근육 약화, 감각 및 반사 이상의 임상적 징후와 함께 신경학적 증상(근위약, 저림 및 통증)을 보인다. 환자에게 전기진단검사와 자기공명영상이 의뢰되었고, C5-C6 및 C6-C7 영역에서 신경근병증으로 진단되었다. 그 후 그녀는 비스테로이드성 항염증제, 근이완제, 단기간 스테로이드 치료로 통증 관리를 받았고, 경추견인, 스트레칭, 및 강화 운동으로 구성된 6주 과정의 물리치료를 받았다. 증상 치료에 대한 반응이 아주 좋았다. 3개월 후 추적 방문에서 환자는 통증이 없었으며 근력도 1단계 향상되었다. 그녀는 가끔 타이레놀을 사용하고 가정 운동 프로그램을 지속하였다.

요점

- 경부 통증 환자는 그 원인이 다양하고 복잡할 수 있기 때문에 세심하게 평가되어야 한다.
- 병력 청취 및 검사의 모든 요소에 세심한 주의를 기울여야 한다.
- 치료의 선택은 개개인의 환자에 맞게 조정해야 한다.

참고문헌

1. J.P. Lewis, R. Rue, R. Byrne, et al., Cervical syrinx as a cause of shoulder pain in 2 athletes, Am. J. Sports Med. 36 (1) (2008) 169–172.
2. I. Thongtrangan, H. Le, J. Park, D.H. Kim, Cauda equina syndrome in patients with low lumbar fractures, Neurosurg. Focus 16 (6) (2004) e6.
3. H. Baba, Y. Maezawa, K. Uchida, et al., Cervical myeloradiculopathy with entrapment neuropathy: a study based on the double crush, Spinal Cord 36 (6) (1998) 399–404.
4. H. Pope, M. Szpalski, R. Gunzburg (Eds.), Cervical Spine Biomechanics, The Degenerative Cervical Spine, Lippincott Williams & Wilkins, Philadelphia, 2001.
5. D.W. Wilson, R.T. Pezzuti, J.N. Place, Magnetic resonance imaging in the preoperative evaluation of cervical radiculopathy, Neurosurgery 28 (2) (1991) 175–179.
6. T.M. Wong, H.B. Leung, W.C. Wong, Correlation between magnetic resonance imaging and radiographic measurement of cervical spine in cervical myelopathy patients, J. Orthop. Surg. (Hong Kong) 12 (2) (2004) 239–242.
7. D.H. Durrant, J.M. True, Myelopathy, Radiculopathy, and Peripheral Entrapment Syndromes, CRC, London, 2002.
8. T.J. Albert, S.E. Murrell, Surgical management of cervical radiculopathy, J. Am. Acad. Orthop. Surg. 7 (6) (1999) 368–376.
9. J.M. Rhee, T. Yoon, K.D. Riew, Cervical radiculopathy, J. Am. Acad. Orthop. Surg. 15 (8) (2007) 485–494.
10. S. Rao, M.G. Fehlings, The optimal radiologic method of assessing spinal cord compromise and cord compression in patients with cervical spinal cord injury: part 1: an evidence based analysis of the published literature, Spine 24 (6) (1999) 598–604.
11. E. Truumees, H.N. Herkowitz, Cervical spondylitic myelopathy and radiculopathy, Instr. Course Lect. 49 (2000) 339–360.
12. S. Ito, M.M. Panjabi, P.C. Ivancic, et al., Spinal canal narrowing during simulated whiplash, Spine 29 (12) (2004) 1330–1339.
13. E. Frank, Approaches to myeloradiculopathy, West. J. Med. 158 (1) (1993) 71–72.
14. D.W. Polston, Cervical radiculopathy, Neurol. Clin. 25 (2) (2007) 373–385.
15. M.R. Ellenberg, J.C. Honet, W.J. Treanor, Cervical radiculopathy, Arch. Phys. Med. Rehabil. 75 (3) (1994) 342–352.
16. Tsao BE, Levin KH, Bodner RA. Comparison of surgical and electrodiagnostic findings in single root lumbosacral radiculopathies. Muscle Nerve. 27 (1) 60–64.
17. C.M. Henderson, R.H. Hennessy, H.M. Shuez, et al., Posterior–lateral foraminotomy as an exclusive operative technique for cervical radiculopathy: a review of 846 consecutively operated cases, Neurosurgery 13 (5) (1983) 504–512.
18. A. Chien, E. Eliav, M. Sterling, Whiplash (grade II) and cervical radiculopathy share a similar sensory presentation: an investigation using quantitative sensory testing, Clin. J. Pain 24 (7) (2008) 595–603.
19. G.L. Marshall, J.W. Little, Deep tendon reflexes: a study of quantitative methods, J. Spinal Cord Med. 25 (2) (2002) 94–99.
20. S. Brown, R. Guthmann, K. Hitchcock, et al., Clinical inquiries: which treatments are effective for cervical radiculopathy– J. Fam. Pract. 58 (2) (2009) 97–99.
21. J.T. Wilmink, Cervical imaging: dynamic aspects and clinical significance, In: M. Szpalski, R. Gunzburg (Eds.), The Degenerative Cervical Spine, Lippincott Williams & Wilkins, Philadelphia, 2001.
22. S.D. Boden, P.R. McCowin, D.O. Davis, et al., Abnormal magnetic–resonance scans of the cervical spine in asymptomatic subjects: a prospective investigation, J. Bone Joint Surg. Am. 72 (8) (1990) 1178–1184.
23. J.Y. Maigne, L. Deligne, Computed tomographic follow–up study of 21 cases of non–operatively treated cervical intervertebral soft disc herniation, Spine 19 (2) (1994) 189–191.
24. J.S. Saal, J.A. Saal, E.F. Yurth, Non–operative management of herniated cervical intervertebral disc with radiculopathy, Spine 21 (16) (1996) 1877–1883.
25. R.L. Swezey, A.M. Swezey, L. Warner, Efficacy of home cervical traction therapy, Am. J. Phys. Med. Rehabil. 78 (1) (1999) 30–32.

26. M.J. Levine, T.J. Acbert, M.D. Smith, Cervical radiculopathy: diagnosis and non-operative management, J. Am. Acad. Orthop. Surg. (4) (1996) 305–316.
27. R.A. Deyo, Drug therapy for back pain which drugs help which patients, Spine 21 (24) (1996) 2840–2849.
28. D.G. Malone, N.G. Baldwin, F.J. Tomecek, et al., Complications of cervical spine manipulation therapy, a 5 year retrospective study in a single group practice, Neurosurg. Focus 13 (6) (2002) ecp1.
29. J.N. Valle, A. Feydy, R.Y. Cartier, et al., Chronic cervical radiculopathy; lateral approach, peri radicular corticosteroid injection, Radiology 218 (3) (2001) 886–892.
30. D.J. Ma, L.A. Gilula, K.D. Riew, Complications of fluoroscopy guided extra-foraminal cervical nerve root blocks an analysis of 1036 injections, J. Bone Joint Surg. Am. 87 (5) (2005) 1025–1030.
31. T.J. Albert, S.E. Murell, Surgical management of cervical radiculopathy, J. Am. Acad. Orthop. Surg. 7 (6) (1999) 368–376.
32. J. Eubanks, Cervical radiculopathy: non-operative management of neck pain and radicular symptoms, J. Am. Fam. Phys. 81 (1) (2010) 33–40.

CHAPTER 2

요통(Back Pain)

Dr. Vivek Nagar, MD, MBA ▪ Dr. Michelle Stern, MD

증례 기록

48세 비만 남성이 새로운 요통으로 재활의학과 외래에 내원하였다.
그는 뚜렷한 시작을 알 수 없는 수년간의 양측 대퇴 후면에 간헐적으로 방사되는 요통을 보고하였으며 이는 서 있을 때 더 심하고 조조강직(morning stiffness)과 관련이 있었다. 그러나 그는 3주 전에 집에서 가구를 옮길 때 갑자기 허리 통증이 발생하였다. 통증은 허리 아래쪽이며 왼쪽 다리를 통하여 방사된다.
요통의 특징이 경련과 쑤심이라면 왼쪽 다리 통증 특징은 타는 듯하고 감전된 듯하였다. 앉으면 다리 통증이 심하고 기침하면 허리 통증이 심하다. 가끔 타이레놀을 복용하는데, 일시적으로만 도움이 되었다.

[문진]

그는 좌측 발바닥에 무감각을 호소하였으며 근위약은 없음. 배변과 배뇨의 실금은 없음.
체중 감량, 야간발한, 발열은 호소하지 않음.

과거력: 고혈압, 지난 10년간 매일 로잘탄(Losartan) 25 mg을 복용함.
사회력: 변호사로 일하고 있으며 최근 6개월 전에 실직함.
그는 엘리베이터가 있는 4층에서 아내, 두 아이와 함께 살고 있음.
그는 보조 장치 없이 걸어다니며 일상 생활에서 독립적으로 활동하였음.
지난 20년 동안 하루 한 갑 정도의 흡연력이 있음.
그는 술을 마시지 않고, 정맥주입용 약물을 사용하지 않음.
알레르기: 약물 또는 환경 알레르기 없음.
복용약물: 매일 로잘탄(Losartan) 25 mg, 필요 시 타이레놀(Tylenol)

[생체징후 및 신체계측]

혈압 140/70 mmHg, 호흡수 분당 16회, 맥박수 분당 80회, 체온 36.1℃, 신장 170.7 cm,
체중 99.8 kg, 체질량지수(BMI) 35 kg/m^2

[신경근골격계 검사]

전신상태: 의식은 명료하며 지남력 있음. 좌측 요통으로 인하여 중등도 통증이 있음.
두부, 눈, 코, 및 입(HEENT) - 안구운동(EOMs) 정상, 안검하수 없음.
몸통의 외측 굴곡과 신전은 통증에 의해 제한되며, 몸통 굴곡은 통증에 의해 유의하게 제한됨.
중하부 척추주위근을 따라 경직되어 있으며 미만성 압통이 있음.
운동기능 검사: 양측 하지 5/5
양측 아킬레스건 반사 및 슬개건 반사 2+. 족저반사 양측에서 저하됨.
족부의 간대성 경련 없음.
감각기능 검사: 좌외측 허벅지, 좌외측 종아리, 발등에 둔한 감각저하.
우측 하지의 정상 감각.
하지직거상 검사(Straight leg raising test)는 좌측에서 양성이고 우측에서 음성.
정상 보행.

일반적인 고찰

요통(low back pain, LBP) 환자에 대한 접근은 일반적으로 요통의 뚜렷한 원인인 축성 통증(axial), 방사통(radicular) 및 연관통(referred)의 분류와 관련 있다.[1] 축성 요천추통증은 요추 부위, L1–L5 척추 부분, 그리고 천골 부위인 S1에서 천미부 부위까지를 포함한다.[1] 축방향 요통은 신경 요소의 손상 없이 퇴행성 추간판 질환과 연관된 LBP를 설명하기 위해 흔히 사용된다. 방사통은 기계적인 압박에 따른 신경근 또는 후근신경절의 손상 레벨에 일치하는 피부분절 분포를 따라 다리를 통해 이동하여 방사하는 통증을 포함한다. 연관통은 동일한 중배엽 기원의 요소를 따라 비피부분절성 분포의 영역에서 발현되는 통증을 말한다. 이러한 용어들이 LBP의 원인을 단순화하려고 시도하지만, LBP는 정의, 진단 및 치료가 어려운, 여러 가지 생리학적 및 심리학적 요인을 포함하는 다인자적 상태이다.[1]

일단 분류되면, 요통의 잠재적 진행성 또는 불안정한 병인의 결정이 가장 중요하다(표 2.1). "위험신호(red flags)"는 암, 감염, 외상, 신경학적 손상을 포함한 병인을 결정하기 위해 사용된다. 이러한 징후에는 발열/야간발한/오한, 장 또는 방광의 실금, "안장 무감각"(saddle anesthesia, 회음부, 사타구니 및/또는 내측 허벅지 주변의 감각 감소), 흉부 통증, 운동 실조 보행 또는 암의 병력 또는 고강도 외상을 포함한다. 양성 소견의 경우 영상촬영 및/또는 전문가(외과, 종양학 등) 의뢰를 통해 신속하게 응급 평가하여야 한다.

모든 평가와 마찬가지로 요천추 신경근병증의 진단에는 철저한 병력과 이학적 검사가 필수적이다. 병력에 관련해서는 발병, 위치, 지속시간, 특성, 완화 및 악화 요인, 방사, 시기, 심각도 등을 포함하여 통증에 대한 완전한 설명이 필요하다. 저릿함, 따끔거림 및 위약과 같은 연관성 있는 이상감각도 역시 종종 인정될 수 있다. 중요한 것은 이러한 증상을 방사통에 대한 특정 피부분절 또는 근절(myotomal) 레벨과 연관시키는 것으로, 집중적인 질문이 필요하다(그림 2.1).

표 2.1 ■ **위험신호(Red flags)**

외상
- 주요 외상
- 노인과 골다공증 환자에서 경미한 외상

감염/종양
- 악성 종양의 과거력
- 20세 전에 또는 50세 후에 새롭게 발생한 요통
- 전신증상(constitutional symptoms)
- 최근의 감염
- 면역저하 상태
- 정맥주입용 약물의 사용
- 야간에 악화되는 통증

신경학적 이상 소견
- 심각하거나 악화되는 감각 또는 운동 기능소실
- 새로운 방광 또는 장의 기능이상
- 안장 무감각(saddle anesthesia)

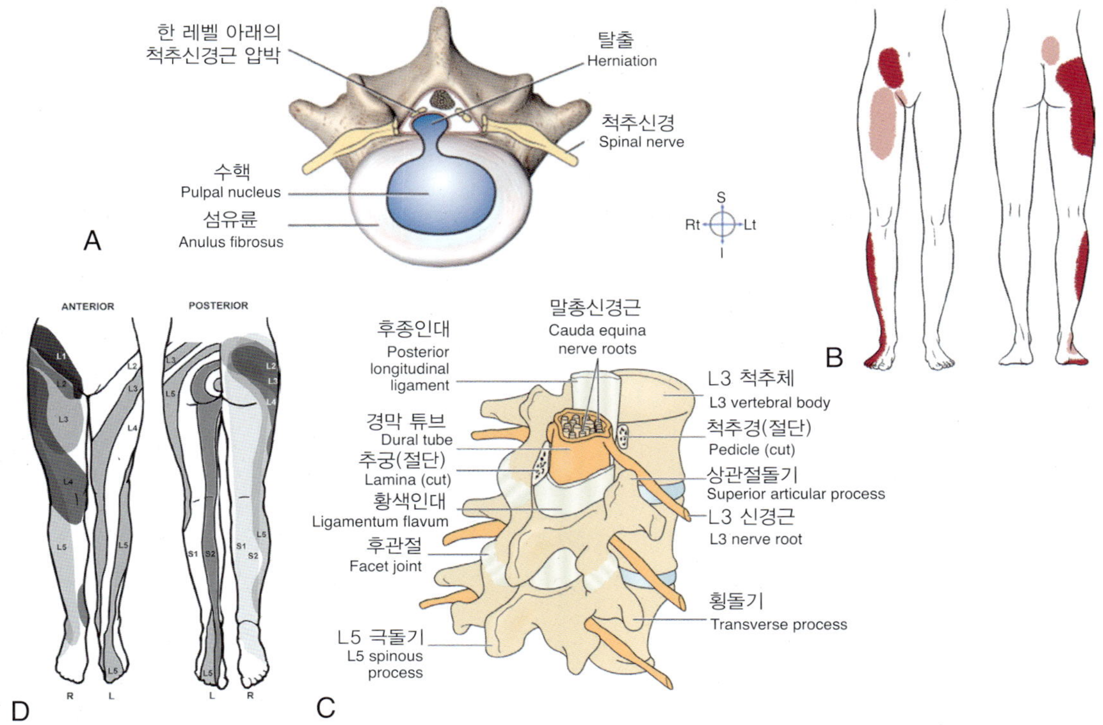

그림 2.1 요추의 신경근병증. (With permission from: (A) B. Liebgott, The Anatomical Basis of Dentistry, 4e, Mosby, Elsevier, 2017; (B) C.C. Goodman, J. Heick, R.T. Lazaro, Differential Diagnosis for Physical Therapists: Screening for Referral, 6e, Saunders, Elsevier, 2017; (C) W.R. Frontera, T.D. Rizzo, J.K. Silver, Essentials of Physical Medicine and Rehabilitation: Musculoskeletal Disorders, Pain, and Rehabilitation, 4e, Elsevier, 2018; (D) W.S. Bartynski, K.A. Petropoulou, The MR imaging features and clinical correlates in low back pain related syndromes. Magn. Res. Imaging Clin. N. Am. 15 (2007) 137-154.)

신체진찰과 관련해서는 근력 평가와 상위 운동신경원 소견 평가를 포함한 종합적인 신경학적 검사가 필요하다(그림 2.2). 또한 앞에서 논의한 바와 같이 후관절 부하 검사(축성 요통, 후관절병증), 증상을 재현하는 하지직거상 검사 및 슬럼프 검사(Slump test, 방사성 요통, L4–S1 신경근병증), 증상을 재현하는 역하지직거상 검사 및 엘리 검사(Ely test, 방사통, –L4 신경근병증; 표 2.2)와 같은 일부 특수한 수기는 요통의 특정 병인을 파악하는데 도움이 될 수 있다.

감별 진단

1. **근막통**(myofascial pain) — 허리에 가장 흔하게 생긴다. 둔부와 허벅지를 따라서 양측 하지에 방사통이 있을 수 있다. 이러한 통증의 전달은 피부분절 분포와 일치하지 않으며, 신경근병증으로 오인되어서는 안 된다.[2]
2. **퇴행성 척추질환**(degenerative spine disease)

   추간판성 통증: 요통과 가장 흔하게 연관이 있으며 굴곡, 앉음, 뒤틀림, 그리고 복압 상승에(기침, 재채기) 의하여 악화된다.[3]

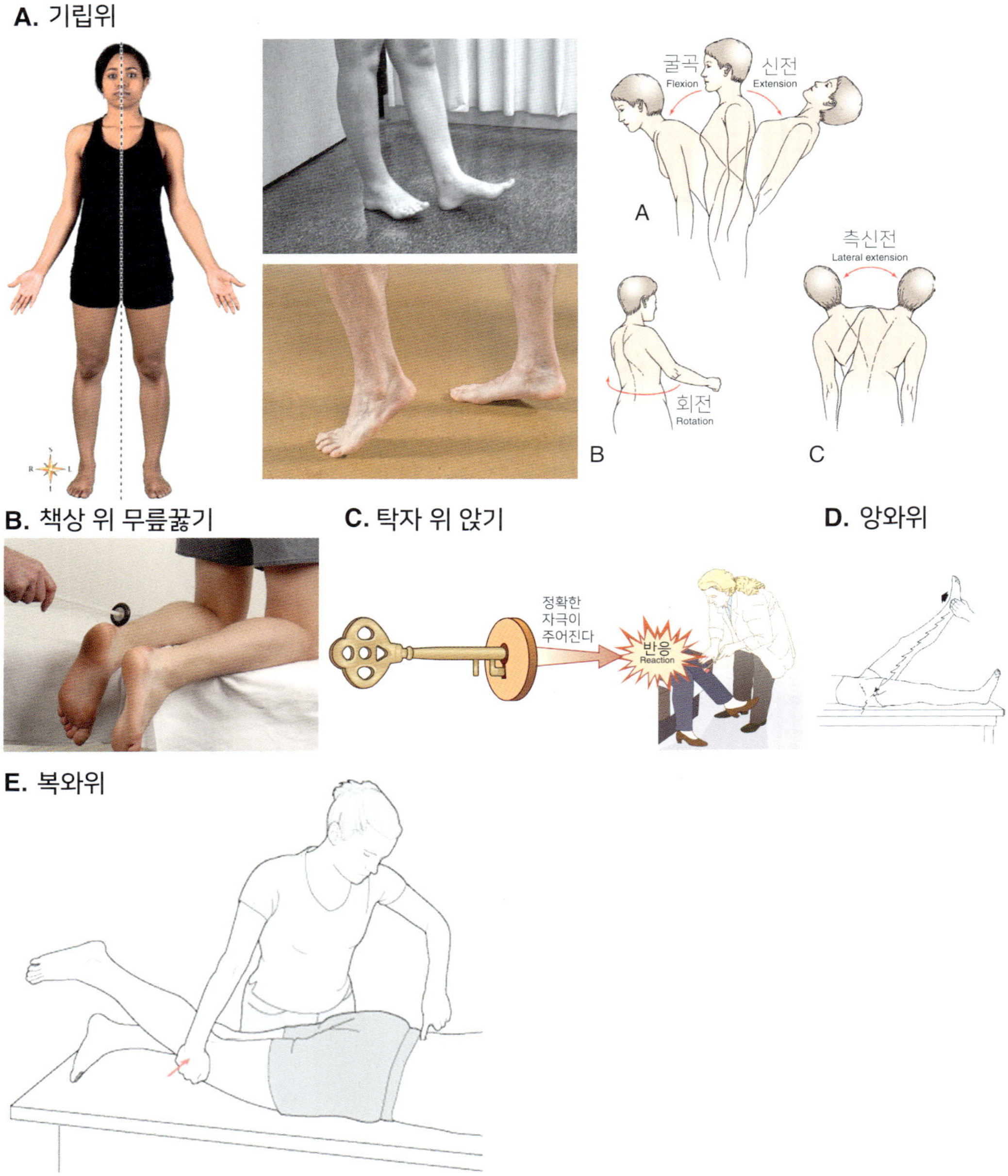

그림 2.2 요추의 신경근병증. (With permission from: (A) K. Patton, G. Thibodeau, Structure & Function of the Body, 16e, Elsevier, St Louis, 2020, Fig. 1-3; T. Cueco, Essential Guide to the Cervical Spine: Volume One: Clinical Assessment and Therapeutic Approaches, Elsevier, Philadelphia, 2016, Fig. 8-63; R.C. Evans, Illustrated Orthopedic Physical Assessment, 3e, Mosby, Philadelphia, 2009, Fig. 8-77; M.H. Swartz, Textbook of Physical Diagnosis: History and Examination, 8e, Elsevier, Philadelphia, 2021, Fig. 20-22; (B) N.J. Talley, S. O'Connor. Clinical Examination Volume One: A SysGuide to Physical Diagnosis, 8e, 2018, Fig. 28-11; (C) A. Guerra, K. Davis, Mosby's Pharmacy Technician: Principles and Practice, 5e, Churchill Livingstone, Australia, 2019, Fig. 17-5; (D) V.J. Devlin, Spine Secrets, 3e, Elsevier, Philadelphia, 2021, Fig. 1-3; (E) L. Chaitow, J. DeLany, Clinical Application of Neuromuscular Techniques: Volume 2: The Lower Body, 2e, Churchill Livingstone, London, 2012, Fig. 10-39.)

표 2.2 ■ **요추 신경근병증의 진단**

신경근	통증 방사	보행 편위	운동위약	감각소실	반사소실
L3	서혜부와 내측 대퇴	간혹 통증성	고관절 굴곡	전내측 대퇴부	슬개건 반사 (일정치 않음)
L4	대퇴 전면 또는 무릎, 또는 하지의 내측 상부	간혹 통증성 보행, 한 다리로 의자에 올라가기에 어려움	슬관절 신전, 고관절 굴곡 및 내전	외측 또는 전면 대퇴부, 내측 하지, 슬관절부	슬개건 반사
L5	둔부, 하지 전면 또는 외측, 배족부	뒤꿈치 보행의 어려움; 더 심각하다면 족부 slap 또는 발처짐 보행 (steppage gait) Trandelenberg 보행	족관절 배부굴곡, 내번 및 외번, 족지 신전, 고관절 외전	후외측 대퇴부, 전외측 하지, 족부의 배측 중앙부	내측 햄스트링 반사 (일정치 않음)
S1	대퇴 후면, 종아리, 족저부	발가락 보행의 어려움 또는 발가락을 20번 올릴 수 없음	족부의 족저굴곡	대퇴부 후면과 종아리, 족부의 외측 및 저부	아킬레스 반사

With permission from M.J. Ellenberg, M. Ellenberg, Lumbar Radiculopathy, In: W.R. Frontera, J.K. Silver, T.D. Rizzo (eds), Essentials of Physical Medicine and Rehabilitation, 4e, Elsevier, 2019, pp257-263.

후관절병증: 신전 및 외측굴곡과 가장 흔하게 연관이 있다. 고식적으로는 후관절-부하 검사 양성과 관련이 있지만, 연구에 의하면 후관절병증 매개 통증만으로 진단하는 것은 신뢰할 수 없다고 한다.[4]

3. **요천골 신경근병증**(Lumbosacral radiculopathy) — 다리 통증과 가장 흔하게 관련되며, 종종 다리 통증이 요통을 대체하여서 환자가 요통보다 다리 통증을 더 많이 경험한다.[5] 이 통증은 보통 병적 신경근과 연관되어 있으며, 피부분절 방식으로 방사된다.
4. **요추부 협착증**(Lumbar stenosis) — 요통, 신경성 파행증(요추 신전시 악화되고 요추 굴곡에 완화되는 종아리, 엉덩이 또는 허벅지의 불편함, 저림 혹은 위약), 피부분절 및 비피부분절 방식의 감각 장애, 운동 약화 및 병적 반사가 나타날 수 있다.[6]
5. **요추후궁절제후 증후군**(lumbar postlaminectomy syndrome) — 흔히 "척추수술실패증후군(failed back surgery syndrome)"으로 설명된다; International Association for the Study of Pain(IASP)에 의해 "같은 위치에서 수술적 중재에도 불구하고 지속되거나 수술적 중재 이후에 나타나는 원인을 알 수 없는 요추 통증"으로 정의된다.[7] 포괄적 병력에는 수술 전 위험 요인(심리사회적 요인, 흡연, 비만), 수술 중 위험 요인(단일 레벨에서 수술, 오인된 레벨에서 수술) 및 수술 후 위험 인자의 평가를 포함해야 한다.[8]
6. **요통의 기타 원인:**

   a. 마미증후군(Cauda equina syndrome): 원위부 척수에서 로프형 신경섬유의 기능장애와 관련된 신경학적 손상을 나타내는 증상들로, 가장 흔하게는 압박을 동반한 요추

부의 커다란 추간판 탈출에 의해 발생한다.[9] 이러한 증상은 안장 무감각증, 성 기능장애, 배변실금, 방광 기능장애 및 하지 약화를 포함하지만 이에 국한되지 않는다. 자기공명영상은 최적의 영상 기법이며, 치료는 의학적으로 금기가 아니라면 긴급한 수술적 감압이다.[9]

b. 종양: 골전이에 따르는 요통의 가장 강력한 위험인자는 암의 병력이다.[10] 골전이와 관련된 암은 유방암, 폐암, 신세포암, 전립선암을 포함한다.[11]

c. 감염: 요통과 관련된 포괄적인 감염 병력은 최근의 열, 불편감, 척추 주사, 경막외 카테터 거치, 정맥주입 약물 사용, 면역 억제 등이다.[12]

d. 척추와 관련이 없는 요통의 원인은 섬유근육통, 이상근증후군, 고관절염 및 대동맥류 등 여러 가지가 있다.

증례 고찰

우리 환자는 만성 요통의 급성악화로 내원하였다. 이 환자를 평가할 때, 구분된 통증 호소를 설명하는 것이 중요하다. 한편으로, 그는 만성적 임을 암시하는 요통이 서서히 발생한 것을 설명하였다. 피부분절의 방사통 없이 허리가 아프다는 고질적인 설명, 비만과 흡연 위험 요인, 척추주위근의 압통과 경직의 이학적 검사 결과 등을 감안할 때 이 환자는 축성 요통의 가능성이 높다. 따라서 감별진단에는 추간판성 질환, 후관절염 및 척추증과 같은 퇴행성 척추변화와 관련된 진단이 포함되어야 한다.

반면에, 그는 자극적인 사건 이후 통증의 명확한 시작을 기술하고 있으며, 이는 급성적인 것을 암시한다. L5 피부분절에 따른 통증과 저림증의 병력과 양성 하지직거상검사의 신체 검사 결과와 함께, 이 환자는 요천추 신경근병증 또한 있을 가능성이 있다. 따라서 감별 진단에는 추간판 탈출증, 퇴행성 척추증, 신경 추간공 협착 및 골절 등을 포함한 공간을 점유하는 병변이 포함되어야 하며 이는 중심관에서 신경공으로 가는 L5 신경근을 압박하는 것으로 판단해야 한다.

진단적 검사

적기 징후가 없는 상태에서, 외상, 척추수술력 및 보존적 관리에 반응이 없는 요통이 없는 경우 대부분의 요통 환자에게는 진단적 검사가 적응증이 되지 않는다. 초기 치료는 보존적인 관리에 맞춰져야 한다.[13]

현재, 다른 것들보다 확실한 이점을 보여주는 한 가지 유형의 영상 검사는 없다. 단순방사선사진은 흔히 퇴행성 척추 질환(추간판 공간 감소, 골극 형성, 신경공 협착증, 후관절병증), 정렬 이상(척추전방전위증) 및 외상(척추 골절, 추궁협부 골절)과 관련된 전반적 골격 이상을 드러내기 위한 단순하고 비용 효과적인 골해부학적 평가 방법이다. 단순방사선사진은 흔히 골절이나 불안정성을 포함하여 외상에 이은 새로운 위험 신호와 관련되어 급성 통증을 동반한 만성적이고 지속적인 요통에 사용된다. 증상이 있는 척추전방전위증을 평가하려면 굴곡 및 신전 영상을 사용하는 것이 권장된다.[5]

불응성 방사통 증후군(radicular pain syndrome, 보존적 관리 후 4~6주 지속되는 방사성 요통) 환자에서 자기공명영상검사는 추간판, 종양, 근육 및 신경 침범 등을 포함하는 연조직 평가에 대한 민감도를 감안할 때 영상 검사의 최적기준으로 간주된다. 물론, 병력과 신체진찰에 기초한 정밀한 임상적인 의심으로부터 얻은 높은 검사전 확률로 자기공명영상검사를 시행하는 것이 중요하다. 요천추 자기공명영상검사는 무증상 환자에서 40세까지 "비정상" 가능성이 더 높으며, 무증상 젊은 성인에서는 탈출된 추간판이 드물지 않게 발견된다.[5]

자기공명영상검사를 받을 수 없는 환자의 경우 컴퓨터단층촬영검사(CT)가 대안이 될 수 있다. 급성, 아급성 또는 만성 비특이성 또는 방사성 요통에는 일상적으로 컴퓨터단층촬영검사가 권장되지 않지만 경막외 스테로이드 주사를 고려하는 불응성 방사통 환자에게는 컴퓨터단층촬영검사가 권장된다. 이들 환자가 수술적 추간판절제술을 고려 중이거나 사전 척추 수술 이력이 있는 경우 컴퓨터단층촬영 척수조영술을 권고한다.

골스캔(bone scans)은 골수염, 잠재 골절, 염증성 관절병증을 진단하는 데 사용될 수 있다. 단일광자방출CT(Single-photon emission CT, SPECT) 영상은 염증성 관절병증, 특히 천장골의 문제를 평가하기 위해 사용되었지만 현재 요통 평가에는 SPECT 영상이 권장되지 않는다.[5] 자기공명영상검사 또는 컴퓨터단층촬영검사와 함께 시행되는 추간판조영술은 유의한 신경근병증에 대한 추간판절제술의 수술적 결정을 위한 해부학적 정보를 제공할 수 있지만, 추간판조영술의 표준화에 대한 부족이 진단의 낮은 예측 값을 야기하게 되어 현재 급성, 아급성 및 만성 요통 및 방사통 평가에는 적당한 검사로 권장되지 않는다.[14]

전기진단검사(Electrodiagnostic studies)는 방사통 증후군을 평가하는데 사용할 수 있다. 신경학적 손상이 존재하는지, 증상이 만성인지 또는 기존 부상의 악화 여부를 결정하는 데 유용할 수 있다.[15] 그러나 전기진단검사는 단지 운동신경의 축삭 손실이나 전도 차단만을 검사하며 감각 신경근에 영향을 미치는 이상을 평가하지 못한다는 것을 아는 것은 중요하다. 그러므로 방사통이 없는 요통에는 전기진단검사가 권장되지 않는다. 또한 전기진단검사 중 침근전도검사는 신경근병증에 대해서는 높은 특이도, 낮은 민감도를 나타내어 선별 검사보다는 확진 검사를 하는 데 좋은 역할을 한다. 따라서 전기진단검사를 임상적 의사 결정의 보완 정보로 사용하는 것이 중요하며 전기진단검사 결과는 의심되는 질환의 범위가 넓어질 때 의미가 있다.[16]

증례 고찰

환자는 방사성 요통증후군의 증상을 가지고 있다. 비록 그가 보존적 관리를 완료하지는 못했지만, 외상 병력이 있어 단순방사선사진을 촬영하는 것은 불합리하지 않을 것이다.

환자는 전신 증상과 신경학적 손상 또는 위험 신호를 보이지 않기 때문에 추가 진단 검사는 적용되지 않는다. 지금은 자기공명영상검사가 필요하지 않지만 중재적 관리와 같은 추가 치료 옵션에 관한 중요한 정보를 얻을 수 있다.

객관적인 데이터

요천추 X-선 — 굴곡과 신전에 따라 정렬된 척추의 위치를 크게 변경하지 않고 L3–S1에서 보이는 경증의 요추 추간판 공간 감소. 경증의 미만성 척추증은 시각화된 압박골절 없이 관찰됨. 경증에서 중등증의 요추부 후관절병증 확인. 척추경과 척추체 높이는 적절함. 천장관절은 명확하며 대칭적임.

조영제 없는 요추 MRI — 전반적인 퇴행성 변화 및 미만성 황색인대 비후로 인하여 L3에서 S1까지 경증에서 중등도의 척추관 협착증과 경증의 양측 신경공 협착 소견. 가장 두드러진 것은 좌측 L4–L5 후외측의 추간판 탈출임.

검사실 소견 — 정상 범위의 일반혈액세포수검사(CBC).
정상 범위의 적혈구 침강속도(ESR)와 C반응성 단백질(CRP).

환자를 포괄적으로 검토해보면, 그는 만성적인 축성 요통에 급성 L5 신경근병증으로 내원하였다. 그의 축성 요통과 관련하여, 영상 검사는 퇴행성 추간판, 후관절병증, 척추증을 포함한 여러 가지 가능한 병인을 보여준다. 신전시 통증과 조조강직의 병력으로 볼 때, 그의 축성 요통은 후관절병증과 관련이 있을 가능성이 높다. 그의 방사통과 관련하여, 영상촬영은 추간판 탈출증과 신경공 협착증을 포함하는 두 가지 가능한 병인을 보여준다. 두 과정 모두 신경근병증을 야기할 수 있지만, 증상의 예민함은 추간판 탈출증이 가능한 병인이라고 제시한다.

미만성 신경공 협착증은 진행 중인 퇴행성 척추 질환의 결과일 가능성이 높으며, 그의 신경근병증의 1차적 병인은 아닐 가능성이 높다.

제안된 병리 및 병리생체역학의 검토

요통의 대부분은 근막성 요통에 의해 발생하며 이는 보통 염좌 혹은 신경통에 의하여 야기된다. 근막통증은 1차적 외상이나 2차적으로 지속적인 자세 불안정으로 인해 근육이나 인대에 스트레스가 가해진 결과일 가능성이 높다. 근막통증은 만성 근수축에 이차적인 긴장띠(taut bands)로 정의되는 압통점과 관련이 있을 수 있다.[2]

가장 널리 받아들여지는 퇴행성 척추 질환의 이론은 3단계 모델로 설명된다:[17]

1 단계: 반복적인 미세 외상이 추간판에 섬유륜 균열 및 파열을 야기하여 추간판 탈출증, 수분 유지 기능이상, 추간판 높이 손실로 이어지는 것이 특징인 기능장애 단계

2 단계: 불안정 단계로, 점진적인 추간판 파열 및 추간판 높이 손실로 특징지어져 후관절에 기계적 응력이 가중된다.

3 단계: 안정화 단계, 추간판 높이 감소, 섬유화, 골극 형성 등이 특징이다.

이러한 추간판의 퇴화는 요천추 전체에 걸쳐 부하로 인한 골극을 형성하는데 이를 척추증(spondylosis)이라고 한다. 흔히 퇴행성 변화와 관련된 척추의 영역에는 후관절과 천장관절이 포함된다. 후관절병증이라고도 알려진 후관절의 퇴행성 변화는 척추주위근의 경직과 위약으로도 볼 수 있다. 척추증은 골극 생성을 초래하는데, 골극 생성은 축방향 요통에서 1차 통증 발생부가 될 수도 있고 신경구조 압박으로 인한 2차 요통에서 2차 통증 발생부가 될 수도 있다. 요천추 신경근병증 또는 협착증은 척수와 신경근이 세 가지 해부학적 위치, 즉 (1) 중심관, (2) 신경공, (3) 외측 함요(lateral recess) 중 하나에서 포착되는 상태로 설명된다.

중심관 및 신경공 협착증의 병인에는 추간판 탈출증, 황색인대 비대증, 후관절 비대증, 후종인대 골화증, 척추체 아탈구(척추전방전위증) 등이 있다.[18] 요천추 신경근병증은 추간판 병변과 척추의 퇴행성 질환에 의해 가장 흔하게 발생한다. 대부분의 증상은 자가 제한적이며 1~2주(사례의 50%) 또는 6~12주(사례의 90%) 내에 해결된다.[13] 요추 신경근병증과 요추협착증은 기계적 압박과 관련하여 유사한 병리적 기전을 공유한다. 요추협착증에 관한 또 다른 이론은 동맥 부전과 정맥 울혈로 인한 척수의 일시적인 허혈로 이어지는 국소 혈관 구조의 압박인 혈관 압박에 관한 것이다.

치료 전략

요통 치료는 그것의 병인, 신경근병증의 존재 여부, 그리고 물리적 또는 방사선학적 소견에 따라 달라진다.[19] 일반적인 합의에 근거하여, 보존적 관리는 일차 치료로 간주된다. 보존적 관리는 물리치료와 재활치료, 약물치료, 심리치료, 보조의료 및 대체의학적 접근법 등 다각적 양식으로 이루어진다.[1] 물리치료는 만성보다 급성 요통 개선 효과가 더 큰 것으로 나타났다. 스트레칭 운동은 통증 감소와 가장 관련이 있는 반면, 강화 운동은 기능적 이득과 가장 관련이 있다.[1]

강화운동은 요추 안정에 도움을 주는 다열근, 횡복근 등 척추심부근육의 강화를 목표로 한다. 요추 안정화는 주변 관절의 고유수용성 감각을 향상시키기 위해 추간판 탈출증 치료 시 흔히 사용된다.[20] 급성 요통에서 물리치료를 조기에 시작하면 늦게 한쪽에 비해 병원 이용률이 감소하고 통증이 개선된다.[21]

맥켄지(McKenzie) 치료는 요통에 대해 널리 받아들여지는 물리치료법으로, 환자의 호전되는 방향 이동과 운동 처방을 연관시켜 통증을 줄이는 것을 전제로 한다. 맥켄지 방법은 신전 기반 치료로 추정되지만, 특정 환자를 기반으로 한 고도로 개별화된 처방이라는 의미가 있다. 그러나 만성 요통에는 아직까지 맥켄지 방법의 효능이 거의 없다.[22]

다학적 치료(물리치료와 심리치료를 병행), 침술, 마사지, 척추 도수치료 등은 만성 비방사성 요통에서 통증과 기능에 어느 정도 영향을 끼친다. 초음파, 전기 신경 자극, 요추 지지대 및 테이핑과 같은 다른 많은 양식이 실제로 흔히 사용되지만, 무작위 배정 임상시험의 부족하여 적용의 이점에 대한 적절한 데이터가 없다.

일반적인 요통 물리치료 프로그램의 프로토콜은 표 2.3을 참조하라.

약물 치료는 급성 및 만성 요통 치료에서 기본이다. 아세타미노펜(Acetaminophen)과 비스테로이드성 항염증제(nonsteroidal antiinflammatory drugs, NSAIDs)는 흔하게 처방되는 의약품으로, 단기적인 통증 완화 효과가 있다. 아세타미노펜의 안전한 부작용 프로파일을 고려할 때 일반적으로 선호된다. 비스테로이드성 항염증제를 선택할 때는 신장, 심혈관, 위장관 부작용 등을 고려할 때 최단 기간 동안 가장 낮은 유효 용량을 사용하는 것이 권장된다. 골격근 이완제는 진통 효과에 대해 단기적인 완화를 보여주었지만, 그들 사이의 효능 차이를 확실히 보여주는 증거는 제한적이다. 고려해야 할 부작용 프로파일에는 중추신경계 우울증과 낙상 위험이 포함된다. 트라마돌(tramadol)과 오피오이드(opioids)는 앞에서 언급한 치료에 효과가 없는 요통의 마지막 방법으로 간주되어야 한다. 비록 오피오이드들이 상당한 진통을 보였지만, 잠재적인 의존성과 내성이 장기적인 사용을 상당히

표 2.3 ■ 요통을 위한 일반적인 물리치료 프로그램

요추 안정화:

1. 국소분절안정화(Local segmental stability): 골반기울기운동(pelvic tilting exercise, 요추에 대한 기계적 부하를 감소시키기 위한 후방 골반 기울기를 강화), 중심근안정화운동(core stabilization exercises, 복벽근육의 강화)
2. 닫힌 사슬 안정화운동(closed chain stability exercises): 스쿼트로 중력 의존성 스트레칭(대둔근/중둔근/복근)과 함께 체중 지지근을 강화하는데 초점, 균형보드의 사용
3. 열린 사슬 안정화운동(open chain stability exercises): 적절한 닫힌 사슬 안정화운동(장요근과 대퇴사두근과 같은 고관절 굴곡근의 스트레칭, 햄스트링 스트레칭, 중둔근 강화)을 보조하는데 필요한 특정 근육들의 스트레칭과 강화

방해한다.[14]

보존적인 처치에 효과가 없는 요통 환자를 위해 중재적 관리가 남아 있다. 적절한 보존적 관리와 연계하여 요통의 병인을 목표로 하는 여러 가지 중재적 전략이 있다(표 2.4):

근막통증(myofascial pain): 압통점 주사(trigger point injections)
후관절 매개 관절증(facet-mediated arthropathy):
　후관절 주사(facet joint injections),
　내측지신경차단술(medial branch nerve blocks),
　내측지신경절제술(medial branch nerve ablations)[4]
추간판성(discogenic): 추간판 양방향고주파열치료술(disc biacuplasty),
　추간판내 전기열요법(intradiscal electrothermography)[23]
협착증(stenosis): 경추공 경막외 스테로이드 주사(transforaminal epidural steroid injection),
(중추 또는 신경공) 추궁간 스테로이드 주사(interlaminar steroid injection)[24]
추간판 탈출증(disc herniation): 최소 침습성 추간판 절제술, 추간판 절제술[25]
척추전위증(spondylolisthesis): 감압술(추궁절제술)과 유합(fusion)[26]

요약

이 환자는 피부분절을 따르는 방사통과 함께 만성 요통의 급성 악화 증상을 보였다. 환자는 외상성 사건의 특성상 X-선 촬영과 MRI 촬영을 받았으며 검사결과 퇴행성 척추증, 다발부 신경공협착증 및 좌측 L4-L5 후방외측 추간판 탈출증 등이 나타났다. 이 환자의 병력, 이학적 및 영상 검사결과를 종합하여, 그는 기저에 요추부 척추증과 함께 급성 L5 신경근병증을 진단받았다. 환자는 운동 중재에 대한 교육을 받았고 물리치료가 의뢰되었다. 이 환자는 맥켄지 신전 기반 운동과 함께 일반적인 요통 프로그램으로 구성된 6주간의 물리치료 프로그램을 받았다. 통증은 이제 감당할 수 있고, 그는 다시 일을 할 수 있다. 치료를 받는 동안 지시받은 대로 계속해서 집에서 운동을 한다.

표 2.4 ■ **감별진단, 신체검사, 물리치료 프로그램, 중재요법**

	통증 설명	신체검사	물리치료 프로그램	중재요법
근막통	관절범위 말단에 악화되는 통증, 대퇴 후면으로 방사	촉지에 의한 미만성 통증, ± 유발점	마사지, 초기 스트레칭과 이후 강화운동 과정	유발점 주사
후관절 매개	신전시 악화되는 통증, 강직과 연관	후관절 부하 검사 양성, 측면 굴곡에 의한 통증 악화	Williams 굴곡 기반 치료	내측지신경차단술(medial branch nerve blocks)과 절제술(ablations), 후관절 주사요법
추간판성	굴곡시 악화되는 통증, Valsalva에 의한 통증	전방 굴곡시 통증 악화	McKenzie 신장 기반 치료	추간판 양방향성 고주파성형술, IDET
추간판 탈출증	하지의 피부분절영역으로 방사되는 통증, Valsalva에 의한 통증	하지직거상검사 양성, Slump 검사 양성	후외측 탈출: 신전 기반 치료 측면 탈출: 굴곡 기반 치료	경추간공 경막외 스테로이드 주사, 추간판절제술
척추 전위증	움직임 시에 악화, 휴식 시 완화	굴곡 또는 신전시 통증	요추 안정화 치료	보조기, 필요 시 수술
천장관절	하부 요통 및 둔부 통증, 좌위에 악화, 대퇴 후면으로 간헐적인 방사	FABER 검사 양성, SI 신장(distraction)	일반적인 요통 프로그램	천장골 스테로이드 주사
요추협착증	대퇴 후면 또한 피부분절 영역으로 간헐적인 방사통, ±신경인성 파행	신전시 통증, ±하지직거상 검사 또는 Slump 검사	일반적인 요통 프로그램	경막외 스테로이드 주사, 감압술(최소침습과 고식적 방식)

FABER: 굴곡, 외전, 외회전; IDET: 추간판내 전기열치료법; SI: 천장관절.

요점

- 요통 환자는 반드시 세심하게 진단해야 한다. 적기 징후들은 항상 마주칠 때마다 고려되어야 한다.
- 영상 검사는 치료를 지도하는 데 도움을 줄 수 있지만, 진단을 내릴 때 임상적 판단을 대신해서는 안 된다.
- 질환 또는 진단의 특정 위치에 맞게 운동이 수정되면 보존적 조치가 매우 효과적이다.

참고문헌

1. I. Urits, A. Burshtein, M. Sharma, et al., Low back pain, a comprehensive review: pathophysiology, diagnosis, and treatment, Curr. Pain Headache Rep. 23 (2019) 23.
2. A. Tantanatip, K.V. Chang, Pain, myofascial syndrome. [Updated 2019 Jun 18]. In: StatPearls [Internet], StatPearls Publishing, Treasure Island (FL), 2019 January. Available from: https://www.ncbi.nlm.nih.gov/books/NBK499882/.
3. T.M. Annaswamy, C. Taylor, Lumbar disc disorders. [Updated 2017 Aug 18]. In: PM&R Knowledge Now [Internet], American Academy of Physical Medicine and Rehabilitation, Rosemont (IL), 2020 November.
4. C.E. Alexander, M. Varacallo, Lumbosacral facet syndrome. [Updated 2019 Mar 23]. In: StatPearls [Internet], StatPearls Publishing, Treasure Island (FL), 2019 January. Available from: https://www.ncbi.nlm.nih.gov/books/NBK441906/.
5. K. Hegmann, R. Travis, R.M. Belcourt, et al., Diagnostic tests for low back disorders, J. Occup. Environm. Med. 61 (4) (2019) 155–161.
6. A. Raja, S. Hoang, O. Viswanath, et al., Spinal stenosis. [Updated 2020 Apr 28]. In: StatPearls [Internet], StatPearls Publishing, Treasure Island (FL), 2020 January. Available from: https://www.ncbi.nlm.nih.gov/books/NBK441989/.
7. Z. Baber, M.A. Erdek, Failed back surgery syndrome: current perspectives, J. Pain Res. 9 (2016) 979–987.
8. V.J. Orhurhu, R. Chu, J. Gill, Failed back surgery syndrome. [Updated 2019 Mar 26]. In: StatPearls [Internet], StatPearls Publishing, Treasure Island (FL), 2019 January. Available from: https://www.ncbi.nlm.nih.gov/books/NBK539777/.
9. A. Quaile, Cauda equina syndrome–the questions, Int. Orthopaed. 43 (2019) 957–961.
10. R. Chou, Low back pain, American College of Physicians, Ann. Intern. Med. 160 (2014) ITC6–1.
11. R.A. Deyo, J. Rainville, D.L. Kent, What can the history and physical examination tell us about low back pain– J. Am. Med. Assoc. 268 (1992) 760.
12. R.A. Deyo, J.N. Weinstein, Low back pain, N. Engl. J. Med. 344 (2001) 363–370.
13. C.E. Alexander, M. Varacallo, Lumbosacral radiculopathy. [Updated 2019 mar 23]. In: StatPearls [Internet], StatPearls Publishing, Treasure Island (FL), 2019 January. Available from: https://www.ncbi.nlm.nih.gov/books/NBK430837/.
14. K. Fujii, M. Yamazaki, J.D. Kang, et al., Discogenic back pain: literature review of definition, diagnosis, and treatment, JBMR Plus 3 (5) (2019) e10180.
15. P.B. Kang, D.C. Preston, E.M. Raynor, Involvement of superficial peroneal sensory nerve in common peroneal neuropathy, Muscle Nerve 31 (2005) 725–729.
16. K. Barrette, J. Levin, D. Miles, D.J. Kennedy, The value of electrodiagnostic studies in predicting treatment outcomes for patients with spine pathologies, Phys. Med. Rehabil. Clin. North Am. 29 (4) (2018) 681–687.
17. W.H. Kirkaldy–Willis, The pathology and pathogenesis of low back pain, In: Managing Low Back Pain, Churchill Livingstone, New York, NY, 1988, 49.
18. A. Raja, A. Hanna, S. Hoang, et al., Spinal stenosis. [Updated 2019 Jul 13]. In: StatPearls [Internet], StatPearls Publishing, Treasure Island (FL), 2019 January. Available from: https://www.ncbi.nlm.nih.gov/books/NBK441989/.
19. H.C. Wenger, A.S. Cifu, Treatment of low back pain, J. Am. Med. Assoc. 318 (2017) 743–744.
20. D.–K. Jeong, Effect of lumbar stabilization exercise on disc herniation index, sacral angle, and functional improvement in patients with lumbar disc herniation, J. Phys. Ther. Sci. 29 (2017) 2121–2125.
21. E. Arnold, J. La Barrie, L. DaSilva, et al., The effect of timing of physical therapy for acute low back pain on health services utilization: a systematic review, Arch. Phys. Med. Rehabil. 100 (2019) 1324–1338.
22. A. Dunsford, S. Kumar, S. Clarke, Integrating evidence into practice: use of McKenzie–based treatment for mechanical low back pain, J. Multidiscip. Healthc. 4 (2011) 393–402.
23. S. Helm Ii, T.T. Simopoulos, M. Stojanovic, S. Abdi, M.A. El Terany, Effectiveness of thermal annular procedures in treating discogenic low back pain, Pain Physician 20 (2017) 447–470.
24. K. Patel, S. Upadhyayula, Epidural steroid injections. [Updated 2019 May 2]. In: StatPearls [Internet], StatPearls Publishing, Treasure Island (FL), 2019 January. Available from: https://www.ncbi.nlm.nih.gov/books/NBK470189/.
25. M.R. Rasouli, V. Rahimi–Movaghar, F. Shokraneh, M. Moradi–Lakeh, R. Chou, Minimally invasive discectomy versus microdiscectomy/open discectomy for symptomatic lumbar disc herniation, Cochrane Database Syst. Rev. 9 (2014) CD010328.
26. T.L. Schulte, F. Ringel, M. Quante, et al., Surgery for adult spondylolisthesis: a systematic review of the evidence, Eur. Spine J. 25 (2016) 2539–2567.

CHAPTER 3

어깨 통증(Shoulder Pain)

Dr. Se Won Lee, MD ▪ Dr. Eric Aguila, MD

증례 기록

오른손잡이 50대 여성이 좌측 어깨 통증으로 재활의학과 외래에 내원하였다.
그녀는 아프고 날카로운 통증이라고 설명하였고, 어깨의 움직임, 특히 손을 위로 올리는 동작을 할 때 악화되었다. 수년 동안 간헐적으로 가벼운 어깨 통증을 호소하였지만, 현재 왼쪽 어깨 통증 증상은 지난 4~5개월 동안 지속적으로 나타나고 있다. 가끔 아세트아미노펜(acetaminophen)과 이부프로펜(ibuprofen)을 복용하는데, 이것은 일시적으로 고통을 완화시킨다. 통증은 때때로 수면을 방해한다. 그녀는 자신의 증상에 대해 다른 의사를 본 적도 없고 이전에 어떤 검사도 받은 적이 없다.

[문진]

과거력 및 복용약물: 고혈압 6년, 비인슐린 의존성 당뇨 4년, 고지혈증
사회력: 그녀는 변호사로 일하며, 12개의 계단이 있는 집에서 가족과 함께 살고 있음.
그녀에게는 16살 된 딸이 한 명 있음.
수술력: 없음
알레르기: 알려진 약물 알레르기 없음.
복용약물: 리시노프릴(Lisinopril) 40 mg 하루 한 번, 메트포르민(metformin) 500 mg 하루 2번 및 로바스타틴(lovastatin) 40 mg 야간 복용

[생체징후 및 신체계측]

혈압 130/70 mmHg, 호흡수 분당 14회, 맥박 분당 75회, 체온 36.1℃, 신장 176.8 cm, 체중 72.6 kg, 체질량지수(BMI) 24.3 kg/m²

[신경근골격계 검사]

뇌신경: 안구운동 정상, 안검하수 없음, 안면대칭 정상, 혀 위치-정중앙.
어깨 으쓱하기(shoulder shrugging): 대칭적
전신상태: 명료함, 지남력 있음 및 우측 어깨 통증으로 인하여 경도의 통증 상태
사지: 부종 없음, 발진 혹은 홍반 없음, 혈관운동 불안정성 없음, 수술 상흔 없음.
외관상 위축 없음.
목 관절운동범위: 모든 방향 정상.
좌측 어깨 관절운동범위: 외전: 60°, 굴곡: 70°, 외회전: 30°.
외전 시 견갑골의 과장된 움직임
우측 어깨 관절가동범위: 모든 방향 정상.
운동기능검사: 어깨에서
좌측 상지: 모든 근육 5/5,
우측 상지: 어깨 외전 및 전방굴곡 시 통증 및 근력 1/5, 그 외 근육 5/5
심부건반사: 상완이두근, 상완삼두근 및 상완요골근 모두 2+
감각기능검사: 양측 상지에서 가벼운 촉진 및 통증자극에 대하여 정상,
보행: 정상
근긴장: 정상.

[검사실 검사]

백혈구(WBC): 6800 cell/mL; 헤모글로빈(Hb): 12.0 g/dL 당화혈색소(HbA1C): 7.1mg/dL

일반적인 고찰: 어깨통증에 대한 일반적인 접근

이 환자를 평가할 때 초기 초점은 비록 병변이 공존할 수 있고 흔하지만 국소적인 어깨 질환과 경추 질환으로부터의 연관통/방사통을 구별하는 것을 시도해야 한다. 이 환자의 병력에 집중해야 할 부분에는 상당한 경추 증상과 상지의 운동 및 감각 저하를 포함한 국소 신경학적 저하를 인식하는 것이 포함된다. 발병 모드, 통증의 정확한 위치, 악화 및 완화 요인이 감별진단 설정시 중요하다(표 3.1). 예를 들어, 경추 질환으로 인한 통증은 어깨 운동보다는 경추 운동(또는 움직임)으로 재현될 수 있다. 급작스럽고 갑작스러운 발병은 근본적인 병인으로 외상 또는 혈관의 문제를 제안할 수 있다. 통증의 빠른 발생은 근본적인 병인으로 염증 또는 감염을 생각해 볼 수 있다.

상지에 감각 또는 운동 저하가 있는 경우, 어깨 통증의 원인으로 신경병증(경추근, 상완신경총, 단일신경병증)을 의심해 볼 수 있다(표 3.2). 신경 기원의 진성 근위약은 근골격계 통증이나 관절 가동범위의 손상으로 인한 약화와 감별되어야 한다.

신체진찰은 경추 및 어깨질환 근골격계 검사와 신경병증과 근골격계 질환을 감별하기 위한 신경학적 검사를 포함하는 병력에 근거한 감별진단에 맞추어 구성되어야 한다.

표 3.1 ■ **통증 위치에 따른 영역별 근골격계 통증 발생부**

통증 위치	흔한 근골격계 질환들
전외측	견봉하충돌증후군(subacromial impingement syndrome) – 견봉하/삼각근하 윤활낭염: 지속적 어깨통증과 야간통증 – 회전근개(극상근/극하근) 건병증/손상: 움직임에 따른 다양한 손상
상방	견봉쇄골 염좌(acromioclavicular sprain), 퇴행성 관절병, 원위부 쇄골의 골융해증과 골수염 SLAP(superior labral tear from anterior to posterior): 때로는 무증상
전내측	상완이두근건병증(bicipital tendinopathy), 상완이두근 아탈구 및 손상 – 압통 위치(상완이두근구, bicipital groove)가 상완 회전에 따라 변경 – 오훼하 충돌증후군(subcoracoid impingement) ± 윤활낭염, 견갑하근건병증 및 손상(subscapularis tendinopathy, and tear) – 오훼돌기(coracoid process) 아래/측면에 통증 및 압통
내측	흉쇄관절(sternoclavicular joint)의 퇴행성 관절병, 염좌, 아탈구, 탈위 또는 감염 – 상완 과내전 또는 외전의 관절범위 말단에서 재현되는 통증
후측	견봉하 충돌(subacromial impingement) 내부충돌증후군(internal impingement syndrome) 회전근개(극하근 또는 소원근) 건병증/손상, 석회성건염 능형근(rhomboids)과 승모근(trapezius)의 근막통증후군과 동반된 특징적인 연관통 경부의 후관절병증: 척추증, 외상(편타성), 경추의 신전/회전 시 악화되는 통증(비특이적)
위치 불분명	유착성관절낭염(종종 미만성, 위치 불분명), 견관절염(골관절염, 염증성 관절병증), 골괴사증, 견관절와(glenoid labral tears) 손상 또는 골절

(From S.W. Lee. Musculoskeletal Injuries and Conditions: Assessment and Management, Demos Medical, New York, 2017.)

표 3.2 ■ 전형적인 신경병증성 통증 유발부[26]

병리 상태	특징
C5, C6 신경근병증	C5-6 신경근 분포지역에 감각 혹은 운동결손을 동반할 수 있는 유의한 경부 통증
상완 근위축증 (Parsonage-Turner Syndrome)	초기에 전형적인 심한 통증(통증척도 7/10 이상), 이후 점진적인 개선을 보이면서 근위축과 위약을 보임.
견갑상신경병증 (견갑상함요 혹은 극관절와구 부위)	근위축(극상근, 극하근)을 동반한 후방 심부의 통증
액와신경병증 (장사방형 공간 부위)	근위축(삼각근, 소원근)을 동반한 후방 심부의 통증[27]

출처[26,27]

어깨통증의 흔한 감별진단

1. **견봉하충돌증후군**(Subacromial impingement syndrome) — 견봉(오훼견봉궁)과 상완골의 골두/경부(특히, 대결절 greater tuberosity) 사이의 견봉하 영역 구조가 충동하는 과정. 견봉하 삼각근하 윤활낭과 극상근/극하근건은 흔히 충돌하며 윤활낭염 및 건병증을 유발하고 이후 파열된다(그림 3.1). 통증은 어깨의 전외측면, 견봉 아래, 삼각근 결절(deltoid tuberosity)까지에 위치하며, 일반적으로 상완골의 외전과 내회전이 필요한, 손을 머리 위로 올리는 움직임 같이(오훼견봉궁 아래 대결절을 넣으면서) 견봉하공간을 좁히는 위치나 활동에 의해 악화된다. 기전을 설명하는 기술적 진단이지만, 회전근개 건병증(또는 증후군) 또는 견봉하윤활낭염과 상호 교환하여 자주 사용된다.
2. **기타 어깨 충돌 증후군** — 견봉하충돌증후군이 가장 흔하지만, 내부충돌증후군(internal impingement syndrome), 오훼하충돌증후군(subcoracoid impingement syndrome) 등을 포함한 다른 어깨 충돌 증후군도 있다. 이들은 견봉하충돌증후군보다 덜 알려져 있었지만, 다른 증상 발현으로 특징적인 기전을 보여준다. 오훼하충돌증후군은 상완의 소결절과 오훼돌기 사이에서 견갑하근건 혹은 오훼하/삼각근하 윤활낭의 충돌이다. 통증은 어깨의 전면(견봉하 충돌의 전외측면보다 전면)에 위치하며, 유발 동작은 상완골의 굴곡과 내회전이 추가되면서 내전과 약간 다르다. 내부충돌증후군은 어깨 뒤쪽 통증으로 잘 알려지지 않은 원인이다. 그러나 특정 인구(예: 투수, 테니스 선수와 같은 던지기 운동 선수)에서 상대적으로 흔한 어깨 통증의 원인이다. 어깨 외전과 외회전(투구의 후반 코킹 단계) 동안 상완골두와 관절와순 사이에서 극상근 후방부와 견갑하근건이 충돌한다.
3. **긴장**(strain) **및 염좌**(sprain) — 어깨 통증에 앞서 부상이나 외상(낙상, 당김 등)이 있는 경우, 근육/건 긴장 혹은 염좌가 의심될 수 있다. 회전근개 긴장은 어깨에서 가장 흔한 진단 중 하나이다. 또한 삼각근 긴장은 잘 알려지지 않았지만, 회전근개 긴장과 유사한 통증을 유발할 수

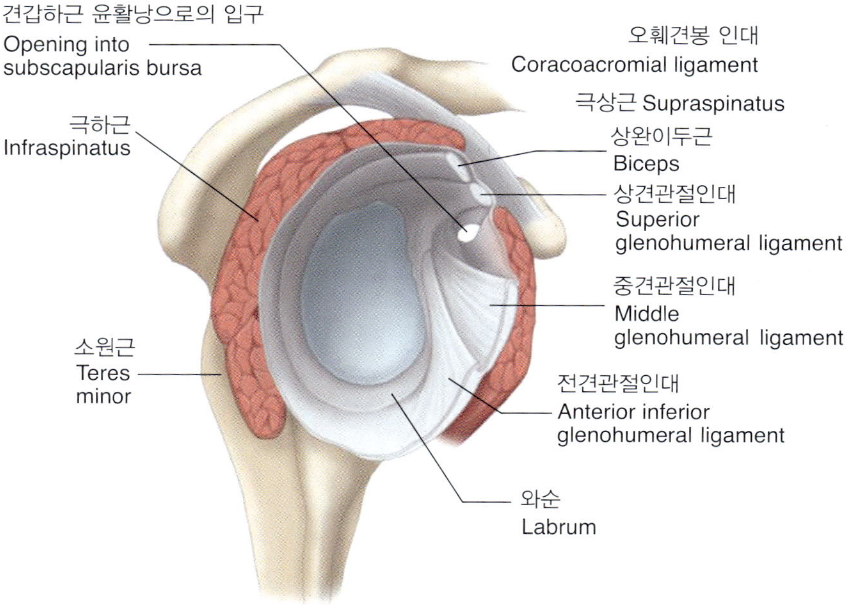

그림 3.1 견관절 인대, 관절와순, 상완이두근건을 보여주는 견관절의 시상면. (From T.S. Mologne, Shoulder Anatomy and Biomechanics. Delee, Drez, & Miller's Orthopaedic Sports Medicine: Principles and Practice, Elsevier, Philadelphia, 2020, 399-401.)

있다. 삼각근하 활액막은 회전근개건과 삼각근 사이에 위치한다.

그 결과 동반성 윤활낭염은 드물지 않다. 견봉쇄골 관절인대 복합염좌는 외상 후 통증의 잘 알려진 원인이다. 쇄골의 변위와 인대 침범(오훼쇄골 혹은 오훼견봉인대) 정도에 따라 염좌에 대한 등급 체계(I–VI)가 존재한다. 기타 인대 손상(관절와상완인대 및 오훼상완인대)은 잘 알려지지 않았고 첨단 영상검사 없이는 쉽게 발견되지 않는다. 치료되지 않은 상처는 나중에 통증성 불안정을 초래할 수 있다. 흔히 외상을 입는 다른 구조물로는 관절와순이 있다. 외상 양상에 따라 통증성 잡음(clicking)이 발생할 수 있으며 때로는 기계적 잠김(locking)이 나타날 수 있다. 관절와순 상부(superior labrum anterior and posterior)는 와순 파열의 흔한 부위이며, 증상은 견봉쇄골관절의 염좌와 유사할 수 있다. 퇴행성 관절와순 질환이 매우 흔하기 때문에 외상과 영상 소견의 상관관계가 중요하다.

4. **골관절염**(Osteoarthritis) — 어깨 골관절염의 흔한 위치에는 견봉쇄골관절, 관절와상완관절, 흉쇄관절이 포함된다. 관절의 위치에 따라, 통증은 견봉쇄골관절 상방에서, 그리고 흉쇄관절에서는 전내측/내측에서, 그리고 관절와상완관절염에서는 깊고/모호하고/미만성일 수 있다. 통증은 발병 시에 점진적으로 진행되며, 이전의 사건이나 외상이 없으면, 활동할 때 더 심해진다. 질병 과정이 점진적으로 진행되지만, 환자는 상대적으로 갑작스러운 발생(flare-up)을 느낄 수 있다. 관절운동범위 제한은 충돌증후군과 같이 내회전(외전 포함)보다 외회전에서 더 두드러진다. 관절운동범위 제한은 골관절염의 심각도에 따라 다르지만, 유착성관절낭염만큼 심하지는 않다. 경직은 움직임과 함께 점진적으로 개선된다.

5. **유착성 관절낭염**(Adhesive capsulitis) — 통증은 점진적이고 위치가 불분명하며, 손을 머리위로 올릴 때 통증이 시작되거나 혹은 야간에 지속되는 양상을 보인다. 통증성 강직을 동반한 후 결국 점차 개선된다. 남성보다 여성에서 더 흔하고, 40~50세에 가장 많으며, 일반적으로 비우세 측에서 나타난다. 유착성 관절낭염은 당뇨병 환자의 20%까지 발생하며 갑상선기능장애, 듀피트렌 구축(Dupuytren contracture), 자가면역질환, 뇌졸중 생존자에게서 더 많이 나타난다. 환자의 20~30%가 영향을 받지 않는 쪽에서 증상이 나타난다. 두 평면(관상, 시상 또는 축)에서 30° 이상의 관절운동범위의 소실이, 진단에 흔하게 사용되는 이학적 검사 기준이다. 외회전이 조기에 상실되는 경우도 흔하다. 이를 진단하기 위해 보통 관절와상완관절염이나 다른 염증성 관절병증과 같은 다른 유사한 상태를 배제하기 위한 영상 검사가 필요하다.
6. **결체조직질환** — 다발성 관절통, 발열, 체중감소, 피로 및 기타 전신증상이 관찰된다. 류마티스관절염은 성인의 약 1%에 영향을 미치며, 어깨 관절은 류마티스관절염 환자의 65~90%에서 침범한다. 손/손목에서 진행된 질환 및 양성 류마티스 인자에 따라 빈도가 증가한다. 관절 내 삼출이 흔하지만, 검사상 감지하기 힘들 수 있고 전신 증상들을 동반할 수 있다. 안구, 폐 및 심장 발현과 같은 관절외 증상 발현도 드물지 않다.
7. **류마티스성 다발근통**(Polymyalgia rheumatica) — 노년층에서 발생하여 진단 시 평균 연령은 70세 이상이고, 일반적으로 아급성 또는 만성적인 양쪽 어깨 통증, 심각한 조조 경직(≥30분)을 보이며, 견봉하윤활낭염(자주 공존)으로 인해 손을 머리 위로 올리는 활동에 의해 악화될 수 있다. 양쪽 골반대의 통증은 어깨통증보다 덜 흔하지만 류마티스성 다발근통 환자의 약 50%에서 발생한다. 종종 수개월에서 수년에 걸쳐 진행하는 자기 제한적 질환이다.
C-반응성 단백질(CRP) 및 적혈구 침강 속도(ESR)가 유의하게 상승한다.[1]
8. **특발성상완신경총병증**(Idiopathic brachial plexopathy, Parsonage-Turner syndrome) —
희귀하고 잘 알려지지 않은 질병으로 연간 10만명 당 1~4명의 발병률을 보인다. 10~20대 사이에 최고 발생률을 보이며 여성보다 남성에서 약간 더 흔하다. 이는 며칠 또는 몇 주 동안 지속되는, 종종 통증강도 7/10 이상의 심한 어깨 통증을 나타낸다. 일반적으로 통증이 개선되면서 근육의 약화와 위축이 뒤따른다. 이것은 장흉신경의 침범과 전거근 위약을 동반한 익상 견갑의 흔한 원인이다.[2]
9. **경추신경근병증** — C5, C6 신경근병증에서 경부 통증은 어깨까지 발산될 수 있다. 일반적으로 경부 통증의 강도는 어깨 통증보다 크거나 비슷하지만, 경부 통증이 없는 심각한 어깨 통증이 가능하다. 통증이 경추 운동, 특히 신경공을 좁히는 Spurling 수기(경부 신전 및 측면 굴곡)에 의해 재현된다면 경추 신경근병증에 대한 의심은 더 커질 수 있다. 연관통이 방사통과 겹치기 때문에 경부 후관절병증과 구별하기 어려운 경우가 많다. 감각 저하(특히, 결핍 증상/징후) 혹은 운동 저하가 있으면 경추신경근병증 가능성이 있다.
10. **경추 후관절병증** — 영상 검사에 기초한 경추 후관절병증은 노인에게 널리 퍼져 있으며 나이가 들수록 유병률이 증가한다. 종종 증상이 없으며, 증상이 있는 관절병증은 일반적으로 연관통과 상관없이 목의 중간부분에 통증을 유발한다. C4-C5 레벨은 퇴행성 변화 중 가장

흔한 레벨이며, C5-C6은 상부 승모근 및 어깨의 연관통을 동반하는 가장 흔한 통증의 위치라고 알려져 있다.[3,4] 경추 신전에 의해 통증이 악화될 수 있으나 특이적이지는 않다. 경추 후관절병증이 통증의 발생부라는 것을 확인하기 위해서는, 영상 유도 주사로 완화되는 증상이 재발하는 양상을 확인하는 것이다.[3,5] 경추 신경근병증과는 달리 국소적인 신경결손은 드물다.

11. **근막통증후군** — 견갑대 통증의 가장 흔한 원인일 수 있다. 환자는 보통 연관통과 상관없이 견갑대 통증을 호소한다. 따끔따끔한 증상과 같은 감각의 이상이 존재할 수 있다. 침범된 근육에 따라, 통증은 후두부(승모근), 상완으로 연관될 수 있으며, 드물게 상완 원위부까지 연관될 수 있다. 환자는 이전의 외상은 없지만 스트레스나 업무량이 증가했다고 불평하는 경우가 많다. 후두하근 및 승모근이 관련되면 두통이 나타날 수 있다. 관련 압통점을 촉진하면 상완, 팔꿈치 및 전완에서 연관통을 느낄 수도 있다. 이학적 검사는 증상의 재현을 동반한 압통점 촉진과는 다르게 보통 음성이다. 숙련된 촉진 기술은 압통점 영역을 식별하는 데 도움이 될 수 있다. 비정상적인 자세와 생체역학은 종종 근막통증후군의 발생과 관련이 있으므로 이를 파악하고 해결하는 것이 중요하다.

12. **골절** — 흔히 외상의 병력이 선행된다. 검사 결과 통증과 통증으로 인한 제한된 ROM을 동반한 국소적 압통이 드러난다. 위험인자가 있는 환자의 경우, 경미한 외상만으로도 골절이 야기될 수 있다. 골다공증 노인의 경우 의심하지 않으면 미묘한 무변위(nondisplaced) 골절이 간과될 수 있다. 근위부 상완골절은 낙상 후 노인에게 특히 흔하다. 이와는 대조적으로, 유소년의 공던지기 선수들은 *유소년 야구 어깨(little leaguer shoulder)*라고 불리는 근위부 상완의 골단에 외상을 입을 수 있다. 특히 던지는 동작 중에 어깨의 기능성 통증을 야기하며, 근위부 상완의 측면부에 압통이 흔하다.

13. **세균성 관절염**(Septic arthritis) — 어깨는 세균성 관절염의 이환이 흔하지 않고, 전체 세균성 관절염의 3~5%를 차지한다. 류마티스관절염, 인공관절 및 인체면역결핍바이러스(HIV)와 같은 기타 위험인자를 가진 환자에서 더 흔하다. 통증은 종창, 열감, 홍반이 동반되는 제한된 ROM으로 격렬하고 지속적일 수 있다. 초기에는 전형적인 증상 및 징후가 없기 때문에 환자나 의료진에 의한 진단이 지연되는 경우가 흔하다. 피로, 미열 등 전신적 증상이 나타날 수 있다. 전체 혈구수는 정상 혹은 좌측 편위된 백혈구 증가증을 보일 수도 있지만, CRP와 ESR은 종종 상승한다.[6]

14. **샤르코 신경관절병증**(Charcot neuroarthropathy)[7,8] — 척수의 공동(syrinx)과 관련된, 심각한 관절병증의 흔치 않은 원인. 당뇨병은 샤르코 신경관절병증의 가장 흔한 기저 원인이지만, 발과 발목과 같은 원위부 하지를 더 흔하게 침범한다. 통증이 적어 환자는 유의하게 진행되기 전까지 상완골두 및 관절와의 점진적인 파괴를 인식하지 못한다. 증상이 나타나면 ROM이 저하된 어깨 통증과 함께 종창과 관절 기형을 보이는 경우가 많다.

15. **종양 및 뼈 전이** — 어깨 부위는 뼈 및 연조직 종양의 세 번째로 흔한 부위이다. 어깨의 원발성 골종양은 골육종(osteosarcoma)과 연골육종(chondrosarcoma)과 함께 악성일 가능성이 더 높으며, 유잉육종(Ewing sarcoma)이 가장 흔하다.[9] 골 및 연조직 종양의 통증은 지속적이며, 휴식 시 더 악화된다. 체중 감소와 같은 전신 증상들이 동반될 수 있다.

증례 고찰

우리 환자는 몇 달에 걸쳐 서서히 나타나는 만성적 증상을 호소하였다. 급성 외상성 또는 혈관성 문제들이 기저 병인일 가능성이 적다. 국소적 감각 이상이나 운동 결손이 없고, 움직이면 통증이 악화되며 (특히 손을 머리 위로 올리는 동작), 국소 신경학적 결함이 없는 것은 기저 병인으로 국소적인 근골격계 질환을 제시하는 것이다.

특정 위치에서 통증을 인식하는 것은 병변의 위치를 더 자세히 확인하는데 중요한 정보가 될 수 있다. 예를 들어, 대결절 및 오훼견봉궁 사이에 극상근 혹은 삼각근하 윤활낭을 위치시키는 내회전과 외전으로 통증이 재현될 경우, 견봉하충돌증후군을 의심해야 한다. 여러 방향의 어깨 관절운동범위가 통증으로 제한되는 경우, 유착성 관절낭염 또는 관절와상완관절병증과 같은 관절낭 또는 관절와상완관절 질환이 의심되어야 한다. 통증의 특성 또한 유용한 정보가 될 수 있다. 지속적 통증, 심지어 휴식이나 야간 통증에 대해서도, 기계적(충돌에 의한 건병증, 관절와순 질환) 상태보다는 염증성 병인(윤활낭염과 관절낭염)[10]을 시사할 수 있다. 반대쪽 어깨와 기타 관절에 증상이 없으면 염증성 관절병증(류마티스관절염, 류마티스성 다발근통 등)과 같은 전신질환의 가능성이 낮아진다. 위험신호(red flag signs)가 없는 경우 통증의 기저 원인으로 감염성 기저 병인 혹은 종양의 가능성은 낮아진다; 그러나, ESR과 CRP와 같은 검사실 검사는 감염이나 염증 과정에 대한 의심이 있을 때 유용할 수 있다.

기저 질환으로 당뇨병이 있고 여러 방향의 관절운동범위 감소를 동반한 비우세측 견관절의 경우 유착성 관절낭염의 진단 가능성을 증가시키지만, 관절와상완관절병증이나 전염성 관절병증과 같은 다른 진단도 배제해야 한다. 무혈성 괴사 혹은 골 종양과 같은 다른 뼈나 관절 질환은 가능성이 적으며, 영상 검사는 이러한 상태를 배제하는데 도움이 될 수 있다.

객관적인 데이터

일반 혈액 검사 — 정상

일반 대사 패널 — 정상

ESR 및 CRP — 정상

좌측 어깨 X-선 — 견봉쇄골 관절의 퇴행성 변화. 대결절에서 불규칙성이 나타났음.
견봉은 후크(hook) 모양임.
골절, 탈구 또는 골용해성 병변은 발견되지 않음.

좌측 어깨 초음파(Ultrasonography, US) — 관절낭 팽윤과 함께 견봉쇄골 관절의 퇴행성 변화. 손상되지 않은 극하건 및 견갑하건을 가진 극상건의 두께 증가 및 저에코성. 견봉하 윤활낭 또는 관절와상완관절 함요부에 견봉하윤활낭 조직의 심한 비후 또는 심한 삼출이 없었다. 상완이두건의 장두는 건윤활막(3 mm)이 증가하면서 손상되지 않았다. 회전근개 간격의 횡단 초음파 스캔에서 측정한 4.5 mm의 오훼상완건의 두께가 증가했다.

증례 고찰

앞에서 언급한 실험실 및 영상 데이터는 감별 진단을 더욱 좁히는 데 도움이 된다. ESR 및 CRP 수준은 정상이므로 감염성 과정은 배제할 수 있다. 원발성 골종양과 전이성 병변은 환자가 적기 징후를 가지고 있지 않기 때문에 가능성이 적으며, 초기 단계의 종양과 작은 연조직 종양을 완전히 배제할 수는 없지만 영상 검사 결과 용해성(lytic) 혹은 발생형(blastic) 병변은 발견되지 않았다.

임상적으로, 환자가 어떠한 신경학적 결손이나 경부 통증도 나타내지 않았기 때문에 경추-연관통에 대한 가능성은 적었다. 국소적인 어깨 질환의 초기 치료에 유의한 개선(반응)이 없는 경우 추가적인 경추 영상이 유용할 수 있다.

객관적 데이터는 X선 촬영과 초음파 소견이 주목할 만하며 이들은 퇴행성 견봉쇄골 관절 질환, 회전근개 건병증(극상근) 및 유착성 관절낭염(다방향에서 오훼상완 인대 두께 증가 및 관절운동범위 감소에 근거)을 시사한다. 모든 관절-연조직 복합체에서 다발성 근골격계 질환을 입증하는 영상 소견을 갖는 것은 흔하다. 따라서 임상 평가와 방사선 소견의 상관관계가 중요하다. 환자의 현재 임상 결과는 제한된 관절운동범위와 통증의 특성(일정한)을 고려할 때 극상건병증이나 견봉쇄골 관절 질환에 이차적일 가능성 보다는 유착성 관절낭염의 이차적 증상일 가능성이 더 높다. 다음은 어깨 충돌증후군 및 유착성 관절낭염에 대한 종합적인 검토이다.

제안된 병리 및 병리생체역학의 검토

관절낭 매개 통증은, 특정 동작(견봉하충돌에서 내회전 및 외전, 외회전 및 내부충돌에서 내전 등)에 의해 유발되는 충돌증후군의 통증과 같이 어느 방향의 움직임과도 동반되어 발생할 수 있다. 관절낭염은 명확한 병인과 상관없이(이차 및 일차/특발성) 발병하며, 보통 정상 관절낭 조직에서 과혈관, 비후성 윤활막염(synovitis)으로 시작된다. 이후 혈관주위 및 윤활막하 흉터가 생기면서 유경성(pedunculated) 윤활막염으로 진전된다. 윤활막염의 감소(과세포성 콜라겐 조직과 동반)로 유착은 공고해진다. 이것은 지속적인 관절운동범위의 제한과 함께 통증의 점진적인 완화를 설명한다.

원발성(특발성) 유착성 관절낭염은 설명된 바와 같이 당뇨병 환자(1형보다는 2형에서 더 많이)에서 더 자주 발견될 수 있다. 2차 유착성 관절낭염은 외상, 수술 또는 부동화(immobilization)에 의해 발생할 수 있다.

두드러진 임상적 특징은 유착성 관절낭염으로 설명할 수 있지만, 전형적인 초음파 소견을 고려할 때, 극상건병증을 암시하는 근본적인 회전근개 건병증을 배제할 수 없다.

견봉하충돌증후군은 가장 흔한 충돌증후군으로, 견봉의 하부 표면(종종 오훼견봉 인대/오훼견봉궁까지 확장됨)과 대결절 충돌을 나타낸다. 이 경우, 손을 머리위로 올리는 활동과 극상근 건병증이 동반된 간헐적 통증은 기존 또는 동반성 견봉하충돌증후군을 암시할 수 있다. 전형적인 유발 검사(어깨 외전 및 내회전을 통한 Hawkins Kennedy 검사 및 Neer 상완 전굴곡 검사)는 환자의 통증성 ROM 감소로 인해 제한된다. 어깨 외전은 상완골의 외회전이 필요하다. 기존에는 회전근개 사이 공간(Rotator cuff interval, 외회전 상태에서 전방에 위치)에 비후된 오훼상완 및 상견골와상완인대가 유착성 관절낭염 환자에서 관절운동범위 감소의 임상 양상과 관련이 있는 것으로 나타났다.[11]

특발성 유착성 관절낭염은 자가 제한적인 과정이지만, 견봉하충돌증후군에서 오는 극상근 건병증은 진행성일 수 있다. 따라서 이 상태를 인지하고 치료 계획을 세우는 것이 중요하다.

통증 충돌의 기전은 다인성이며 골격해부학(hook 또는 flat 견봉골), 견골와상완관절 불안정성, 석회성 건병증, 불유합된 대결절의 골절 및 이동성 견봉골(mobile os acromiale)을 포함한다. 정적 및 동적 동작 중에 충돌 공간을 줄이는 비정상적인 생체역학이 원인이 될 수 있으므로 비정상적인 생체역학을 감지하려면 어깨 활동 중 동적 평가가 중요하다. 견갑골 위치(전인 견갑골, protracted scapula) 또는 움직임(견갑골 이상운동증, scapular dyskinesia)의 비정상적인 생체역학은 충돌 증후군과 관련이 있다. 단단한 견갑골의 전인 근육(소흉근, 대흉근)은 견봉하 공간의 감소와 견갑골의 전방 경사를 유발한다. 견갑골 전인근과 후인근(retractor, 능형근과 승모근 중부) 사이의 불균형에 의한 견갑골 이상운동증은 어깨 운동 중 유효한 견봉하 공간을 감소시켜 충돌을 촉진한다.[12,13]

유착성 관절낭염 및 어깨 충돌 증후군의 임상적 징후 및 증상

유착성 관절낭염 환자는 전형적으로 몇 개월 동안 어깨 통증이 서서히 나타나며, 종종 위치가 불분명하며, 초기에 야간 증상이 더 심할 수 있다. 통증은 종종 수면을 방해하고 통증이 있는 쪽으로는 잠을 잘 수 없다고 호소한다.[14] 통증은 상당한 관절운동범위의 손실과 함께 경직이 악화됨에 따라 점차 개선된다. 통증이 머리 위 활동(충돌 증후군처럼)에만 국한된 것은 아니지만 머리 위 활동과 함께 통증이 악화되는 경우가 흔하다. 자가 제한적이지만 증상을 해결하는 데는 1~3년 정도가 걸린다.

관절운동범위의 제한은 C5-C6, 상완신경총 상간부, 견갑상신경을 포함하는 신경성 질환으로 인한 근육 약화와 혼동될 수 있다. 수동 관절운동범위는 보통 신경질환에서는 통증없이 보존되는 반면, 유착성 관절낭염에서 유의하게 제한된다. 통증이나 간혹 따끔거림 이외의 감각적 결함은 근골격계 질환에서 흔하지 않다.[15]

견갑골 이상운동증 혹은 견갑골 역설 운동(paradoxic scapular movement)은 환자가 팔을 외전할 때 발생하며(제한된 견골와상완관절 범위를 보상하기 위해 과장된 견갑흉추 운동; 흉추 운동, 견골와상완관절 대 견갑 흉부 운동의 정상적인 2:1 비율과는 반대), 탈의 상태가 아니라면 외전 결함이 드러나지 않을 수 있다.

견골와상완관절의 외회전은 특히 유착성 관절낭염의 극상근과 견갑하근 사이의 회전근개 간격에서 오훼상완 및 상견골와상완관절 인대의 두께를 고려할 때 유용할 수 있다(그림 3.1 참조). 사이드암(sidearm) 외회전 검사에서 좌우 상당한 차이가 진단에 유용할 수 있다(그림 3.2).

신경학적 검사는 상완신경총병증, C5-C6 신경근병증과 같은 다른 유사 질환을 구별하는 데 유용할 수 있다. 상완신경총병증에서, 견갑근 주위근육은 흔히 침범되는 근육이지만, 견골와상완관절의 근육들(상완 이두근과 전골간신경 지배 근육과 같은)을 벗어난 영역에 위약과 위축이 있다.

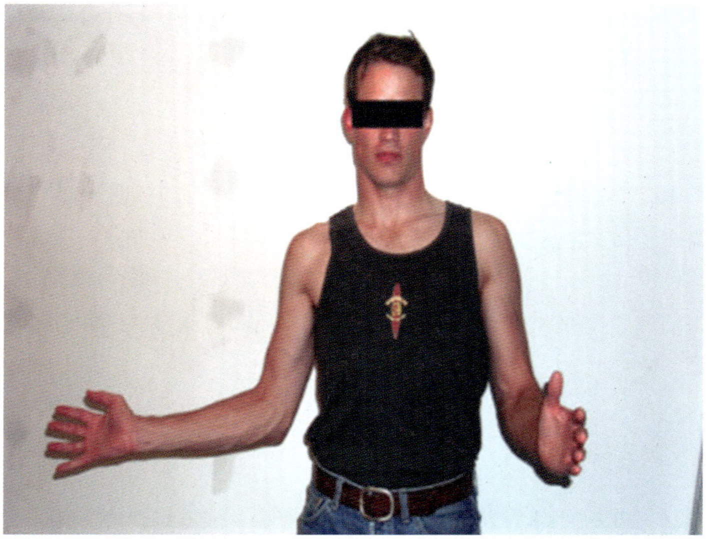

그림 3.2 우측 어깨와 비교하여 좌측 관절와상완관절의 외회전 제한. (From P.J. McMahon, Adhesive capsulitis, In: Operative Techniques: Shoulder and Elbow Surgery, Elsevier, Philadelphia, 2019, Fig. 39.1.)

C5–C6 신경근병증은 배제하기 어려울 수 있으며 종종 공존한다. 국소 신경 결손이 C5–C6 레벨로 제한된 경추 범위(견골와상완관절 움직임 없이 신전 및 외회전)로 통증이 재현된다면 이 진단을 의심하고 영상 검사와 전기 진단으로 확인하는 것이 타당하다.

영상초음파

영상초음파는 어깨 통증의 다양한 기본 병리학을 평가하는 데 사용할 수 있으며 특히 회전근개 건병증, 파열, 견봉하 윤활낭병증, 오훼하 윤활낭병증과 같은 연조직 병리 및 견봉쇄골관절병증 또는 견골와상완관절병증, 특히 결정 침착 질환(crystal deposition disease)을 포함하는 골격 병리에 유용하다.

유착성 관절낭염에서 초음파는 하견골와상완인대의 비후로 임상적 진단을 확정할 수 있으며, 오훼상완인대 두께와 비율은 임상적 평가와 상관관계가 있는 것으로 나타났다.[11] 유착성 관절낭염에서 보이는 다른 전형적인 초음파 소견으로는, 상완이두근건의 건초윤활막에서 견골와상완관절 윤활막의 연장으로 인해 삼출물을 포함하게 된다는 것이다. 관절낭 건초윤활막의 공간이 좁으므로 이 부위에서 삼출물이 증가한다.

다른 영상 검사

단순 방사선 촬영은 특히 이전의 외상이 있는 경우 견골와상완관절의 병리, 골절 또는 탈구를 식별하는 데 매우 유용하다.

기본적인 영상에는 전후방(내적 병변, 소결절 병변 및 Hill Sack 병변 및 외적 병변[대결절 및 석회화 건병증) 및 액와부 영상(아탈구 및 관절와 병리)이 포함된다. 증상이 발생하기 전에 외상이 있는 경우

Bankart 병변의 West Point 영상(액와부 외측) 및 Hill Sach 병변의 Striker notch 영상을 추가할 수 있다. 특정 구조를 가장 잘 시각화할 수 있는 추가 영상들이 있다.

자기공명영상(MRI)은 대부분의 근골격계 질환에서 전반적으로 최상의 영상 기법이며, 특히 관절와순 파열, 견골와상완관절 인대 같은 관절내 질환 혹은 무혈관 괴사 혹은 뼈 또는 연조직 종양과 같은 피질골 내 질환 평가에 유용할 수 있다. 극상건의 평가에는 관상사선 보기(Coronal oblique view)가 특히 유용하고 관절와순 평가에는 축방향 보기(axial view)가 유용하다.[16] 관절와순과 부분 회전근개건 파열의 최적 평가는 종종 자기 공명 관절조영술이 필요하다. 게다가, 관절주위 근육의 신호 강도는 종종 말초신경 장애(상완 신경총병증)나 근육 장애(근긴장성 이영양증 또는 안면견갑상완 이영양증)에 대한 단서를 제공할 수 있다. 컴퓨터 단층촬영 스캔은 자기공명영상 검사가 금기이거나 견갑골 또는 상완골 근위부 골절을 평가하기 위한 경우를 제외하고는 거의 적용되지 않는다.

경추 질환이 의심되지 않는 한 어깨통증에 대한 초기 평가로 경추 영상 검사는 필요하지 않다. 경추 영상의 해석에서는 무증상 영상 이상(경부 척추증, 후관절병증 등)이 흔하므로 주의해야 한다.

전기진단법

유착성 관절낭염 또는 어깨충돌증후군을 평가하기 위해 전기진단검사(EMG)는 필요하지 않다. 유의한 감각저하나 운동 결핍이 있을 경우, 특히 견갑주위 근육이 약하거나 위축되어 있는 경우 전기진단검사가 적용될 수 있다. 운동신경의 축삭을 침범하는 상완신경총병증(특발성, Parsonage-Turner syndrome, 신경성 흉곽출구증후군 등) 및 경부 신경근병증을 평가하는 데 매우 유용하다. 전기진단검사는 수초(myelin) 부위나 국소 감각 부위만을 침범하는 상완신경총병증이나 경부 신경근병증에서는 제한적(정상)일 수 있다.

고찰

병리적 상태를 먼저 인식하는 것이 중요하다. 위험신호를 동반한 감염성 질환(예: 패혈성 윤활낭염), 패혈성 견골와상완관절염 혹은 골수염 등이 의심될 경우 신속한 평가와 적시에 관리를 해야 한다. 기타 질환, 예를 들어, 류마티스관절염, 골종양 또는 전이암과 같은 염증성 견골와상완관절병증 및 피질골내 병변(무혈관성 괴사)은 적절한 통증 조절 및 치료 외에 적절한 관리를 위해 류마티스내과, 정형외과, 종양내과 등의 상담이 도움이 될 수 있다.

특발성 유착성 관절낭염의 예후는 일반적으로 양호하고 자가 제한적이다. 환자의 상태에 대해 교육하고 가능한 한 어깨의 사용에 제한을 줄이는 것이 중요하다. 목표는 관절운동범위 감소로 인한 통증 및 기능의 제한을 개선하는 것이다. 이는 대부분 비수술적 관리를 통해 달성할 수 있다. 이 경우, 기존의 어깨충돌증후군도 해결하기 위해 견갑골 운동이상증 및 생체역학적 문제를 식별하고 개선하는 것이 중요하다.

초기 관리

통증성 제한에도 불구하고 관절운동범위를 유지하는 것은 권장되어야 한다. 통증의 심각성에 따라 물리치료는 초기에 제한될 수 있다. 열치료기를 적용하거나 처방전 없이 구입가능한 진통제(over-the-counter, OTC)를 복용한 후에 부드러운 점진적 스트레칭 운동(예: “진자 운동[pendulum exercise]”, “팔 올리기[arm overhead]”)을 시도해야 한다(그림 3.3).

환자는 일시적인 통증 완화를 위해 경피적 전기자극기를 사용하거나 선호도에 따라 온열패드 또는 냉팩을 적용할 수 있다. 통증패치(lidocaine, salicylate, 또는 capsaicin)는 통증을 완화하기 위해 시도될 수 있지만, 효과는 알려지지 않았다.

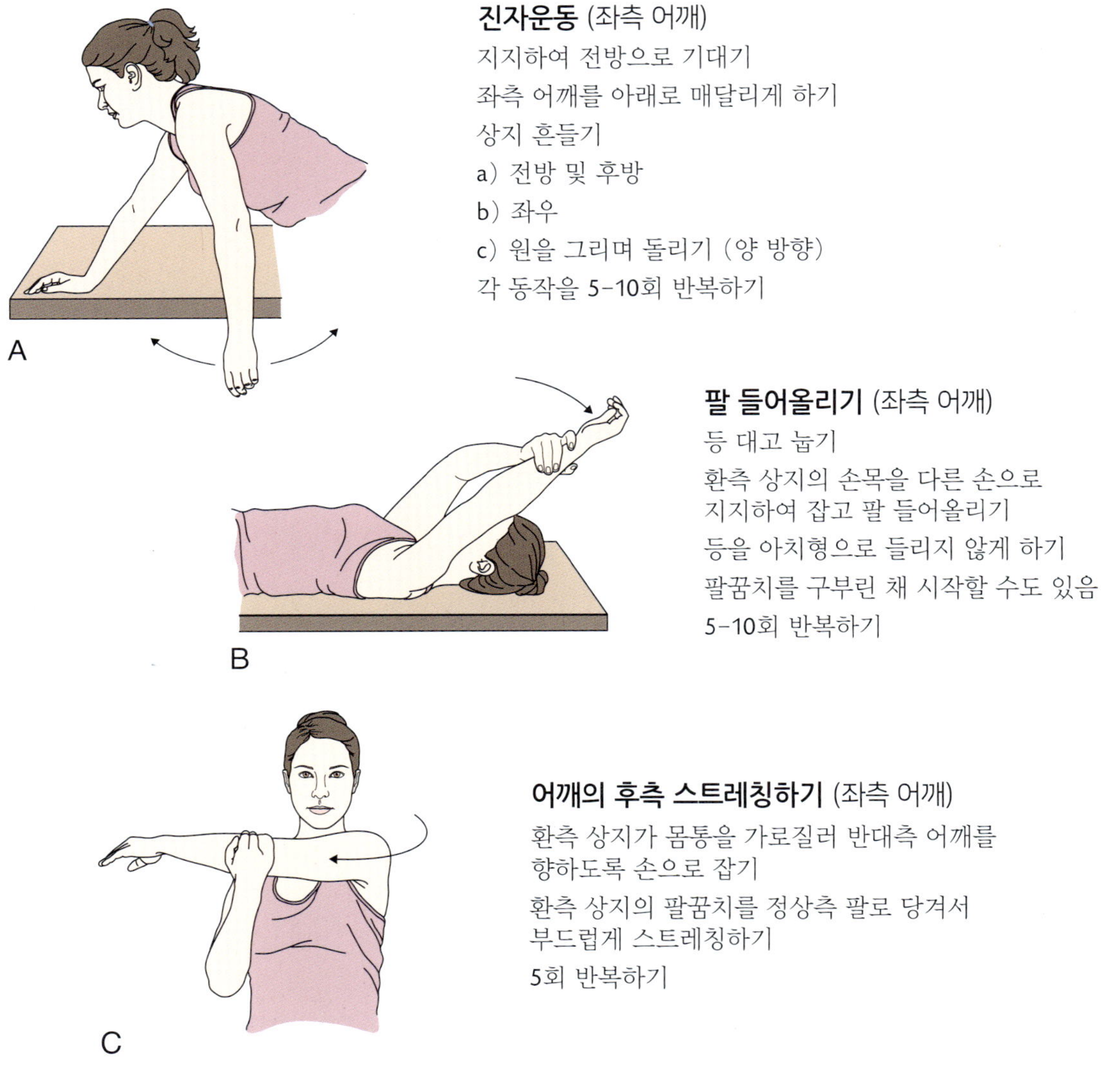

그림 3.3 유착성 관절낭염을 위한 여러 운동요법들. (A) 진자운동(Pendulum exercises). (B) 팔 들어올리기 스트레칭(Overhead stretch). (C) 팔 가로질러 스트레칭(Crossbody reach).

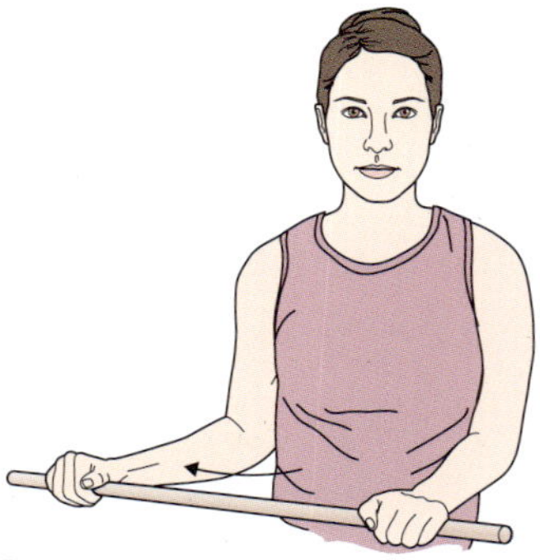

바깥쪽으로 비틀기 (우측 어깨)
막대기를 쥔 채 앉기 (밀대, 우산)
팔꿈치를 옆구리에 붙인 채 유지하기
환측 수부가 정중선을 넘어가도록 정상측 팔로 당기기
누운 채로 수행할 수도 있음.
5–10회 반복하기

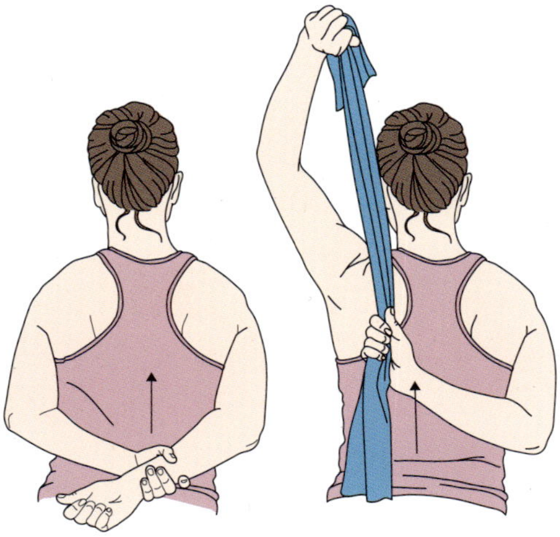

손 뒤로 보내기 (우측 어깨)
양팔을 옆에 붙인 채 서기
환측의 손목을 잡고,

a) 반대측 둔부를 향해 부드럽게 스트레칭하기
b) 등 위쪽으로 팔이 올라갈 수 있도록 밀기 타월을 사용하여 점진적으로 수행할 수 있음.

그림 3.3 *계속* (D) 외회전(External rotation). (E) 내전을 동반한 내회전(Internal rotation with adduction). (From B.J. Krabak, E.T. Chen, Adhesive capsulitis, In: Essentials of Physical Medicine and Rehabilitation, Elsevier, Philadelphia, 2019, Fig. 11.4.)

경구 약물치료

비스테로이드성 항염증제(NSAIDs)는 통증의 증상 완화를 위해 사용될 수 있다. 경구 스테로이드는 관절운동범위에 큰 영향을 미치지 않으나 일시적인 통증 감소(3~6주) 목적으로 사용할 수 있다.[17] 비스테로이드성 항염증제와 경구 스테로이드 약물 모두 심혈관 위험과 위장관 부작용의 가능성에 대한 예방 조치가 필요하다. 경구 스테로이드는 혈당 수치에 영향을 미치는 것으로 알려져 있다. 따라서 당뇨병을 앓고 있는 환자에게는 좋은 선택이 아니다.

마약성 진통제는 개인과 공중보건에 미치는 전반적인 영향을 고려하여 유착성 관절낭염의 관리에 있어 마지막 수단으로 남겨 두어야 한다. 심각한 합병증의 가능성을 고려할 때, 비스테로이드성 항염증제와 마약성 진통제의 장기적인 사용은 피해야 한다.

물리치료

도수치료(manual therapy)를 사용하여 관절운동범위를 복원하기 위한 물리치료 프로그램, 견갑골 안정화(견갑대 강화 및 스트레칭), 통증 완화를 위한 물리치료(예: 심부열치료를 위한 초음파) 및 가정용 운동프로그램을 교육해야 한다. 물리치료는 일반적으로 초기에 완만한 스트레칭과 통증치료에 집중하고, 관절운동범위가 개선됨에 따라 등척성/정적 운동, 저항성 강화운동(예: 저항성 밴드 사용)에 초점을 맞춘다.[18] 관절낭 스트레칭(특히 후방 관절낭 스트레칭운동)이 관절 운동범위를 증가하기 위해 강조되어야 한다. Cochrane review에 따르면, 도수치료와 운동은 단기적으로 스테로이드 주사만큼 효과적이지 않았다. 그러나, 도수치료와 운동은 스테로이드 주사 후 환자가 보고하는 결과와 능동 관절운동범위를 개선시킬 수 있었다.[19]

주사

글루코코르티코스테로이드(Glucocorticosteroids)는 영상유도에 상관없이 초기 통증 단계에서 시도될 수 있다. 해부학적 표지를 이용한 주사는 환자의 신체 습관과 의사의 경험에 따라 정확도가 다르다. 일반적으로 영상 유도(방사선 투시 또는 초음파 유도) 스테로이드 주사는 견골와상완관절 주사에 맹검 주사보다 유리했다. Ahn 등이 후향적으로 검토한 결과 초음파 유도 하에 조기 스테로이드 주사(triamcinolone 20 mg 및 1% lidocaine 8 mL)가 특발성 유착성 관절낭염 환자에서 보존적 치료 실패(최소한 1개월) 후 단기(1개월)와 장기(12개월)에 개선되는 것으로 나타났다.[20]
견갑상신경이 견골와상완관절낭을 지배하기 때문에 통증 조절에는 견갑상신경 차단술을 사용할 수 있다.

초기 주입이 적절한 통증 완화를 제공하지 못할 경우, 더 많은 양의 주입(관절낭을 보존하기 위해 최대 50 mL[21] 또는 20 mL의 대체 용량[22])을 사용한 수압팽창술(hydrodilation)을 시도할 수 있다. 수축된 관절낭을 확장하거나 분해(파열)하는 기계적 효과는 주입에 의해 기대될 수 있다.

히알루론산(Hyaluronic acid) 주사는 스테로이드가 금기인 경우 고려될 수 있지만, 문헌에는 뒷받침하는 증거가 제한적이다.[23]

수술의뢰

보존적 치료에도 불구하고 통증이 지속되고, 몇 달 동안 보존적 치료에도 불구하고 삶의 질이 현저히 떨어진다면 수술 의뢰를 고려할 수 있다.

Levin 등은 초기 증상이 더 심하고, 발병 당시 나이가 더 젊으며, 4개월 간의 보존 치료에도 불구하고 관절운동범위가 지속적으로 감소하는 환자들이 수술을 받을 가능성이 더 높다고 보고했다.[24]

부분 또는 전신마취 하 도수치료는 보존적 치료 실패 후 사용할 수 있다.

관절경 중재술에는 관절낭 유리, 관절낭 절개술 및 분리가 포함되며, 이는 장기간의 통증 완화와 관절운동범위의 회복을 제공할 수 있다. Gallacher 등은 관절경을 이용한 관절낭 유리와 수압팽창술을 비교했으며 두 그룹이 현저한 개선을 보고했지만 수술 그룹에서 수압팽창술 그룹과 비교하여 환자가 보고하는 결과 점수(옥스퍼드 어깨 점수, Oxford Shoulder Score)가 훨씬 더 높았다고 보고했다.[25]

요약

이 환자는 만성 어깨통증이 서서히 시작하여, 시간이 지남에 따라 악화되었고, 통증과 함께 다방향 관절운동범위 제한과 견골와상완관절 주변의 근육 외의 국소 신경학적 결손이 없음을 나타냈다. 환자는 단순방사선 촬영과 영상초음파 검사를 받았고, 이를 통해 유착성 관절낭염, 견봉쇄골관절병증 및 동반성 극상건병증의 임상 진단을 확인했다. 환자는 이환 상태의 긍정적 예후에 대해 교육을 받았고, 통증성 제한에도 불구하고 관절운동범위를 유지하도록 권고받았다. 환자는 비스테로이드성 항염증제를 복용했고 집에서 할 수 있는 가벼운 스트레칭 운동을 배웠다. 하지만 지속적인 통증 때문에, 환자는 초음파 유도 견골와상완관절 스테로이드 주사를 맞고 물리치료를 받았다. 초기 초음파 유도 스테로이드 주사 후 2개월간의 상당한 증상완화 후 통증이 다시 악화되어 수압팽창술이 시도되었다.

3개월 후 추적한 결과, 환자는 어깨 관절운동범위가 크게 개선되면서 통증이 지속적으로 완화되었다고 보고하였다. 환자는 비스테로이드성 항염증제나 다른 경구 진통제를 사용하지 않는다.

요점

- 어깨 통증에 대한 병인은 다양하며 체계적인 접근이 요구된다.
- 집중적인 병력 청취와 이학적 검사는 감별진단의 범위를 좁히고 치료계획 수립에 도움이 될 수 있다.
- 치료 옵션은 환자 개개인에 맞춰야 하며, 보존적 치료가 성공하는 경우가 많다.

임상적 조언

어깨 운동범위의 여러 방향에 통증으로 제한되는 경우, 유착성 관절낭염 또는 견골와상완관절병증과 같은 관절낭 혹은 견골와상완관절 질환을 의심해야 한다.

유착성 관절낭염은 잠재적으로 긴 증상 지속 기간(1-3년)에도 불구하고 자가 제한적이다.
2개 이상의 평면(관상, 시상 또는 축)에서 상당한 운동범위 상실에 의해 임상적으로 진단된다.

다양한 형태의 주사(영상 유도 관절강내 스테로이드 주사, 견갑상신경차단술, 관절낭의 수압팽창술)는 통증 단계에서 고려될 수 있으며, 이는 적극적인 관절낭 스트레칭 운동을 보완한다.

참고문헌

1. C.M. Weyand, J.J. Goronzy, Clinical practice, Giant-cell arteritis and polymyalgia rheumatica, N. Engl. J. Med. 371 (1) (2014) 50-57.
2. N. van Alfen, The neuralgic amyotrophy consultation, J. Neurol. 254 (6) (2007) 695-704.
3. A.C. Gellhorn, J.N. Katz, P. Suri, Osteoarthritis of the spine: the facet joints, Nat. Rev. Rheumatol. 9 (4) (2013) 216-224.
4. A.C. Gellhorn, Cervical facet-mediated pain, Phys. Med. Rehab. Clin. North. Am. 22 (3) (2011) 447-458 viii.
5. G. Cooper, B. Bailey, N. Bogduk, Cervical zygapophysial joint pain maps, Pain Med. 8 (4) (2007) 344-353.
6. I.S. Lossos, O. Yossepowitch, L. Kandel, D. Yardeni, N. Arber, Septic arthritis of the glenohumeral joint. A report of 11 cases and review of the literature, Medicine (Baltim.) 77 (3) (1998) 177-187.
7. N. Hatzis, T.K. Kaar, M.A. Wirth, F. Toro, C.A. Rockwood Jr., Neuropathic arthropathy of the shoulder, J. Bone Joint Surg. Am. 80 (9) (1998) 1314-1319.
8. K.M. Kirksey, W. Bockenek, Neuropathic arthropathy, Am. J. Phys. Med. Rehab. 85 (10) (2006) 862.
9. F.M. Vanhoenacker, K.L. Verstraete, Soft tissue tumors about the shoulder, Semin. Musculoskelet. Radiol. 19 (3) (2015) 284-299.
10. J.S. Lewis, Rotator cuff tendinopathy, Br. J Sport. Med. 43 (4) (2009) 236-241.
11. G.Y. Park, J.H. Park, D.R. Kwon, D.G. Kwon, J. Park, Do the findings of magnetic resonance imaging, arthrography, and ultrasonography reflect clinical impairment in patients with idiopathic adhesive capsulitis of the shoulder- Arch. Phys. Med. Rehab. 98 (10) (2017) 1995-2001.
12. F. Struyf, J. Nijs, J.P. Baeyens, S. Mottram, R. Meeusen, Scapular positioning and movement in unimpaired shoulders, shoulder impingement syndrome, and glenohumeral instability, Scand. J. Med. Sci. Sports 21 (3) (2011) 352-358.
13. A.M. Halder, E. Itoi, K.N. An, Anatomy and biomechanics of the shoulder, Orthop. Clin. North. Am. 31 (2) (2000) 159-176.
14. A.S. Neviaser, R.J. Neviaser, Adhesive capsulitis of the shoulder, J. Am. Acad. Orthop. Surg. 19 (9) (2011) 536-542.
15. H.V. Le, S.J. Lee, A. Nazarian, E.K. Rodriguez, Adhesive capsulitis of the shoulder: review of pathophysiology and current clinical treatments, Shoulder Elbow 9 (2) (2017) 75-84.
16. T.G. Sanders, M.D. Miller, A systematic approach to magnetic resonance imaging interpretation of sports medicine injuries of the shoulder, Am. J Sport. Med. 33 (7) (2005) 1088-1105.
17. R. Buchbinder, S. Green, J.M. Youd, R.V. Johnston, Oral steroids for adhesive capsulitis, Cochrane Database Syst. Rev. 4 (2006) CD006189.
18. H.B.Y. Chan, P.Y. Pua, C.H. How, Physical therapy in the management of frozen shoulder, Singapore Med. J. 58 (12) (2017) 685-689.
19. M.J. Page, S. Green, S. Kramer, et al., Manual therapy and exercise for adhesive capsulitis (frozen shoulder), Cochrane Database Syst. Rev. (8) (2014) CD011275.
20. J.H. Ahn, D.-H. Lee, H. Kang, M.Y. Lee, D.R. Kang, S.-H. Yoon, Early intra-articular corticosteroid injection improves pain and function in adhesive capsulitis of shoulder: 1-year retrospective longitudinal study, Pharm. Manag. PMR 10 (1) (2017) 19-27.
21. J.P. Yoon, S.W. Chung, J.E. Kim, et al., Intra-articular injection, subacromial injection, and hydrodilatation for primary frozen shoulder: a randomized clinical trial, J. Shoulder Elbow Surg. 25 (3) (2016) 376-383.
22. E.S. Koh, S.G. Chung, T.U. Kim, H.C. Kim, Changes in biomechanical properties of glenohumeral joint capsules with adhesive capsulitis by repeated capsule-preserving hydraulic distensions with saline solution and corticosteroid, Pharm. Manag. PMR 4 (12) (2012) 976-984.
23. R. Papalia, A. Tecame, G. Vadala, et al., The use of hyaluronic acid in the treatment of shoulder capsulitis: a systematic review, J. Biol. Regul. Homeostat. Agents. 27 31 (4 Suppl. 2) (2017) 23-32.
24. W.N. Levine, C.P. Kashyap, S.F. Bak, C.S. Ahmad, T.A. Blaine, B. LU, Nonoperative management of idiopathic adhesive capsulitis, J. Shoulder Elbow Surg. 16 (5) (2007) 569-573.
25. S. Gallacher, J.C. Beazley, J. Evans, et al., A randomized controlled trial of arthroscopic capsular release versus hydrodilatation in the treatment of primary frozen shoulder, J. Shoulder Elbow Surg. 27 (8) (2018) 1401-1406
26. S.W. Lee, Musculoskeletal Injuries and Conditions: Assessment and Management, Demos Medical, New York, 2017.
27. B. Goldstein, Shoulder anatomy and biomechanics, Phys. Med. Rehab. Clin. N. Am. 15 (2) (2004) 313-349.

CHAPTER 4

슬관절 통증(Knee Pain)

Dr. Subhadra Nori, MD ■ Dr. Iris Tian, DO

증례 기록

32세의 건강한 여성이 두 달간의 무릎 통증 병력으로 재활의학과 외래에 내원하였다. 외상은 없었다. 그녀는 몇 달 전에 달리기 시작하였고, 하루에 2-3 km를 달린다. 통증은 둔하고 아프지만 때로는 날카로웠다. 통증은 슬개골 전방 및 심부에 국한된다. 통증은 간헐적이지만, 계단 이용하기, 특히 아래층으로 내려가거나 장시간 차를 운전한 후 앉아 있는 상태에서 서있는 상태로 전환하는 경우 더 심하다. 때로 저녁에 무릎의 외측 부분에 약간의 삼출물이 느껴지는 것을 언급하였다. 이동 중 무릎의 좌굴(buckling)이나 유의한 삼출물은 없었다. 발병 시점과 비교하여 통증이 약간 심해졌다. 가끔 타이레놀(Tylenol)과 애드빌(Advil)을 복용하는데, 약간 통증을 완화시켰다. 온열 혹은 냉요법을 시도해보지는 않았다. 통증 때문에 밤에 깨는 정도는 아니다. 그녀는 진료실에 들어오기 전에 이 통증에 대하여 의사와 상담한 적이 없다.

[문진]

과거력: 없음
수술력: 없음
알레르기: 알려진 약물 알레르기 없음
복용약물: 때때로 타이레놀(Tylenol)과 애드빌(Advil) 복용
사회력: 회계사로 일하고 있음, 엘리베이터가 있는 아파트 3층에서 남자친구와 같이 살고 있음.
술, 담배 및 불법 약물 하지 않음

[생체징후 및 신체계측]

혈압 132/68 mmHg, 호흡수 분당 12회, 맥박 분당 68회, 체온 36.4℃, 신장 170.7 cm,
체중 61.2 kg, 체질량지수(BMI) 21.8 kg/m²

[신경근골격계 검사]

전신상태: 명료하고 영양상태 좋으며, 급성 통증상태 아님
두부, 양눈, 양귀, 코, 및 입 검사: 안구운동 정상, 점막 정상
사지: 양하지 부종 없음
대퇴사두근 혹은 종아리 위축은 보이지 않음.

[양측 무릎의 근골격계 검사]

시진: 홍반/발진/수술 반흔/뼈 이상 없음. 유의한 외반슬/내반슬 없음
촉진: 열감 없음
양측 슬개골이나 주변으로 압통 없음
양측 내외 관절선 및 내/외 십자인대에 압통 없음
대퇴사두근 및 슬개건 주변 압통 없음, 좌측 무릎 거위발(pes anserine)에 경한 압통
관절운동범위: 능동 정상 및 수동 정상, 양측 최대 신전에서 90° 굴곡 시 통증
유발검사: 양측 Clarke 검사 양성, 우측 무릎에서 경한 J-징후 양성
운동기능검사: 양하지 5/5
심부건반사: 양측 슬개건 반사 및 아킬레스건 반사 2+, 양측 발목 연축 없음
감각기능검사: 양하지 가벼운 촉진에 정상
보행: 정상, 정상 걸음속도
근긴장: 양하지에서 정상

[검사실 검사]
검토할 것 없음

일반적인 고찰

무릎 통증에 대한 접근은 통증 위치, 외상 메커니즘(해당되는 경우) 및 갑작스럽거나 서서히 발병하는 경우에 따라 달라진다. 병력과 검사를 바탕으로 수술적 개입과 보존적인 조치를 위해 영상 평가를 실시해야 하는지 여부를 정하는 것이 중요하다. 신체진찰에서 중점적으로 다뤄야 할 사항으로는 체중 부하 상태, 관절운동범위 검사, 유발 수기 및 보행 역학이 있다.

감별 진단

1. 급성 손상
2. 류마티스성/염증성 질환
3. 만성/과사용 손상

급성 부상에는 다음을 포함한다:

1. **인대 손상** — 전방십자인대(anterior cruciate ligament), 후방십자인대(posterior cruciate ligament), 내측측부인대(medial collateral ligament), 외측측부인대(lateral collateral ligament) 파열. 가장 흔한 인대 손상은 전방십자인대에 있으며, 갑자기 방향을 바꾸면서 절단, 비틀기 동작과 관련된 스포츠 중 발생한다. 이는 심한 통증, 급격한 종창, 관절운동범위 소실 및 체중 부하의 불안정성에 뒤이어 들리는 "팝(pop)"과 관련이 있다.
   참고로, "불행한 3중주(unhappy triad)" 또는 O' Donoghue 3중주에는 전방십자인대, 내측측부인대, 내측 반월상연골(meniscus)의 외상이 포함된다.[1,2] 외상 메커니즘에 관계없이 축구와 농구 모두에서 남자 대학선수에 비해 여자 대학선수의 전방십자인대 부상 비율이 상당히 높다.[3,4]
2. **내측 반월상연골** — 내측 및 외측 반월상연골 파열. 무릎 관절의 비틀림 동작으로 인해 발생하며 관절선에서 삼출 및 압통을 유발할 수 있다. 가장 흔하게 "잠김(locking)"은 특히 반월상연골의 조각이 관절 공간 안에 갇힐 때 20°에서 45° 신전시 발생한다.
   자기공명영상이 도움이 되며 관절내시경검사가 진단의 기준이다.[5]
3. **힘줄 외상** — 대퇴사두근 혹은 슬개골 파열. 무릎이 붓고 펴지지 않는 것과 함께 느껴지거나 들리는 '팝(pop)'으로 갑자기 통증이 시작된다. 위 아래로 주목할 만한 슬개골 이동(translation)은 있을 수 있다.
4. **골절** — 슬개골, 경골고원부(tibial plateau), 경골융기(tibial eminence), 경골조면(tibial tuberosity), 대퇴상과(femoral condyles). 직접 또는 높은 충격에 의해 발생하며, 통증이 심하고 특히 경골고원 골절에서는 체중을 지탱하는 것과 관절운동에 어려움이 발생한다.[6]
5. **탈골**(dislocation) — 하지의 혈액 공급을 심각하게 저해할 수 있으므로 의학적 응급상황으로 간주한다. 흔히 무릎이 계기판에 부딪히는 자동차 충돌에서 발생한다.

류마티스성/염증성 질환에는 다음이 포함된다:

1. **류마티스 관절염** — 심각한 통증과 붓기를 유발할 수 있으며, 무릎을 포함하여 신체의 모든 관절에 영향을 주는 자가 면역 상태.
2. **감염** — 패혈성 관절염. 증상으로는 홍반, 근육통, 무릎 부종이 있으며 매우 아프다. 열, 오한, 그리고 불쾌감을 포함한 전신적인 영향. 진단은 흡인 및 관절액 분석을 통해 이루어진다.
3. **통풍/가성통풍**(Gout/pseudogout) — 엄지 발가락에서 흔히 발생하는 염증성 관절염(고요산 수치)과, 무릎과 손목에서 종종 가성통풍(칼슘인산염결정의 침전물)이 발생한다.

만성/과사용 외상은 다음과 같다:

1. **골관절염** — 충격 흡수 역할을 하는 보호연골이 시간이 지남에 따라 악화되는, 가장 흔한 형태의 관절염.
2. **윤활낭염**(bursitis) — 반복적인 동작으로 인한 자극 때문에 슬개골을 둘러싼 윤활낭(슬개상, 슬개전, 슬개하, 거위발[pes anserine])의 염증.
3. **슬개건염** - 자전거 선수와 달리기 선수에게 흔히 나타나는 반복적인 굴곡 동작으로 인한 만성 질환
4. **장경인대 증후군**(Iliotibial band syndrome) — 장경인대(iliotibial band)는 장골능에서 경골의 거디(Gerdy)결절까지 이어지며, 굴곡 및 신전 운동에 외측 무릎의 주요 안정근 역할을 한다. 장경인대 증후군은 장경인대가 대퇴상과를 앞뒤로 이동할 때 장경인대의 염증과 자극으로 인한 과사용 손상이다.
5. **슬개대퇴 통증증후군**(Patellofemoral pain syndrome, PFPS) — 근육 불균형(종종 내측광근의 약화)으로 인한 슬개골의 부정렬 또는 과다사용으로 시간이 지남에 따라 슬개골의 후방 관절연골에서 발생하는 퇴행성 변화(연골연화증 슬개골, chrondromalacia patellae)의 결과일 수 있다.[19]

기타 고려사항:

1. 생체역학은 무릎 통증에 큰 역할을 하며 다리 길이의 불일치나 걸음걸이의 변화와 같은 미묘한 움직임의 변화는 새로운 무릎 통증을 유발할 수 있다.
2. 과도한 체중과 비만은 시간이 지남에 따라 무릎 통증의 원인이 되고 무릎 골관절염의 위험을 증가시킬 수 있다.

무릎을 진찰할 때 통증의 위치에 집중해 감별 진단을 좁히는 것도 도움이 될 수 있다. 표 4.1 "무릎 통증 및 유발 검사의 공통 구조에 대한 개요"를 참조한다.

1. 전방
2. 후방
3. 내측
4. 외측

표 4.1 ■ **무릎 통증의 흔한 구조물과 유발성 검사의 개요**

구조	손상 기전	통증 위치	유발성 검사
전방십자인대	– 스포츠와 관련된 비틀기, 자르기 동작(하지가 고정된 상태에서 갑작스런 방향 전환) – 70%가 비접촉성[21]	– 슬관절 심부, 중도	Lachman Anterior drawer Pivot shift
후방십자인대	– 발목의 족저굴곡과 무릎의 굴곡 상태로 원위부 경골의 전방에 직접적 충격 – 자동차 사고에서 계기판에 충격을 받은 경우 – 다른 인대손상과 동반[20]	– 슬관절 심부 (단독 손상에서 보통 경미한 증상)	Posterior drawer Posterior Lachman Posterior sag sign Dial/tibial external rotation
내측측부인대	– 비접촉성 과신전 또는 내반 부하 – 전방십자인대, 내측반월상연골 손상과 함께 "불행한 3중주(unhappy triad)"로 발생 가능	– 내측 관절선의 내측	Valgus stress Swain Anteromedial drawer
외측측부인대	– 전내측 무릎 또는 후외측에 직접적 충격 – 비접촉성 과신전 또는 내반 부하	– 외측 관절선의 외측	Varus stress Anterolateral drawer
반월상연골	– 내반/외반력으로 인한 비틀기 동작	– 내외측 관절선 전반	McMurray Apley compression Thessaly Bounce home Childress/"duck" walk
슬개대퇴관절	– 과사용, 근불균형에 의해 슬개골의 외측 자극	– 과체중 또는 슬개대퇴관절 부하에 의한 전방 통증	Squatting Clarke J sign Patellar tilt

출처[2,9,10,12,19]

증례 고찰

환자가 외상이 없고 서서히 통증이 발생하기 때문에 즉각적이거나 긴급한 수술적 개입이 필요하지 않지만, 병력과 신체진찰, 신중한 임상적 판단에 근거해 이러한 필요성이 배제되어야 한다. 검사의 가장 중요한 부분 중 하나는 환자를 걷게 하여 슬관절의 내반슬/외반슬과 족부의 회내/회외의 정도에 주의를 기울여 보행을 분석하는 것이다.

환자가 달리기를 시작하면서부터 활동수준의 증가가 통증과 관련이 있는 것으로 보이고, 장시간 굴곡된 상태에서 신전되는 중간 상태에 통증이 더 악화된다.

무릎 관절을 평가할 때, 위아래 관절이 보행 역학에 어떤 영향을 미칠 수 있는지 고려해야 한다. 때때로 무릎의 통증은 고관절에서 연관될 수 있다. 편평족(pes planus) 또는 요족(pes cavus)은 과도한 회내가 경골과 대퇴골의 보상적 내회전을 유도하고, 과도한 회외는 슬개대퇴관절에 더 많은 부하를 주게 된다.

객관적인 데이터

검토할 검사실 검사소견은 없지만 염증이나 감염이 우려될 경우 그림과 같이 류마티스 패널, 요산 수치 등을 포함하는 결과와 함께 적혈구침전율(ESR)과 C-반응성단백질(CRP)를 확인해야 한다.

무릎 단순방사선사진 — 오타와 슬관절 규칙(Ottawa knee rules)에 따라 급성 무릎 손상에서 퇴행성 변화와 골절을 감별한다.

- 55세 이상, 비골두 압통, 단독 슬개골 압통, 슬관절을 90° 이상 굴곡하지 못하는 경우, 4 발자국 이상의 체중 부하를 못하는 경우[7]

무릎 자기공명영상 — 관련 병력청취와 신체진찰을 할 때 인대 및 반월상 연골의 부상은 배제한다. 앞에서 언급한 검사실 및 영상 자료는 감별 진단을 더욱 좁히는 데 도움이 된다. 외형적으로 변형이 없기 때문에 무릎의 탈구는 배제된다. 촉진에서 어떠한 삼출물이나 열감도 없으므로 패혈성 관절염과 통풍/가성통풍은 가능성이 낮다. 환자는 통증 없이 체중을 견딜 수 있고 이동 중 무릎의 좌굴(buckling)을 호소하지 않았기 때문에, 골절, 대퇴사두근이나 슬개건의 완전한 파열 및 인대파열의 가능성이 낮다. 그녀의 나이를 고려할 때, 골관절염도 있을 것 같지 않다. 최근 달리기 시작했는데, 이는 건염과 슬개대퇴증후군을 포함한 만성/과사용 부상이 원인일 가능성이 높은 감별진단이 나왔다.

제안된 병리 및 병리생체역학의 검토

슬개대퇴통증증후군은 전방 무릎 통증의 가장 흔한 원인이다. 슬개건 및 대퇴사두근건, 내측 및 외측의 지지대, 장경인대, 내측광근 및 외측광근을 포함한 많은 구조들이 슬개대퇴골관절의 움직임에 관여한다. 보행 역학의 어떤 변화도 대퇴골상과의 비정상적 움직임에 불균형을 일으킬 수 있고 이는 시간 경과에 따라 통증으로 이어진다. 흔한 원인은 외측광근이 내측사광근(vastus medialis oblique, VMO)을 압도하여 슬개골의 측면 움직임과 달리기/쭈그려앉기를 할 때 무릎 관절에 과도한 부하를 가하게 되는 것이다.

긴장한 장경인대나 외측 지지대는 슬개골의 외측 움직임을 유발할 수도 있다. 한때 Q 각도가 넓어진 것이 슬개대퇴통증증후군의 주요 위험 요인으로 생각되었지만, 최근 검토에서는 유의한 요인이 아닌 것으로 나타났다.[8] 다른 위험 요소로는 무릎 과신전, 외측 경골 비틀림, 내반슬 혹은 외반슬, 긴장한 햄스트링 또는 비복근 등이 있다.

슬개대퇴통증증후군의 임상적 징후 및 증상

환자들은 흔히 활동할 때 더 악화되는 무릎 앞쪽 통증을 나타내는데, 이는 쭈그려앉기, 계단오르기, 달리기, 무릎 꿇기, 장시간 앉기 등 슬개대퇴관절에 압력을 증가시킨다.

이학적 검사 시 주요 유발 검사

슬개대퇴통증증후군에는 많은 유발 수기가 있다. 슬개대퇴통증증후군에 대한 임상 진단 검사의 메타 분석을 통한 체계적인 검토를 기반으로 쪼그리고 앉는 검사와 슬개골 기울기 검사는 슬개대퇴통증증후군 진단의 경향성을 보여주지만 명확한 증거는 보여주지 못했다.[9]

쪼그려 앉기 — 적극적인 쪼그려 앉기 시 전방 통증은 무릎 관절의 하중을 크게 증가시켜 증상을 악화시키기 때문에 가장 높은 민감도를 나타낸다.[10]

Clarke — 무릎을 완전히 펴고 이완된 상태에서 환자가 누운 자세로 시작한다. 검지와 엄지 손가락을 슬개골의 위쪽 경계에 놓고 환자에게 대퇴사두근을 수축하도록 요청한다(또는 무릎을 테이블로 가져간다). 통증은 양성 검사를 나타낸다.

J 징후 — 환자가 무릎을 능동 굴곡에서 완전 신전 시 신전 말기에 측면 슬개골 움직임.

슬개골 기울어짐(Patellar tilt) — 환자의 무릎을 펴고 엄지손가락과 집게손가락 사이로 슬개골을 잡는다. 슬개골의 내측면은 후방으로 압박되어 측면을 상승시킨다. 외측면이 상승하지 않는 경우, 이것은 슬개골의 외측 구조/지지대의 긴장 상태를 나타낸다.

영상 검사

단순 촬영은 일반적으로 도움이 되지 않지만, 골관절염을 포함한 퇴행성 변화를 배제할 수 있으며, 몇몇 증례에서는 시간이 지남에 따라 연골골화증을 보일 수도 있다.

자기공명영상은 무릎 통증에서 연골이나 인대의 원인을 배제하는 데 유용하다.

영상검사는 일반적으로 진단에 필요하지 않지만 무릎에 직접적인 외상이 있거나 검사시 상당한 삼출물이 관찰된 경우 고려되어야 한다. 환자가 50세 이상이거나 8~12주 동안 보존적 관리로 호전되지 않는 경우도 고려할 수 있다.[11]

반월상 연골 손상 등급[12,13]:

1 등급: 손상을 입은 섬유가 거의 없고 국소 압통이 있음, 불안정성 없음

2 등급: 더 광범위한 섬유 손상 및 압통, 불안정성 없거나 경미한 불안정성, 비정상적인 움직임

3 등급: 현저한 불안정성을 동반한 완전 파열, 흔히 인대 손상, 특히 전방십자인대 파열과 관련됨[12]

- 30° 무릎 굴곡에서 외반 부하 검사(valgus stress examination)를 통해 심각도에 따른 불안정성 등급화 :
  - 3 – 5mm면 1+, 6 – 10mm면 2+, >10mm 3+ 내측 관절 공간의 개구부

고찰

슬개대퇴통증증후군은 특히 달리기 및 스쿼트 시 과사용 외상의 일반적 결과이다. 슬개대퇴통증증후군에 기여하는 많은 요인 때문에 다면적인 운동 프로그램이 중요하다. 대부분의 환자들은 격렬한 훈련을 줄이고 근위부 근육 강화(대퇴사두근)에 초점을 맞춘 치료 프로그램으로 개선된다.

보조적 치료

휴식: 달리기/조깅과 같은 격렬한 운동으로 인한 슬개대퇴관절에 대한 스트레스를 완화한다.

물리치료: 슬개대퇴통증증후군에 가장 효과적이고 강력하게 지원되는 치료법은 대퇴사두근과 고관절 근육을 강화하고 대퇴사두근, 장경인대, 햄스트링, 고관절 굴곡근을 스트레칭하는 데 중점을 둔 6주간의 물리치료 프로그램이다. 무릎을 완전히 펴고 통증 없는 수준의 강화 운동으로 슬개대퇴관절에 압력을 줄이는데에 초기 등척성 운동(Isometric exercises)이 도움이 된다. 내측사광근을 분리하는 것은 어렵지만 0~30°의 굴곡에서 운동하는 것이 효과적일 수 있다.[15]

도수치료는 햄스트링, 대퇴사두근, 장경인대를 포함한 긴장된 근육을 이완시키는데 도움을 줄 수 있다. 슬개골 테이핑과 보조기가 몇 가지 이점을 보여주긴 했지만, 데이터는 근거에 도달하지 못했다.[14] 양쪽 모두 외측 슬개골 움직임과 통증을 줄이는 데 여전히 도움이 될 수 있다. 만약 약간의 삼출물이 있다면, 냉요법이 도움이 될 수 있다. 치료사는 스쿼트 동작을 통해 환자의 자세 교정에 도움을 줄 수 있는데, 무릎이 발가락보다 앞서지 않도록 하는 것이고 이는 이러한 자세가 슬개대퇴 관절에 더 큰 기계적 부하를 주기 때문이다.

보조기: 다리길이의 차이가 있을 경우 고려할 수 있지만 대부분의 사람들이 자연스럽게 이를 보상해왔기 때문에 보조기를 추가하면 보행 역학을 변화시켜 오히려 통증이 악화될 수 있다는 점에 유의해야 한다.

침술(acupuncture): 무릎 골관절염 환자의 통증을 줄이는 증거가 있다.

보충제(supplements): 관절염을 위한 글루코사민(Glucosamine)과 콘드로이친(chondroitin) 보충제, 근위부 근육강화를 위한 비타민 D, 결합조직 건강을 위한 비타민 C는 근거가 부족하다.

체중감소: 과도한 체중은 보행역학을 변화시키고 무릎 통증을 악화시키는 부하를 증가시키므로 전반적인 체중을 줄여야 한다. 최근의 메타 분석은 무릎 골관절염 위험이 BMI[16]의 증가에 따라 거의 기하급수적으로 증가했다는 것을 입증했다. 체중 감량 1파운드당, 일상 활동 중에 무릎에 가해지는 부하를 4배 감소시킨다.[17]

약물치료

비스테로이드성 항염증약물(NSAIDs): NSAID 사용에 관한 정보는 제한적이지만 환자가 물리치료를 받는 동안 단기 관리를 위해 고려할 수 있다.[18]

중재치료

주사: 슬개대퇴통증증후군에는 권장되지 않는다; 하지만 코르티코스테로이드와 히알루로네이트 겔(hyaluronate gel)과 같은 윤활제는 다른 치료에 따라 개선되지 않는 가벼운 골관절염에서 경도에서 중등도의 골관절염에 고려될 수 있다.

흡인(aspiration): 이는 유의한 삼출물이 있는 환자에게 진단 및 치료가 될 수 있으며, 패혈성 관절이나 통풍/가성통풍의 진단을 배제할 수 있다.

관절경: 이것은 진단뿐 아니라 치료적(뼈나 연골의 작은 조각들이 제거될 수 있음)인 최소 침습적 수술 절차이다.

인대 재건: 전방십자인대 재건은 대퇴사두근, 햄스트링, 또는 슬개건에서의 이식물로 가장 흔히 재건되는 인대이다.

부분/전체 무릎 치환술: 보행, 삶의 질, 일상생활활동에 영향을 미치는 심각한 골관절염을 위한 것이다.

요약

우리는 양쪽 무릎 통증이 있는 32세 여성의 사례를 제시했다. 슬개대퇴통증증후군은 앞쪽 무릎 통증의 가장 흔한 원인이다. 슬개건 및 대퇴사두근건, 내측 및 외측 지지대, 장경인대 및 내측광근 및 외측광근은 슬개골 움직임을 담당한다. 보행 역학의 불균형은 대퇴골상과에 대한 슬개골의 비정상적 움직임으로 이르게하고 이것은 시간이 지남에 따라 고통을 유발한다. 내측사광근을 압도하는 외측광근 및 달리기와 쭈그리고 앉을 때 무릎 관절에 가해진 과도한 부하로 인한 슬개골의 외측 움직임이 더 흔하다. 치료에는 비스테로이드성 항염증제, 테이핑, 스테로이드 주사 등이 포함된다.

요점

- 무릎 통증이 있는 환자는 그 병인이 다양하고 복잡할 수 있기 때문에 세심하게 진단해야 한다.
- 병력 청취와 검사의 모든 요소에 세심한 주의를 기울여야 한다.
- 치료 옵션은 환자 개개인에 맞게 조정되어야 하며 개인의 활동 수준 및 직업 또는 스포츠 복귀가 수반되는지 여부에 대한 특별 고려가 제공되어야 한다.

참고문헌

1. O.E. Olsen, G. Myklebust, L. Engebretsen, et al., Injury mechanisms for anterior cruciate ligament injuries in team handball: a systematic video analysis, Am. J. Sport Med 32 (4) (2004) 1002–1012.
2. K.D. Shelbourne, P.A. Nitz, The O' Donoghue triad revisited Combined knee injuries involving anterior cruciate and medial collateral ligament tears, Am. J. Sport Med. 19 (5) (1991) 474–477.
3. J. Agel, E. Arendt, B. Bershadsky, Anterior cruciate ligament injury in national collegiate athletic association basketball and soccer: a 13 year review, Am. J. Sports. Med. 33 (4) (2005) 524–530.
4. L.Y. Griffin, J. Kercher, N. Rossi, Risk and gender factors for noncontact anterior cruciate ligament injury, In: C.C. Prodromos, S.M. Howell, F.H. Fu, et al., (Eds.), Anterior Cruciate Ligament, Saunders, Philadelphia, 2018.
5. V.S. Nikolaou, E. Chronopoulos, C. Savvidou, et al., MRI efficacy in diagnosing internal lesions of the knee: a retrospective analysis, J. Trauma Manag. Outcomes 2 (2008) 4.
6. D.A. Wiss, J.T. Watson, E.E. Johnson, Fractures of the knee. Fractures in Adults, 4e, Lippincott–Raven, Philadelphia, 1996.
7. I.G. Stiell, G.A. Wells, R.H. Hoag, et al., Implementation of the Ottawa Knee Rule for the use of radiography in acute knee injuries, J. Am. Med. Assoc. 278 (1997) 2075–2079.
8. L.A. Bolgla, M.C. Boling, An update for the conservative management of patellofemoral pain syndrome: a systematic review of the literature from 2000 to 2010, Int. J. Sports Phys. Ther. 6 (2011) 112–125.
9. G.S. Nunes, E.L. Stapait, M.H. Kirsten, et al., Clinical test for diagnosis of patellofemoral pain syndrome: systematic review with meta–analysis, Phys. Ther. Sport. 14 (2013) 54–59.
10. C. Cook, E. Hegedus, R. Hawkins, F. Scovell, D. Wyland, Diagnostic accuracy and association to disability of clinical test finding associated with patellofemoral pain syndrome, Physiother. Can. 62 (2010) 17–24.
11. S. Dixit, J.P. DiFiori, M. Burton, et al., Management of patellofemoral pain syndrome, Am. Fam. Physician 75 (2007) 194–202.
12. J.C. Hughston, J.R. Andrews, M.J. Cross, A. Moschi, Classification of knee ligament instabilities. Part I. The medial compartment and cruciate ligaments, J. Bone Joint Surg. Am. 58 (2) (1976) 159–172.
13. H. Makhmalbaf, O. Shahpari, Medial collateral ligament injury; a new classification based on mri and clinical findings, A guide for patient selection and early surgical intervention, Arch. Bone Jt. Surg. 6 (1)(2018) 3–7.
14. J.A. Rixe, J.E. Glick, J. Brady, et al., A review of the management of patellofemoral pain syndrome, Phys. Sportsmed 41 (2013) 19–28.
15. Bolgla L, Malone T. Research review: exercise prescription and patellofemoral pain: evidence for rehabilitation, J. Sport. Rehabil. 14 (1) (2005) 72–88.
16. Z.–Y. Zhou, Y.K. Liu, H.L. Chen, F. Liu, Body mass index and knee osteoarthritis risk: a dose–response meta–analysis, Obesity 22 (10) (2014) 2180–2185.
17. S.P. Messier, D.J. Gutekunst, C. Davis, P. DeVita, Weight loss reduces knee–joint loads in overweight and obese older adults with knee osteoarthritis, Arthritis Rheum. 52 (7) (2005) 2026–2032.
18. H.J. McGowan, A. Beutler, Patellofemoral syndrome. Essential Evidence Plus Web site. Available at: http://www.essentialevidenceplus.com. (Accessed 8 August 2019).
19. C. Cook, L. Mabry, M.P. Reiman, E.J. Hegedus, Best tests/clinical findings for screening of patellofemoral pain syndrome: A systematic review, Physiotherapy 98 (2012) 93–100.
20. M.S. Schulz, K. Russe, A. Weiler, H.J. Eichhorn, M.J. Strobel, Epidemiology of posterior cruciate ligament injuries, Arch. Orthopaed. Trauma Surg. 123 (4) (2003) 186–191.
21. C.C. Teitz, Video analysis of ACL injuries, In: L.Y. Griffin (Ed.), Prevention of Noncontact ACL Injuries, American Academy Orthopaedic Surgeons, Rosemont, IL, 2001.

CHAPTER 5

손과 손목 통증(Hand and Wrist Pain)

Dr. Se Won Lee, MD ▪ Dr. Reina Nakamura, DO

증례 기록

54세의 오른손잡이 여성이 오른손과 손목 통증으로 재활의학과 외래에 내원하였다. 통증은 약 9개월 전에 선행 부상이나 외상 없이 점차적으로 시작되었다. 그녀는 통증이 손목 심부에 있고 요골 측면에서 악화된다고 하였다. 직장에서 오른손을 사용할 때 통증이 심해졌다. 그녀는 가끔 이부프로펜(ibuprofen)을 복용하는데, 이것은 일시적으로 도움이 되었다. 오른손과 손가락에 간헐적으로 따끔거림이 있지만, 그녀는 감각 이상 부위를 명확히 구분하지 못했다. 그녀는 심각한 목, 어깨, 팔꿈치 통증은 호소하지 않았다.

[문진]

과거력: 5년간 고지혈증의 병력. 1년 전에 폐경.
사회력: 사무국장으로 일하며 가족과 함께 12개의 계단이 있는 집에서 거주. 23살 아들과 21살 딸이 있음.
수술력: 없음
알레르기: 없음
복용약물: 매일 로바스타틴(Lovastatin) 40 mg과 필요 시 이부프로펜(ibuprofen) 400 mg

[생체징후 및 신체계측]

혈압 128/76 mmHg, 호흡수 16회/분, 맥박 62회/분, 체온 36.1℃, 신장 165.1 cm,
체중 72.6 kg, 체질량지수(BMI) 26.6 kg/m^2
전신상태: 외모 단정, 영양상태 좋음, 급성 통증 상태에 있지 않음.
의식 명료하고 사람, 장소, 시간에 대한 지남력은 있음.
사지: 부종 없음. 피부 발진/홍반 혹은 수술 반흔 없음. 상하지 외관상 변형 없음.
두부, 양이, 양안, 비 및 구 검사: 안구운동 정상, 안면 대칭 정상, 안검하수 없음, 혀는 정중앙에 있음.

[신경근골격계 검사]

시진: 엄지두덩이 애매하게 편평해진 것 이외에 심한 근위축은 없음.
제1 수근중수골 관절에서 어깨징후(shoulder sign), 제1 중수골 배요측 아탈골을 시사하는 소견
관절가동범위: 목, 어깨, 팔꿈치는 정상임.
손목이 움직이는 범위는 정상이나 신전 및 요골편위 끝에서 약간의 불편함이 있음.
운동 검사: 우측 엄지 외전할 때 통증과 근력 5- , 다른 모든 근육들은 5/5 근력.
심부건반사: 양측 이두근반사, 상완요골근반사, 삼두근반사 2+. 양측 호프만 검사 음성.
감각 검사: 양측 상지의 모든 피부분절에서 가벼운 촉진 및 통증감각 검사에 정상.
근긴장: 정상
보행: 정상
손과 손목의 유발시험
Finkelstein 검사: 음성
제1 수근중수골 관절 연마 검사(grind test): 관절에 통증
Watson 검사(주상골 이동 검사): 음성
수근중간관절 불안정성을 위한 Lichtman 검사: 음성
월상-삼각골 부구감 검사(Lunate-triquetral ballottement test, Reagan 검사): 음성
원위부 요척골 관절 불안정성을 위한 Piano key 징후: 음성
척골 삼각골 충돌 검사(Ulnar triquetral impaction test): 음성

[검사실 검사]

백혈구(WBC) 6800 cell/mL, 헤모글로빈(Hb) 12.0 g/dL

일반적인 고찰: 손목 및 손 통증의 전반적 접근

초기 접근 방식은 근골격계 통증을 신경병성 통증과 구별하는 데 초점을 맞춰야 한다. 일반적으로 따끔거림, 작열감, 전격통증, 저림감과 같은 증상은 그 기원이 신경병성 통증임을 나타낸다. 이와는 대조적으로, 통증이 심부에 있거나 쑤시는 증상을 호소하는 경우 근골격계 통증을 더 나타낸다. 그러나 만성 근골격계 질환은 복합적인 특징을 가질 수 있다. 근골격계 질환은 통증 부위와 최대 압통점에 따라 추가로 분류될 수 있다(표 5.1). 신경병성 통증의 병인은 증상의 분포 패턴에 의해 더 분류될 수 있다. 미만성인 경우 말초다발성신경병증을, 한 신경이 지배하는 부위에 국한되어서 증상이 있는 경우는 단일신경병증(포착신경병증)을, 팔에 부분적으로 증상이 있는 경우, 경추신경근병증이나 상완 신경총병증을 생각할 수 있다. 흔하지는 않지만 근위부 근골격계 질환에서 연관된 통증이 신경병증성 통증을 모방할 수 있다.

손목과 손의 만성통증이 점진적으로 시작된다면 통증의 기저 메커니즘으로서 퇴행성 또는 반복적인 과사용으로 인한 부상을 시사한다. 이와는 대조적으로, 외상, 혈관 또는 급성 염증 질환들은 즉시 또는 빠른 시작과 함께 갑작스럽게 발생한다. 심각한 생명을 위협하는 심각한 질환은 손목과 손에서 덜 흔하지만, 외상/관통의 병력과 외부 압박의 증가 등 위험신호를 인식하는 것이 중요하며, 빠른 검사와 치료가 필요하다.[1]

손과 손목의 집중적인 진찰은 시진부터 시작한다. 피부 병변(홍반 또는 발진)이 있으면 염증성/류마티스성, 혈관성 혹은 감염성 병인을 나타내는 중요한 정보를 제공한다. 손과 손목의 외관상 변형은 기저질환으로 만성 파괴성 질환 또는 주동근/길항근 불균형이 있음을 암시한다. 류마티스 관절염의 일반적인 변형으로는 손가락과 손목의 척골 편향, 관절 부종(근위부 지간 관절의 부샤르 결절[Bouchard node] 및 원위부 지간 관절의 헤버르덴 결절[Heberden node]), 손가락 변형(Boutonniere 변형 혹은 백조목 변형) 등이 있다.

와르텐베르그(Wartenberg) 징후(새끼 손가락 외전), 척골 갈퀴손 또는 베네딕션(Benedition) 징후는 척골 신경병증 환자에서 쉽게 관찰된다. 또한 팔꿈치, 어깨 및 목과 같은 상지의 근위부 부위를 평가하는 것이 중요하다.

만성적인 근골격계 통증 질환에서 경미한 불용 위축이 발생할 수 있지만, 무지구, 소지구 또는 내재근육의 현저한 위축은 신경학적 병인을 먼저 생각해야 하며, 상위운동신경원병변보다는 하위운동신경원병변에서 더 잘 나타난다. 위축증의 패턴은 임상의가 감별 진단을 개발하고 좁히는 데 도움이 될 수 있다.

손과 손목의 경도의 부기는 손과 손목 근육의 경도의 위축처럼 쉽게 놓칠 수 있다. 손의 여러 구조물(관절, 힘줄/건초활막 또는 피하조직/혈관)에 부기가 있을 수 있다.

손목, 손 및 손가락의 수동 및 능동 관절운동범위를 검사해야 한다. 엄지손가락의 관절운동범위는 굴곡/신전, 외전/내전, 맞섬/복원 등 복잡하다(그림 5.1). 굴곡/신전은 손바닥면에 평행하게 발생하며, 외전/내전은 손바닥면에 수직으로 나타나며, 맞섬은 굴곡과 외전의 복합적 움직임이다.

체계적인 촉진은 국소적인 통증 생성원에 대한 중요한 단서를 제공하며, 몇몇 뼈를 기준점으로 삼으면 기억하기에 유용하다. 원위손목주름 수준에서는 주상골의 원위부와 두상골이 쉽게 만져진

표 5.1 ■ 병변의 위치에 따른 감별진단

부위	구조물	병변
요골 등쪽	뼈	제1 수근중수골 골관절염(손의 골관절염의 가장 흔한 위치) 제1 중수수지, 손목(요골-주상골), 수근골(주상골-대능형골) 골관절염 주상골 골절 또는 불유합
	힘줄	드퀘르뱅병(de Quervain tenosynovitis) 교차증후군(intersection syndrome, 요골경상돌기로부터 근위부 4-8cm) Extensor digitorum brevis manus 증후군(더부근육)
	신경	천요골신경병증
등쪽 중간	뼈, 관절 구조	결절종(주상월상골 관절에서 가장 흔함) 주상월상 인대 염좌, 분리 및 불안정 수근골 돌기
	힘줄	장수무지신근, 시지신근, 수지신근의 힘줄병변, 힘줄윤활막염, 파열 원위부 교차증후군(Lister 결절 하방에서 제2 등측 신근구획과 제3 등측 신근구획 사이)
척골 등쪽	뼈	요척골 관절과 수근중수골 관절(삼각골, 유구골, 제4 및 제5 중수골)의 관절병 척골 삼각골 충돌증후군 삼각섬유연골 복합체(TFCC) 병변
	힘줄	척측수근신근의 힘줄병변, 힘줄윤활막염, 아탈구/탈구, 파열
요골 손바닥쪽	뼈	제1 수근중수골 관절의 골관절염. 손목관절과 중수수지관절의 관절병변 중수골 낭종/골절
	힘줄	드퀘르뱅병 요측수근굴근 힘줄병증 굴근 힘줄에서 기시하는 낭종 린버그 콤스톡(Linburg-Comstock) 증후군 (장수무지굴근으로부터 제2 수지 심수지굴근으로 연결된 이상힘줄가닥) A1 활차에서 방아쇠 수지(협착윤활막염)
손바닥쪽 중간	뼈	요척골 관절, 수근관 관절, 제2-제4 중수수지 관절을 포함하는 관절병증
	수근관	수근관증후군
	힘줄	방아쇠 수지 Linburg-Comstock 증후군
척골 손바닥쪽	뼈	요척골 관절병증/불안정성, 삼각섬유연골 복합체(TFCC) 병변 두상삼각 관절염, 척골삼각 충돌증후군, 제4, 5 중수수지 관절병증, 갈고리뼈 골절, 중수골 골절
	힘줄	척측수근굴근 힘줄병증, 방아쇠 수지
	신경	척골신경병증

참고문헌[23,24,25,26]

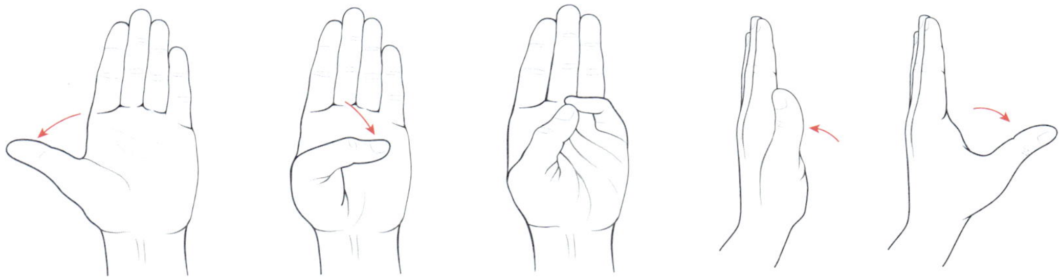

그림 5.1 제 1 수지의 움직임. (From T. Klonisch, S. Hombach-Klonisch, J. Peeler, Sobotta Clinical Atlas of Human Anatomy, 1 volume, Elsevier, Munich, Germany, 2019.)

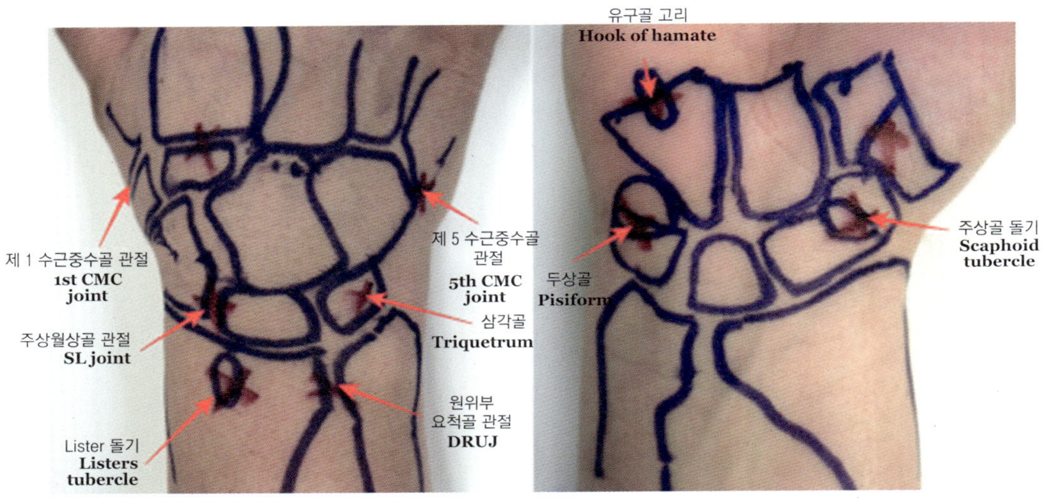

그림 5.2 손목의 표면해부학. 등쪽(좌)과 손바닥쪽(우) 손목 표면해부학. CMC, Carpometa-carpal; DRUJ, distal radioulnar joint; SL, scapholunate. (From A.W. Newton, D.H. Hawkes, V. Bhalaik. Clinical examination of the wrist. Orthop. Trauma. 31 (4) (2017) 237-247.)

다. 주상골은 요골쪽에 위치하며, 두상골은 척골쪽에 위치한다(그림 5.2). 제1 중수골의 근위부 경계에서 대능형-제1 중수골 관절(흔히 어깨징후의 능선에 해당)이 만져질 수 있다. 엄지손가락 끝의 회전은 대능형-제1 중수골 관절을 식별하는 데 유용할 수 있다(제1 중수골에서 더 많은 회전 vs 대능형골에서 적은 움직임). 원위부 손목주름 부위는 손목터널의 근위부 입구와 겹친다. 손목압박테스트와 틴넬징후에서 압박되는 부위는 원위 손목주름과 가까운 원위부가 되어야 한다.

근력 약화의 패턴과 정도는 감별 진단에 유용하다. 근골격계 통증으로 인한 근력약화는 대개 장시간 사용하지 않아 발생하는 것으로 경미하며, 말초신경이나 근육분절 패턴을 따르기보다는 통증이 있는 부위 근처에 위치한다. 무지구 근육을 제외하고, 대부분의 손의 내재근은 척골신경에 의해 지배된다. 척골신경 병변은 특히 후크나 원통형 그립과 같은 파워 그립에 내재된 근육 약화가 있을 경우 의심될 수 있다.

감각검사에서 말초신경 병변과 신경근 병변의 차이를 이해하는 것이 감별 진단에 유용할 수 있다. 제4 수지에서 요골측과 척골측을 지배하는 말초신경이 다른 것은 말초신경 병변(정중신경 혹은 척골신경 병변)과 제8 경추신경근병증을 감별할 때 유용한 정보이다. 그러나 감각신경 분포의 정상적인 변이는 인식하고 있어야 한다.

침통각이나 온도감각 검사보다는 가벼운 접촉, 진동, 2점 감별검사가 포착신경병증에서 더 많은 정보를 제공할 수 있으며 일반적으로 대신경섬유의 병변을 평가할 수 있다. 보행의 불안정성이나 장애, 호프만 사인, 족저굵음반사(바빈스키 징후) 등 상위운동신경원병변의 양측성 증상들이 유용할 수 있다.

손목과 손 통증의 흔한 감별진단

1. **포착 신경병증**(entrapment neuropathy) — 수근관 증후군은 가장 흔한 포착신경병증으로, 약 3%의 유병률이 있다. 수근관 원위부의 정중신경의 분포에 양성 감각증상(저림, 감각이상, 핀/바늘감각, 통증) 또는 음성 감각증상(무감각)이 나타난다. 무지구의 감각은 수장피부분지가 수근관으로 상부로 지나가기 때문에 보존된다. 증상은 일반적으로 제1 수지부터 제4 수지 요골측에 위치하며, 제4 수지의 척골측의 감각은 보존된다. 손가락 신경 분포의 해부학적 변화가 존재하기 때문에 증상의 발현은 다양할 수 있다.

   전형적으로, 증상은 점진적 혹은 서서히 발생한다. 그러나 경미한 부상이나 외상이 추가적으로 있을 경우 일부 환자는 비교적 갑작스럽게 발병할 수 있다. 밤에 증상이 더 심해져 자다가 깰 수 있다. 손저림이 발생할 때 손을 흔들면 증상이 호전되며, 이를 플리커징후(Flicker sign)라고 한다.

   손목의 척골신경병증은(기온관) 팔꿈치에서 발생하는 척골신경병증만큼 흔하지 않다. 손목의 척골 신경병증은 기온관내 병변의 위치에 따라 감각 또는 운동결손을 나타낸다. 감각 증상은 없는 경우가 있어서, 수부 내재근의 현저한 위축이 일어날 때까지 병원을 찾는 것이 지연될 수 있다.

2. **힘줄병변 또는 힘줄윤활막염** — 힘줄과 힘줄윤활막 질환에서 오는 통증은 손과 손목에서 흔하며, 일반적으로 반복적으로 많이 사용해서 발생하는 손상과 관련이 있다. 운동(저항성 근육수축) 또는 스트레칭으로 인해 발생하는 국소적이고 재현 가능한 통증은 힘줄병변 또는 힘줄윤활막염의 특징적인 소견이다. 힘줄 혹은 힘줄윤활막의 국소 부종이 나타날 수 있다. 손목에서 가장 흔한 힘줄병변은 드퀘르뱅병이며, 제1 배측 신근구획(장무지외전근과 단무지신근)의 힘줄/힘줄윤활막이다. 손목의 요골측, 요골 경상 돌기 부근에 통증이 있다. 척측수근신근과 척측수근굴근의 힘줄/힘줄윤활막은 각각 손목의 요골 등쪽과 척골 손바닥쪽에 증상이 나타날 수 있다.

3. **좌상, 염좌, 파열** — 근육/힘줄(좌상) 또는 인대(염좌)의 손상 후 국소적인 손목과 손의 통증은 흔하다. 손상된 해부학적 구조물에 압통이 나타나며 손상 정도에 따라 반상출혈 또는 부종이

있거나 없을 수 있다. 전형적으로, 신경학적 증상은 없다. 인대 염좌에는 제1 중수지절간관절의 척골측부인대가 손상된 사냥터지기 무지(gamekeeper's thumb)가 있고, 근위부 지간관절의 측부인대가 손상된 끼인 수지(jammed finger)가 있다. 주상월상인대, 월상삼각인대와 같은 손목 뼈의 인대 염좌는 종종 제대로 인식되지 않고 있다가 나중에 만성 통증과 불안정으로 발전한다.

4. 골관절염 — 상지에서 골관절염의 가장 흔한 위치는 손이며, 특히 제1 수근중수관절(대능형-제1 중수골 관절)이다. 골관절염은 단순방사선 사진에서 중년 또는 노인(최대 36%)에서 흔하게 관찰되며, 남성보다 여성에게 더 흔하다.[2] 증상은 모호하고 수근관 증후군이나 드퀘르뱅병과 같이 유사하게 나타나는 다른 질환과 혼동될 수 있다. 골관절염으로 인한 통증은 일반적으로 질병의 초기 단계에 간헐적으로 나타나나, 진행되면 지속적으로 증상이 나타난다. 수지관절의 축방향으로 하중이 필요한 기능적 활동, 특히 손가락 쥐는 동작이 작은 경우 통증이 악화된다. 제1 중수골 뼈의 요골 등쪽 아탈구(어깨징후)와 함께 관절의 경도의 부종이 나타날 수 있다. 관절의 뻣뻣함은 류마티스 관절염만큼 지속되지는 않지만 통증을 동반한다. 축 방향으로 하중을 주는 관절운동(수근중수관절 연마검사, grind test)은 통증을 재현한다.

5. 류마티스 관절염 — 성인의 약 1 %에서 발생한다. 이 질환은 여성에서 2~3배 더 흔하며 35~60세 사이에 가장 많이 발병한다.[3] 류마티스 관절염은 흔히 여러 개의 작은 관절, 특히 양손의 중수지절간관절과 근위부 지골간관절이 침범된다.[4] 통증의 발병은 점진적이며, 일반적으로 몇 주에서 몇 달에 걸쳐 일어난다. 1 시간 이상 지속되는 장기간의 뻣뻣함이 일반적이다. 관절부종(활막염) 및 힘줄윤활막의 부종(힘줄윤활막염)은 한 곳이나 여러 곳 또는 부분적으로 부종을 유발한다. 초기 단계에서는 초음파검사나 자기공명영상과 같은 영상의학적 검사 없이는 부종을 찾아내기 어려울 수 있다. 처음에는 활동을 하면서 증상이 개선될 수 있다. 수근관 증후군은 증식된 윤활막이나 두꺼워진 경수근관인대로 인하여 발생할 수 있기 때문에 감각 증상을 가질 수도 있다. 류마티스 관절염에서 힘줄/힘줄윤활막의 장기간 염증으로 인해 힘줄의 찢어짐 또는 파열은 드문 일이 아니며 신경학적 장애로 인한 국소 운동 결손으로 오인될 수 있다.

6. 연골석회증(chondrocalcinosis)[26,27] — 손목은 슬관절 다음으로 이수화칼슘피로인산 침착(calcium pyrophosphate dihyrate, CPPD)이 발생하는 두 번째로 흔한 위치이다.
가성통풍(pseudogout)은 손목에서 가장 흔한 형태의 결정침착질환으로, 종종 손목과 손에 모두 관여한다. 발병은 40~50세 사이에 시작되며 일반적으로 노인에게 영향을 미치며 남성보다 여성에서 더 흔하다. 통풍 및 수산화인회석결정침착질환(hydroxyapatite crystal deposition disease)과 같은 다른 결정침착질환은 손목에서 드물다. CPPD의 가장 흔한 위치는 삼각섬유연골복합체이며 주상골-대능형골-소능형골 관절이 뒤따른다. 그것은 골관절염, 류마티스 관절염 및 부갑상선 기능항진증과 같은 다른 관절병증과 관련이 있다.
전형적인 증상은 부종과 함께 급성 통증이 있지만 일부는 증상이 없다. 경미한 외상이 증상을 유발할 수 있다. 환자의 2/3에서 양측으로 나타난다.[6]

7. **건선성 관절병증**(psoriatic arthropathy) — 손가락의 통증, 변형, 발적 및 부종(수지염, dyactylitis)을 나타내는 잘 알려져 있지 않은 염증성 관절병증이다. 손가락의 변형은 수지염 및 단절성 관절염(뚜렷한 골 재흡수 또는 망원경 손가락[telescoping digits]을 동반한 골용해)을 포함하여 흔하지 않다. 건선성 관절병증은 종종 요통 및 부착부위의 아킬레스 힘줄병증 혹은 족저근막염과 같은 부착부병증(enthesopathy)을 동반한 척추관절병증을 동반한다.

8. **점액낭염** — 손목과 손에서 흔하지 않은 외막(후천성) 점액낭의 염증은 국소부종의 유무에 따른 통증의 감별 진단에 포함되어야 한다. 제1 등쪽 신근구획(장무지외전근 및 단무지신근)과 제2 등쪽 신근구획(장요측수근신근 및 단요측수근신근) 사이의 교차증후군(intersection syndrome)은 요골 경상돌기에서 근위부로 약 7~10 cm에 위치해 있다. 덜 잘 알려진 것은 손등의 리스터 결절 원위부에서 제2 등쪽 신근구획과 제3 등쪽 신근구획(장수무지신근) 사이에서 일어나는 원위부 교차증후군이다. 두 가지 상태 모두 반복적인 손목 움직임, 특히 망치질, 조정, 및 라켓 스포츠로 인해 악화된다.

9. **변위되지 않은 골절 및 골괴사** — 심한 통증, 부종 및 변형으로 쉽게 식별할 수 있다. 이러한 골절은 관절의 변위와 침범 정도에 따라 급하게 관리된다. 변위되지 않은 골절 또는 스트레스 골절은 단순방사선 사진에서 초기에 위음성으로 나오고 심각한 외상의 병력이 없어 놓칠 수 있다. 골다공증 및 미네랄 뼈 질환과 같은 고위험 요인이 있는 환자의 경우, 경미한 외상이나 반복적인 과용으로 인해 골절이 발생할 수 있다. 검사는 일반적으로 골절 부위에서 신중하고 미묘한 압통을 나타낸다. 위험 요인이 있는 환자에서는 높은 수준의 의심이 필요하다. 반복적인 압박 충격과 비틀림 힘이 가해지는 젊은 운동 선수의 경우, 체조선수 손목(gymnast wrist)으로 알려진 골단 손상도 의심되어야 한다.[7] 누락되거나 치유되지 않은 골절은 흔히 주상골과 월상골의 골괴사를 유발할 수 있다. 또한 무혈관괴사는 손목뼈(월상골을 침범하는 킨뵉병[Kienbock disease])에서도 발생할 수 있으며 통증, 부기, 손목 관절운동 범위의 감소 등이 서서히 함께 발생한다.[8]

10. **양성 및 악성 종양** — 손과 손목에 드물게 발생하며 뼈 종양[9] 또는 전이의 6%를 차지한다; 그러나 암이나 위험신호의 병력이 있는 환자의 감별 진단에는 종양이 포함되어야 한다. 손에 있는 대부분의 종양은 양성이며 힘줄집의 거대세포종양(giant cell tumor)이 가장 흔하다.

    거대세포종양은 일반적으로 원위부 요골, 중지골, 요골측 세 손가락에 호발한다.[10] 일부 사례는 무증상이지만 통증이 있는 경우 보통 점진적으로 악화되며 결국 지속된다. 통증은 종종 밤이나 휴식 시간에 더 심하다. 체중 감소와 같은 전신 증상은 흔하지 않다.

11. **골수염 또는 화농성 관절염** — 악성종양과 유사하게 외상, 개방/천자/물린 상처, 후천성 면역결핍 증후군(AIDS)의 병력, 정맥내 약물 남용 및 잘 조절되지 않은 당뇨병과 같은 위험신호는 감염에 대한 의심을 증가시킨다.[11] 지속적으로 상처 또는 봉와직염이 있으면, 골수염 또는 화농성 관절염을 강력하게 고려해야 한다. 종종 전신 증상 없이 지속적인 통증이 있다. 발적, 온기(피부온도 상승) 또는 미세한 부종과 함께 감염이 나타날 수 있다. CRP와 ESR은 증가되지만, 백혈구 수는 정상일 수 있다.

12. **경추와 팔꿈치로부터의 연관통** — 일반적으로 손/손목 통증과 함께 목 및 팔꿈치 통증이 나타난다. 환자는 목에서 손까지 방사되는 통증을 호소한다. 경추 신경근병증(C6-C8)은 목 통증이 전완과 손가락 원위부까지 방사된다. 가장 흔한 레벨인 제7 경추 신경근병증은 목 통증이 손과 손가락, 특히 세 번째 손가락으로 방사된다. 제6 경추 신경근병증은 엄지와 검지, 그리고 제8 경추신경근병증은 약지와 새끼 손가락으로 방사된다. 스펄링 검사는 손까지 방사되는 통증을 재현하는 경우 구체적일 수 있다(민감도 30~60% 및 특이도 92~100%).[12,13]
팔꿈치는 잘 인식되지 않는 통증의 발생원이다. 후골간신경 포획증후군은 많은 경우 팔꿈치 통증 없이 전형적인 감각 증상이 없는 심부 손목 통증을 유발할 수 있다.
13. **기타 신경병증성 통증** — 손뿐만 아니라 어깨(어깨-손 증후군)에도 통증이 있는 복합부위통증증후군(complex regional pain syndrome, CRPS). 복합부위통증증후군은 신경 손상 후 발생하거나(제2 형) 또는 경미한 손상 후 특정 신경 손상 없이(제1 형) 발생할 수 있다. 주어진 자극에 불균형이면서 단일 신경 또는 신경근의 분포를 넘어서는 자발적인 통증, 통각과민/이질통이 있다. 비후성 손발톱, 모발 성장장애, 위축성 피부, 부종, 발한 운동 이상(건조, 온기, 홍반성 사지, 감기 또는 다한증)과 같은 영양 변화를 검사에서 확인할 수 있다. 조기 인식과 적극적인 관리가 중요하다. 표재성 요골 신경병증으로 인한 와튼버그 증후군(Wartenberg syndrome)과 같은 피부 신경병증은 손목과 손의 요골 쪽에 통증, 따끔거림, 핀/바늘감각을 나타낸다. 통증과 감각 증상은 팔꿈치 근위부로 퍼질 수 있다. 병변을 주의 깊게 촉진할 때 증상이 유발되거나 재현되는 발레현상(Valleix phenomenon)은 유용한 신체진찰 기술이다.

증례 고찰

근위부 상지 또는 목에 통증이 없으면 연관통 혹은 방사통의 가능성이 낮아진다. 국소적인 손목과 손의 통증은 신경병증, 근골격 병변 혹은 두가지 문제의 복합으로 나눌 수 있다.

이 경우 양성 감각 증상(저림, 이상감각)의 존재는 신경병증성 통증 발생원을 시사한다. 손과 손목에 증상이 국한되는 것은 경부 신경근병증, 상완 신경총병증, 복합부위통증증후군 등 보다는 국소 포착신경병증의 가능성을 높인다.

감각 증상 및 징후의 위치는 대부분의 경우 말초신경의 포착증후군을 감별하는데 매우 유용하다. 예를 들어, 손바닥-요골 측면의 증상은 수근관 증후군을 시사하고, 척골 측면 증상은 척골 신경병증을 시사하고, 등쪽-요골 부위의 증상은 천요골감각신경병증을 시사한다. 증례의 경우처럼 환자들은 종종 감각 증상의 정확한 위치를 설명하는 데 어려움을 겪는다. 또한, 양성 감각증상을 가진 근골격계 유사질환이 있다. 공존하는 근골격계 질환과 국소 포착증후군이 공존하는 것은 드문 일이 아니다.

손목의 요골 측면에서 근골격계 통증 발생원은 요수근 관절, 주상대능형 관절, 대능형중수 관절, 주상골-대능형골-소능형골 관절, 주상월상 관절, 인대, 제1 배측 신근구획(장무지외전근과 단무지신근) 및 장무지신전근과 관련된 질환을 포함한다.

관련 구조물들의 체계적인 촉진은 국소 질환을 파악하는데 유용하다. 유발검사는 다른 구조물들에 적용될 수 있다. 제1 수근중수관절의 그라인드 검사(축 방향 하중 동안 첫 번째 중수골의 회전)는 수근중수관절에서 통증을 재현할 수 있다. 손목의 척골 편위 스트레칭은 드퀘르뱅병의 증상을 악화시킬 수 있다. 관절운동 없이 근육의 저항 수축은 통증의 원인이 관절의 구조물들인지 힘줄/힘줄윤활막인지 감별하는데 도움이 될 수 있다.

손목의 요척골 편위 중에 주상골의 원위부(등쪽으로 압력)를 누른 상태에서 주상골을 이동시키면(주상골 이동 검사) 주상월상 불안정성에 의해 발생하는 증상을 재현할 수 있다.

손목을 척골 편위 상태에서 회내로부터 회외 동작을 할 때 재현된 통증은 척골과 삼각골 사이의 공간을 손목의 회외 동작이 감소시키기 때문에 척골 삼각골 충돌 증후군에 특징적으로 나타난다.

감별 촉진도 유용할 수 있다. 원위부 손목 주름 수준에서 원위부 주상 결절의 압통은 주상골 질환을 암시할 수 있다. 주상소능형 관절은 주상골의 원위부 극에서 바로 원위부로 떨어져 있다(그림 5.2 참조). 대능형-제1 중수 관절은 제1 중수골의 근위부 끝에서 쉽게 촉지되는데, 이는 더 요골쪽으로 위치하고 어깨와 비슷한 모양을 갖기 때문이다.

두상골은 주상골의 원위부 극과 반대되는 원위부 손목 주름의 척골쪽에 있다. 두상골의 압통은 척측수근굴근의 골부착부병증 또는 두상삼각 관절병증을 나타낼 수 있다. 두상골의 그라인딩(압박을 통한 움직임)은 두상골의 통증을 재현할 수 있고, 저항을 주면서 손목을 굴곡시키고 척측 편위를 시킬 때 통증이 악화되는 경우는 척측수근굴근의 힘줄병증을 시사한다. 척골 경상돌기 바로 원위부의 오목한 부분의 촉진은 삼각섬유연골 복합체 병변을 감별하는데 유용할 수 있다.

감각 이상은 감각 신경 경로의 침범을 나타내지만, 종종 신경 섬유의 크기 측면에서 구체적이지 않다. 핀/바늘 감각, 작열감은 작은 섬유의 침범을 암시할 수 있는 반면 고유 감각 및 가벼운 접촉의 손실은 큰 섬유 침범을 나타낸다.

전기진단검사는 무증상/경증 운동 결핍 또는 큰 감각 섬유의 증상을 평가하는 데 특히 유용할 수 있다. 병변의 위치지정 외에도 전기진단검사는 병변을 축삭, 탈수초 또는 혼합 병변으로 구분할 수 있으며, 이는 치료를 안내하고 중증도와 예후를 제공할 수 있다. 이 경우 감각 이상을 평가하기 위한 전기진단검사가 유용할 수 있다.

이 경우, 위험신호가 없으면 완전히 배제할 수는 없지만 근본적인 원인으로 감염 또는 악성 종양의 가능성은 낮아진다. 우려 사항이 있는 경우 이러한 가능성을 평가하기 위해 영상 촬영(최소한의 단순방사선사진)과 검사실 검사(ESR과 CRP)를 수행해야 한다.

객관적인 데이터

일반 혈액 검사 — 정상
일반 대사 패널 — 정상
손목과 손의 단순방사선사진 — 삼각섬유연골 복합체에 석회화. 무지의 수근중수관절의 관절 공간 감소. 골절이나 탈골 없음. 경화성 혹은 용해성 병변 없음.
신경전도검사 및 침근전도검사는 음성임
ESR 및 CRP — 정상
추가적인 혈청학적 검사(류마티스 인자, 항 CCP 항체, 항핵항체) — 정상

증례 고찰

일반적인 근골격 상태의 초기 관리에는 검사실 검사 및 영상 검사가 필요하지 않은 경우가 많다. 그러나 위험신호가 있거나 초기 보존적 치료에 대한 반응이 만족스럽지 않은 경우 영상 검사가 유용할 수 있다. 특히 골절의 위험 요인이 있는 사람에게 사전 외상이 발생한 경우 영상 검사가 필요하다. 심각한 외상, 보존적 치료에도 불구하고 만성 통증이 있거나 진행성 증상이 있는 경우 영상 촬영이 필요하다. 임상적 진단을 기반으로 각 검사에 대한 특정 징후가 있는 경우 혈액 검사 및 영상 촬영이 매우 유용하다.

이 경우 검사실과 영상 자료는 감별 진단을 더욱 좁히는 데 도움이 된다. 자기공명영상과 같은 고급 영상은 골수내 병리, 만성 골괴사 및 연조직 질환을 평가하기 위해 부상 또는 이전 외상 이후의 지속적인 통증에도 불구하고 초기 단순방사선사진에서 질환이 보이지 않는 경우 필요하다. 자기공명영상은 만성 손목과 손 통증에 대한 아주 민감한 최적의 영상 기법이다. 그러나 결과가 항상 임상 양상과 관련이 있는 것은 아니기 때문에 환자의 증상과 징후에 따라 비정상적인 영상 소견을 해석하는 것이 중요하다. 기타 제한 사항에는 높은 비용, 접근의 제한, 동적 평가 불가능이 포함된다. 관절내 질환의 평가에는 종종 더 높은 민감도를 가진 자기공명영상 관절 조영술이 필요하다. 컴퓨터단층촬영은 부분적으로 연조직을 평가할 수 있는 능력에 제한이 있어서 덜 일반적으로 사용된다. 컴퓨터단층촬영은 골절 평가 및 수술 전 계획에 유용할 수 있다.

외래진료 환경에서 근골격 초음파의 이용 가능성이 증가함에 따라, 손과 손목 질환에 대한 초음파의 유용성은 주사유도 도구를 넘어 확장되었다. 초음파는 힘줄/힘줄활액, 표면적 관절/활액, 인대 및 말초신경과 같은 연조직 질환을 평가하는 데 특히 유용할 수 있다.

이 환자에서 척골측 손목 통증이 없기 때문에 삼각섬유연골 복합체의 석회화가 통증을 유발할 가능성은 적다. 삼각섬유연골 복합체의 석회화는 퇴행성 과정이나 연골석회증에서 발생할 수 있다.

이 환자의 단순방사선사진은 손과 손목 골관절염의 가장 흔한 위치인 대능형-제1 중수 관절과 관련된 퇴행성 변화를 시사하는 전형적인 소견을 보여주었다. 단순방사선사진에서 위험신호(red frags)나 용해성 또는 형성성 병변이 없으면, 골종양 또는 전이성 질환의 발생 가능성은 낮지만, 경증 또는 초기 질환이나 병변을 놓칠 수 있다. 위험신호가 없고 ESR 및 CRP 수치가 정상이면 감염을 원인에서 배제할 수 있다.

신경전도검사와 침근전도검사는 손목 국소 포착신경병증의 진단에 민감하고 특이적인 검사이다. 따라서 이 검사에서 음성으로 나오면 저림과 감각 이상의 근본적인 병인으로서 국소 포착신경병증을 제외할 수 있다. 신경전도검사는 소신경섬유 병변을 평가하는데 제한이 있으며, 침근전도 검사는 신경근의 운동신경 축삭이 침범되지 않으면 경미한 경추 신경근병증을 평가하는데 제한적이다.

본 증례의 환자는 특정 신경근 분포에서 목 통증, 방사성 팔 통증, 운동 또는 감각 결손이 없었기 때문에 임상적으로 경추 신경근병증의 가능성은 낮았다.

수근중수관절에서 제안된 질환 및 병리생체역학의 검토

대능형-제1 중수 관절(제1 수근중수 관절)은 관절의 안정성이 적은 안장 관절(saddle joint)로, 여러 인대에 의해 안정화되면서 자유롭게 움직이게 한다. 안장 관절 구조는 세 가지 동작을 허용한다: 외전-내전(손바닥 평면에 수직), 굴곡/신전(손바닥 평면에 평행), 맞섬(굴곡 및 외전)-복원. 인대 안정장치 중에서 경사인대(oblique ligament)와 후외방 인대가 가장 중요한 안정장치로서 주로 후외방 아탈구를 억제한다(그림 5.3).

맞섬은 제1 수근중수 관절에서 증가된 접촉력으로 축 회전을 필요로 한다. 굴곡-내전은 또한 관절의 압박력을 증가시키는데, 특히 관절면에서 그렇다.

엄지와 검지의 측면 집기는 관절 압박력을 12배 증가시킨다. 반복적인 엄지 집기는 증상이 있는 관절 질환 발병 위험을 증가시킬 수 있다. 반복적으로 하중을 받는 관절의 과도한 이완은 활막염으로 염증을 유발할 수 있으며 전단력은 마모 패턴 및 관절 협착에 기여한다. 제1 중수골의 골극 및 배요측 아탈구가 발생할 수 있다. 무지내전근의 맞서지 않는 작용으로 중수골 기저부의 이러한 아탈구는 그립 강도의 점진적인 결손을 초래한다(예: 병 주위에 손을 펴는 동안).

수근중수 관절염 환자의 43%는 수근관 증후군이 공존한다. 정확한 기전은 알려져 있지 않지만, 이전 연구에서는 수근중수 관절염과 관련된 활막염이 굴근 힘줄활막으로 확장될 수 있다고 제안하였다.[14] 경수근 인대가 대능형골 능선에 부착되기 때문에 대능형골 주위 해부학의 변화는 수근 터널내 압력에 영향을 미친다.[15]

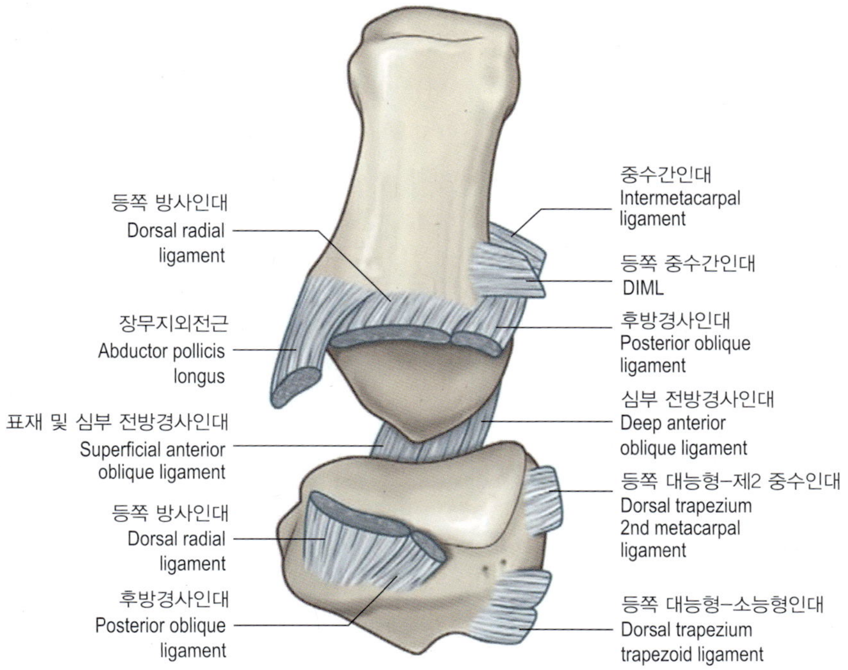

그림 5.3 큰마름중수골 관절. 정적 및 안정화 구조물이 부착된 안장관절: 표재 및 심부 전방경사인대, 절단된 등쪽 방사인대, 후방경사인대 및 장무지외전근. (From P.M. Fox, B.T. Carlsen, S.L. Moran. Osteoarthritis in the hand and wrist, In: Plastic Surgery: Hand and Upper Extremity, vol 6, 4e, Elsevier, London, 2018, 440–477.)

대능형-제1 중수골관절 관절병증 골관절염의 임상적 징후 및 증상

환자는 요골측 손과 엄지에서 통증이 서서히 발생한다. 손으로 쓰고, 잡고, 손잡이를 잡고, 가위를 사용하면 통증이 가중된다. 기능적 제한은 환자의 직업과 취미에 따라 다르다.

통증은 간헐적인 둔한 통증에서 지속적인 날카로운 통증까지 다양하다. 진행된 단계에서는 통증이 관절에 국한되지 않을 수 있다. 통증에 이차적으로 엄지 손가락의 경미한 쇠약이 있을 수 있다.

단독 골관절염에서 신경학적 검사는 엄지 손가락의 경미한 약화, 특히 맞섬(외전 및 굴곡)의 약화 외에는 음성이다. 그러나 근력은 동반되는 말초 포착신경병증, 특히 수근관 증후군 또는 힘줄 파열의 영향을 받는다.

제4 수지의 분리된 감각이상(국소 정중신경 포획 신경병증에 있음)과 무지구(경수근 인대에 표면적으로 지나가는 수장 피부 신경에 의해 지배됨)의 감각이 보존되는 것에 특별한 주의가 필요하다.

심부건반사는 말초신경 병변이나 상위 운동신경 병변이 동반되지 않는 한 정상이다. 심부건반사의 소실은 특히 경부 신경근병증을 진단하는 데 유용하다. 호프만 징후는 경부 골수병증, 운동신경 질환 또는 다발성 경화증과 같은 수반되는 상위 운동신경 장애가 없는 경우 음성이다.

영상 검사

단순방사선사진은 류마티스 관절염 또는 결정 침착 질환과 같은 다른 관절병증에 비해 퇴행성 관절 질환을 식별하는 데 매우 유용하다(표 5.2). 엄지손가락의 단순방사선사진에는 전방-후방, 측면 및 경사 영상의 세 가지 영상이 포함된다. 대능형골-중수골 아탈구의 정도를 평가하기 위한 기저-관절 스트레스 영상 및 기저 관절 높이를 정량화하기 위한 측면집게동작 영상(집게동작에 의한 축 하중)과 같은 특정 해부학에 대한 다양한 영상이 있다.[16] 이러한 추가 영상은 일반적으로 수술 계획 또는 수술 후 후속 조치용으로 얻는다. 여러 이미지 기반 분류 시스템을 사용할 수 있다. Eaton과 Littler가 제안한 기준이 널리 사용되고 있으며, 1기에는 정상적인 관절 연골이 있고 4기에는 관절 공간이 넓어지고 주상대능형골관절 변성이 수반되는 제1 수근중수골관절 악화가 있다.[17]

초음파는 초기 평가 중에 사용할 수 있는 쉽게 접속할 수 있는 도구이다. 바쁜 클리닉에서는 진료현장에서 초음파를 사용하여 진단을 확인하고 감별 진단을 평가할 수 있다. 초음파는 특히 수근중수골관절과 인접 관절에서 연조직, 관절 삼출액, 골극 및 연골칼슘증을 평가하는 데 유용하다. 초음파는 또한 수근관 증후군과 같은 국소 신경 포착을 보여줄 수 있다.[18]

고찰

감별 진단의 두 가지 독특한 요소를 고려해야 한다. 류마티스 관절염과 같은 염증 상태와 골수염과 같은 감염 상태를 배제해야 한다. 편측 손과 손목을 넘어서는 전신적 특징, 발열, 오한, 암 병력과 같은 위험신호는 항상 더 조사되어야 한다.

표 5.2 ■ **손목과 손의 병리의 일반적인 X선 소견**

골관절염	관절강 협착, 골극, 연골하 경화증, 낭포성 변화
류마티스 관절염	관절 인접 골감소증, 변연부 미란, 관절강 협착, 아탈구 및 관절주위 연조직 부종
통풍	"구멍이 뚫린" 모양의 관절 인접 침식, 경화성 경계, 돌출된 가장자리 및 연조직 통풍결절
칼슘 결정 퇴적 질환	연조직에 칼슘 결정 침착(관절 연골 및 삼각 섬유연골 복합체) 골관절염에 일반적이지 않은 분포(예: 중수지절 관절)의 관절강 협착, 골극, 연골하 낭종
건선성 관절염	펜슬-인-컵 기형(원위 지골 기저부 확장과 함께 중간 지골의 머리 파괴), 선단 골연화증 및 전체 손가락 연조직 부기("소시지 손가락")
루푸스 관절병증	미란이 없는 관절 아탈구, 관절강 협착, 관절주위 골다공증
패혈성 관절병증	초기: 정상적인 엑스레이 영상, 또는 관절 주위 연조직 부종 및/또는 관절 삼출과 함께 관절강 확장 진행에 따라: 관절강 협착, 윤곽이 불명확한 미란, 관절낭 내 뼈가 파괴됨에 따라 변연부 미란
신경병성 관절	초기: 정상적인 x-선 영상 진행에 따라(매우 빠를 수 있음): 심각한 연골 손실, 병적 골절을 동반한 연골하골의 분절 → 관절 구조의 붕괴 및 관절 인접 피질골 소실

(From S.W. Lee, Musculoskeletal Injuries and Conditions: Assessment and Management. Demos Medical, New York, 2017.)

염증성 관절병증, 특히 류마티스 관절염은 조기에 전신 치료를 해야 하며 질병의 진행을 늦추는 것이 필요하다. 류마티스 관절염은 전신증상이 없거나, 혈청 검사 음성 (류마티스 인자, 항 CCP항체, 항핵항체 음성) 및 영상 검사가 음성일 때 배제될 수 있다.

방사선학적 진보의 정도는 예후 예측에 도움이 될 수 있다. 이 환자에서는 1차 치료로 보존적 치료가 강력히 요구된다. 제한된 연구가 있지만 대부분의 저자는 비수술적 치료가 첫 번째 수근중수골 관절염에서 효과적이라는 데 동의한다. 고품질의 보존적 치료가 실패할 경우 작업 치료, 부목, 약물 요법 및 외과적 의뢰로 구성된 복합적 접근 방식이 강력히 요구된다.

급성기

염증 단계에서는 단기간 항염증제가 도움이 될 수 있다. 패치 또는 크림(살리실레이트, 리도카인 또는 캡사이신)을 사용하여 통증을 줄일 수 있다. 야간이나 휴식시 엄지맥수대부목을 사용하면 증상 완화에 도움이 될 수 있다. 종종 콕-업 부목(cock-up splint)은 환자가 처방하거나 구입하는데, 손목과 같은 인접한 관절의 움직임을 제한함으로써 제1 수근중수골 관절에서 더 많은 움직임을 만들어 증상을 악화시킬 수 있다. 자극적인 활동을 수정하기 위한 교육이 필요하다.

단기간의 아세트아미노펜과 비스테로이드성 항염증제는 통증 관리에 도움이 될 수 있다. 심혈관 질환, 신장 질환, 위장 질환이 있는 사람에서는 비스테로이드성 항염증제 복용 위험을 검토해야 한다.

약한 마약성 진통제인 트라마돌(tramadol)은 심혈관 및 위장관 위험이 낮기 때문에 비스테로이드성 항염증제의 잠재적인 대안으로 간주되었지만, 트라마돌이 골관절염 환자의 사망 위험 증가와 관련될 수 있음을 알아야 한다.[19]

강력한 마약성 진통제, 근이완제, 항우울제 및 항경련제는 손 골관절염에 거의 사용되지 않는다. 마약성 진통제의 장기간 사용은 피해야 한다.

작업 혹은 물리 치료

일상생활동작훈련, 도구를 이용한 일상생활동작 훈련, 적응 장비, 관절운동 복원, 테이핑, 관절 가동술, 신경 역학 요법, 보조기 제작, 손 근육 강화 운동을 평가하기 위해 작업 요법(또는 손 요법) 프로그램에 의뢰하는 것을 고려해야 한다. 열, 전기 자극 및 초음파를 포함한 물리치료는 일시적으로 통증 조절에 유용하다. 추위 또는 열 관련 부상을 방지하기 위해 예방 조치를 취해야 한다. 통증 완화 및 관절운동범위가 완전히 회복되면 점진적 강화 프로그램이 이어진다. 일부 등척성 강화 운동은 전체 관절운동범위가 달성되기 전에도 시작할 수 있다. 체계적인 고찰에 따르면 저항 강화 운동이 경미한 관절 통증 완화에는 효과적이었지만 손 기능이나 그립 강도에는 효과가 없었다.[20] 복합치료는 제1 수근중수골관절염 환자에게 단일치료보다 더 효과적인 것으로 나타났다.[21]

주사

초음파 유도에 상관없이 관절내 스테로이드 주사는 통증 완화에 도움이 될 수 있다. 관절내 스테로이드 주사는 위약에 비해 효과가 없었던 것부터 최대 12개월까지 효과가 지속되는 것까지 혼합되어 있다. 히알루론산 주사는 스테로이드 주사에 비해 6개월 후 통증 완화 효과가 뛰어난 것으로 보고되었다.[22] 수근중수골 관절에 자가혈치료주사에 대한 증거는 제한적이다.

수술의뢰

환자가 심한 통증과 기능이 저하된 상태에서 최소 6개월이 지난 후에도 비수술 치료에 반응하지 않는 경우 수술을 의뢰할 수 있다. 수술적 개입에는 힘줄 슬립 및 힘줄삽입을 통한 인대 재건술, 관절경, 대능형골 완전 절제술, 외전-신전 절골술 또는 전체 관절 관절성형술이 포함된다. 코크란 리뷰는 수술적 치료가 통증과 기능면에서 다른 치료 방법보다 우수성을 입증하지 못했다.[27,28]

각 수술 기술에 대한 자세한 내용은 이 장의 범위를 벗어난다. 수술 후 재활은 초기에 외전을 얻는데 중점을 둔다.

요약

환자는 다른 관절의 침범이나 적신호 없이 시간이 지남에 따라 악화되는 우성 손과 손목의 만성 통증을 보이고, 모호한 감각증상과 함께 수근중수관절의 연마검사 양성과 같은 명백한 임상징후를 보인다. 만성적인 통증 때문에 영상 검사를 의뢰했고 감각 증상을 평가하기 위해 근전도 검사를 실시했다. 단순방사선검사에서 제1 수근중수골관절의 골관절염 초기단계였다. 그녀는 비스테로이드성 항염증제, 아세트아미노펜, 엄지스파이커부목(thumb spica splint)으로 통증 관리를 받았으며 위험요인을 줄이기 위한 일상활동의 제한에 대해 교육을 받았다. 6주 후속 조치에서 약간의 개선이 있었지만 여전히 상당한 통증을 호소하여 관절내 스테로이드 주사를 시행한 후 짧은 기간 작업치료를 시행했다. 작업치료는 관절운동, 무지구 및 엄지손가락을 움직이는 외근(extrinsic thumb muscles)의 점진적 저항 강화운동, 열 성형 재료를 사용한 엄지스파이커부목 제작, 도구를 이용한 일상생활동작훈련과 적응평가가 생체역학 교육, 가정 운동 프로그램으로 구성되었다. 그녀는 이 치료에 잘 반응했다. 3개월 후 외래 방문하였을 때 환자는 통증이 없고 일상 활동이 개선되었다.
그녀는 계속해서 가정에서 운동 프로그램을 수행하고 있다.

요점

- 손과 손목 통증이 있는 환자는 체계적인 접근 방식을 사용하여 신중하게 평가해야 한다. 통증의 특성이나 위치에 따라 다양한 접근 방식을 사용할 수 있다.
- 집중적인 병력 청취와 신체진찰은 영상 검사, 혈청 검사 및 근전도 검사와 함께 정확한 임상진단에 도달할 수 있다.
- 손과 손목의 대부분의 장애는 정확한 진단과 접근을 통해 보존적인 치료에 긍정적으로 반응한다.

임상적 조언

대능형-제1 중수골(수근중수 관절)은 외전-내전(손바닥면에 수직), 굴곡-신전(손바닥면에 평행), 맞섬(굴곡 및 외전)-복원의 세 가지 동작을 허용하는 안장 관절이다.

손목과 손의 요골 측면에서 흔한 근골격계 통증 유발원은 제1 수근중수골관절, 중수지관절, 주상월상인대 손상 및 드퀘르뱅병의 관절병증을 포함한다.

엄지스파이커부목, 강화 운동, 도구를 이용한 일상생활동작 적응훈련과 활동 수정을 포함한 복합치료는 제1 수근중수관절병증에 유용한 치료가 될 수 있다.

참고문헌

1. J.M. Daniels 2nd, E.G. Zook, J.M. Lynch, Hand and wrist injuries: Part II. Emergent evaluation, Am. Fam. Physician 69 (8) (2004) 1949–1956.
2. J. Yao, M.J. Park, Early treatment of degenerative arthritis of the thumb carpometacarpal joint, Hand Clin. 24 (3) (2008) 251–261, v–vi.
3. J.S. Smolen, D. Aletaha, I.B. McInnes, Rheumatoid arthritis, Lancet 388 (10055) (2016) 2023–2038.
4. D. Aletaha, T. Neogi, A.J. Silman, et al., Rheumatoid arthritis classification criteria: an American College of Rheumatology/European League Against Rheumatism collaborative initiative, Arthritis Rheum. 62 (9) (2010) 2569–2581.
5. C.T. Ritchlin, R.A. Colbert, D.D. Gladman, Psoriatic arthritis, N. Engl. J. Med. 376 (10) (2017) 957–970.
6. M.S. Day, D. Nam, S. Goodman, E.P. Su, M. Figgie, Psoriatic arthritis, J. Am. Acad. Orthop. Surg. 20 (1) (2012) 28–37.
7. H.J. Benjamin, S.C. Engel, D. Chudzik, Wrist pain in gymnasts: a review of common overuse wrist pathology in the gymnastics athlete, Curr. Sports Med. Rep. 16 (5) (2017) 322–329.
8. D. Cross, K.S. Matullo, Kienbock disease, Orthop. Clin. North Am. 45 (1) (2014) 141–152.
9. M.J. Simon, P. Pogoda, F. Hovelborn, et al., Incidence, histopathologic analysis and distribution of tumours of the hand, BMC Musculoskelet Disord 15 (2014) 182.
10. W.D. Middleton, V. Patel, S.A. Teefey, M.I. Boyer, Giant cell tumors of the tendon sheath: analysis of sonographic findings, AJR Am. J. Roentgenol. 183 (2) (2004) 337–339.
11. O.I. Franko, R.A. Abrams, Hand infections, Orthop. Clin. North Am. 44 (4) (2013) 625–634.
12. H.C. Tong, A.J. Haig, K. Yamakawa, The Spurling test and cervical radiculopathy, Spine 27 (2) (2002) 156–159.
13. S. Shabat, Y. Leitner, R. David, Y. Folman, The correlation between Spurling test and imaging studies in detecting cervical radiculopathy, J. Neuroimaging 22 (4) (2012) 375–378.
14. C.P. Melone Jr., B. Beavers, A. Isani, The basal joint pain syndrome, Clin. Orthop. Relat. Res. 220 (1987) 58–67.
15. K. Lutsky, A. Ilyas, N. Kim, P. Beredjiklian, Basal joint arthroplasty decreases carpal tunnel pressure, Hand (N Y), 10 (3) (2015) 403–406.
16. O.A. Barron, S.Z. Glickel, R.G. Eaton, Basal joint arthritis of the thumb, J. Am. Acad. Orthop. Surg. 8 (5) (2000) 314–323.
17. A.E. Van Heest, P. Kallemeier, Thumb carpal metacarpal arthritis, J. Am. Acad. Orthop. Surg. 16 (3) (2008) 140–151.
18. D.M. Melville, M.S. Taljanovic, L.R. Scalcione, et al., Imaging and management of thumb carpometacarpal joint osteoarthritis, Skeletal Radiol. 44 (2) (2015) 165–177.
19. C. Zeng, M. Dubreuil, M.R. LaRochelle, Association of tramadol with all–cause mortality among patients with osteoarthritis, J. Am. Med. Assoc. 321 (10) (2019) 969–982.
20. N.E. Magni, P.J. McNair, D.A. Rice, The effects of resistance training on muscle strength, joint pain, and hand function in individuals with hand osteoarthritis: a systematic review and meta–analysis, Arthritis Res. Ther. 19 (1) (2017) 131.
21. M. Ahern, J. Skyllas, A. Wajon, J. Hush, The effectiveness of physical therapies for patients with base of thumb osteoarthritis: systematic review and meta–analysis, Musculoskelet. Sci. Pract. 35 (2018) 46–54.
22. S. Fuchs, R. Monikes, A. Wohlmeiner, T. Heyse, Intra–articular hyaluronic acid compared with corticoid injections for the treatment of rhizarthrosis, Osteoarthritis Cartilage 14 (1) (2006) 82–88.
23. R. Shereen, M. Loukas, R.S. Tubbs, Extensor digitorum brevis manus: a comprehensive review of this variant muscle of the dorsal hand, Cureus 9 (8) (2017) e1568–e1568.
24. S. Badhe, J. Lynch, S.K. Thorpe, L.C. Bainbridge, Operative treatment of Linburg–Comstock syndrome, J. Bone. Joint. Surg. Br. 92 (9) (2010) 1278–1281.
25. P. Saffar, Chondrocalcinosis of the wrist, J. Hand Surg. Br. 29 (5) (2004) 486–493.
26. A.K. Rosenthal, L.M. Ryan, Calcium pyrophosphate deposition disease, N. Engl. J. Med. 374 (26) (2016) 2575–2584.
27. A. Wajon, T. Vinycomb, E. Carr, I. Edmunds, L. Ada, Surgery for thumb (trapeziometacarpal joint) osteoarthritis, Cochrane Database Syst. Rev. 2015 (2) (2015) CD004631.
28. G.M. Vermeulen, H. Slijper, R. Feitz, S.E. Hovius, T.M. Moojen, R.W. Selles, Surgical management of primary thumb carpometacarpal osteoarthritis: a systematic review, J. Hand. Surg. Am. 36 (1) (2011) 157–169.

CHAPTER 6

고관절 통증(Hip Pain)

Dr. Se Won Lee, MD ▪ Dr. Patrick Mahaney, MD, MS, FAAPMR

증례 기록

32세 남성이 오른쪽 고관절 통증으로 재활의학과 외래에 내원하였다. 그는 3개월 동안 점차 악화되고 있는 서혜부 심부의 통증을 호소하였다. 1년 이상 간헐적인 서혜부 통증을 겪었으며 이전의 부상이나 외상은 없었다. 주말에 장시간 걷거나 축구를 하면 통증이 더 심해져 2개월 전에 축구를 중단하였다.
아세트아미노펜(acetaminophen)과 이부프로펜(ibuprofen)을 복용하면 통증이 일시적으로 완화되었다.
간헐적으로 오른쪽 허벅지 뒤쪽의 통증을 호소하며, 이로 인해 수면이 방해받는다고 보고한다.
무감각, 따끔거림, 국소적 근력 약화, "무릎꺾임" 감각 또는 반복적인 낙상은 없었다. 그는 오른쪽에 간헐적인 무릎 통증과 간헐적인 허리 중앙의 요통을 호소하였다.

[문진]

과거력: 고혈압, 당뇨, 콜레스테롤 증가, 발달 지연, 소아 정형외과적 상태를 포함한 유의한 과거력은 없음.
사회력: 공무원이며 엘리베이터가 있는 3층에 부인과 함께 살고 있음.
공원에서 지속적으로 조깅(1주일에 약 32 km)을 하지만 통증 때문에 주말에 축구를 하는 것 중단.
수술력: 없음
알레르기: 알려진 약물 알레르기 없음
복용약물: 때때로 이부프로펜 400 mg

[생체징후 및 신체계측]

혈압 130/76 mmHg, 호흡수 분당 16회, 맥박 분당 75회, 체온 36.1℃, 신장 176.78 cm, 체중 74.39 kg, 체질량지수(BMI) 24.9 kg/m²

[신경근골격계 검사]

전신상태: 외모 단정, 급성 고통 상태 아님. 의식은 명료하며 사람, 장소, 시간에 대한 지남력은 있음.
사지: 부종 없음, 피부 발진 없음, 홍반 없음, 수술 반흔 없음, 개방성 상처 없음.
하지 시진: 심한 변형과 근위축 없음.
요추 관절가동범위: 정상.
운동 검사: 통증 때문에 우측 고관절 굴곡 및 신전은 5-이고, 그 외 하지근력은 5 제외하면 대칭적으로 5/5.
심부건반사: 양측 슬개건 반사 및 아킬레스건 반사 2+
감각 검사: 양하지 모든 피부분절에서 가벼운 접촉 및 통증자극에 정상
긴장도: 정상
보행: 진통보행
자극 검사
하지직거상 검사: 음성
Slump 검사: 음성
Patrick(굴곡, 외전 및 외회전) 검사: 서혜부 통증을 재현.
Pace 검사(이상근증후군 검사): 음성.
FAIR 검사(굴곡, 내전 및 내회전): 서혜부 통증.
Ely 검사: 우측대퇴직근 단축.
수정 Thomas 검사: 유의한 고관절 굴곡 구축은 없었으며 이는 대칭적임
대전자에 압통 없음.
상후장골극: 압통 없음.

일반적인 고찰: 고관절 통증에 대한 일반적 접근

초기 초점은 관절내 또는 관절외 고관절 복합 질환과 같은 국소적인 근골격 상태와 요추 또는 천장관절 질환과 같은 다른 연관통 발생원과 구별하는 것이다. 두 가지 상태가 자주 공존하지만 효과적인 관리를 위해 1차 또는 주된 통증 발생원을 식별하는 것이 필요하다.

연령, 성별과 같은 인구 통계학적 정보 및 서혜부(groin) 통증의 자세한 정보(특히 통증 위치, 부상 기전, 악화 및 완화 인자)는 감별진단 범위를 좁히는 데 유용할 수 있다. 계통별 문진 및 과거 병력 검토도 중요한 정보를 제공한다.

국소 근골격 질환은 표 6.1에 설명된 대로 통증 위치에 따라 분류할 수 있다. 이 표에서 서혜부는 전상장골극(anterior superior iliac spine), 치골결절(pubic tubercle), 전상장골극과 슬개골의 상극(superior pole) 사이의 중간선으로 정의되는 서혜부 삼각형(groin triangle)을 기준으로 구분된다.[1] 통증의 특징은 신경병증과 근골격(통각수용성)통증을 구별하는 데 유용할 수 있다. 이 환자는 허리에서 서혜부까지 전형적인 방사통이나 감각증상이 없어서 국소 근골격 질환에 의한 통증의 가능성이 높다. 환자의 젊은 나이는 퇴행성 골관절염에 맞지는 않으나 배제할 수 없다.

신체진찰은 근위축 검사와 심부건반사뿐 아니라 각 피부분절 혹은 말초신경 분포에서 국소적인 운동 기능 약화(근력의 만성적인 불균형을 시사하는 변형의 유무와 근력 약화) 혹은 감각저하(대신경섬유를 통해 전달되는 가벼운 접촉 및 고유감각, 소신경섬유로 전달되는 통증 및 온도 감각)의 평가를 포함하는 근골격계 검사에 초점을 맞춘다.

서혜부에서 국소 신경학적 결손은 요추 신경근(L1-3), 요추신경총과 요추신경총의 분지들인 장골하복신경(iliohypogastric nerve), 장골서혜신경(ilioinguinal nerve), 음부대퇴신경(genitofemoral nerve)의 신경병증에 의해 설명될 수 있고, 또한 근육 관련 질환(근육병, 류마티스성 다발근통, 기능 결함으로 인한 골반저기능장애[pelvic floor dysfunction])에 의해 설명될 수 있다. 때때로 근골격 질환으로 인한 연관통(예: 후관절 연관 통증 또는 근막통증후군)은 양성 감각 증상으로 인식될 수 있다.

고관절 통증의 흔한 감별진단

1. **고관절 골관절염** — 고관절의 골관절염은 특히 노년층에서 흔하며, 방사선학적으로 27%에서 골관절염 소견이 관찰된다.[2] 남성에서보다는 여성에서 흔하고, 백인과 아프리카계 미국인에서 흔하다. 골관절염으로 인한 통증은 종종 모호하며, 가장 일반적으로 서혜부에서 발생하지만 고관절 주변, 즉 전방과 측면에 나타날 수 있고, 엉덩이 통증처럼 후방(고관절 골관절염 환자의 최대 7%)에서 나타나고 다리 연관통을 동반할 수 있다.[3,4] 통증은 부상이나 외상없이 일반적으로 서서히 발생하며 종종 조조경직(1시간 미만)을 동반한다. 장기간 서 있거나 걷기, 계단 오르내리기 또는 장기간의 체중 부하 활동으로 인해 통증이 가중된다. 그러나 이것은 고관절 골관절염의 특이적인 소견은 아니다.
2. **대퇴비구 충돌**(femoroacetabular impingement) — 활동적인 젊은 층 및 중년에서 대퇴골두-경부 접합부 및/또는 비구의 형태적 이상으로 인해 이차적으로 고관절에서 일어나는 문제.

표 6.1 ■ 통증 및 최대 압통 위치에 따른 국소 고관절 병리

위치	병리 및 특징
상부	복직근 부착부 힘줄병증 스포츠 탈장
외측	대퇴경부 골절: 내회전/도약 시 통증, 골다공증이 있는 노인에서 외상력이 없는 경우 혹은 기저 위험인자에 동반된 피로골절 전자부 윤활낭염, 둔부 힘줄병증/파열, 근위부 장경인대 증후군, Morel-Lavallee 병변 대퇴감각이상증; 경미한 외상/자극(예: 벨트, 체중 감소 혹은 증가)
내측 (치골결절)	치골 스트레스 손상(치골 골염), 퇴행성 치골결합: 계단을 올라갈 때 통증 악화 치골 아래가지 손상 (피로골절 포함): 깡충 뛸 때 악화 복직근 부착부병증 근힘줄접합부의 내전근/갈래근 박리/부착부병증/힘줄병증[30] 외장골동맥 내섬유증: 고강도 운동(예:사이클링) 후 재현 가능한 허벅지 불편감
서혜부 삼각부위	장요근 힘줄병증/파열, 장골치골 윤활낭염 대퇴직근 석회성힘줄염, 근힘줄접합부 파열 고관절 골관절염 대퇴비구 충돌/비구순 병리: 젊은 성인 대퇴골 골단 분리: 청소년 의학적 동반질환을 가진 무혈성 괴사와 레그-칼베-페르테스병(12세 미만 소아) 음부대퇴신경과 내측대퇴피부신경 병변: 신경병성 통증 대퇴탈장: 치골결절 하부내측에서 통증이 있는 종괴

(From S.W. Lee, Musculoskeletal Injuries and Conditions: Assessment and Management, Demos Medical, New York, 2017; N.E. Magni, P.J. McNair, D.A. Rice, The effects of resistance training on muscle strength, joint pain, and hand function in individuals with hand osteoarthritis: a systematic review and meta-analysis, Arthritis Res. Ther. 19 (1) (2017) 131.)

이러한 형태학적 이상은 젊은 무증상 인구 사이에서 높은 유병률이 있기 때문에 이를 환자의 증상과 연관시키는 것은 종종 어렵다. 증상은 서혜부 통증과 엉덩이 통증이 있는 고관절 골관절염과 비슷해 보이지만, 허리, 허벅지 앞쪽, 무릎 통증이 있을 수 있다. 전상장골극에 검지를 놓고 엄지를 상후장골극에 향하게 하고 손바닥을 옆쪽 엉덩이 위에 놓아서 문자 C를 형성하여 통증의 위치를 설명하는 "C-징후(C-sign)"는 역사적으로 대퇴비구 관절 질환(충돌증후군)으로 인한 통증에 적용할 수 있지만, 이 징후의 전반적인 진단 유용성은 의문의 여지가 있다.[5] 와순 파열(labral tear) 또는 연골 결손/박리가 동반될 수 있고, 대퇴비구 충돌에 이차적으로 발생할 수 있어 상황을 복잡하게 만들 수 있다. 고관절 굴곡이 필요한 활동(웅크리기 또는 앉기) 또는 체육활동은 통증으로 인해 제한된다. 증상은 고관절의 굴곡, 내전 및 내회전(Flexion, Adduction, and Internal Rotation, FADIR)과 같은 자세에서 재현할 수 있다.[6]

3. **염증성 관절병증** — 종종 장기간의 경직과 서혜부, 전자부, 엉덩이 통증을 동반한다. 종종 활동을 하면 통증이 더 좋아진다. 다중발성 또는 양측 관절들이 침범되고, 피로와 기타 전신 증상이 흔하다. 다른 염증성 관절병증들 중에는 고관절이 침범되는 정도가 다르다. 예를 들어

강직성척추염은 일반적으로 허리/엉덩이 통증과 함께 50% 미만에서 고관절이 침범되지만, 건선관절병증(psoriatic arthropathy)과 통풍은 고관절에 거의 영향을 미치지 않는다.[7]

4. **비구순 파열**(labral tear) — 증상 없어도 자기공명영상을 촬영할 때 나타날 수 있으므로 영상 결과를 환자의 증상 발현과 연관시키는 것이 종종 어렵다. 관련 병력의 맥락에서 비구순의 충돌과 함께 증상의 재현은 통증 발생원으로서 비구순 파열을 지지한다. 진단용 고관절 주사의 반응도 도움이 될 수 있다. 가장 취약한 위치는 피벗 활동 중에 자주 발생하는 고관절 굴곡과 내회전할 때 스트레스를 받는 전위관절순이다. 환자는 서혜부 또는 엉덩이의 통증과 비구순의 걸리는 느낌과 함께 "팝" 소리가 날 수 있다.[8]

5. **무혈성괴사** — 외상, 방사선, 겸상적혈구 질환, 스테로이드 사용, 알코올 남용 등과 같은 위험 요인이 있는 경우 무혈성괴사가 감별진단에 포함되어야 한다. 최대 발병률은 10대에서 40대(30대 중반에 가장 흔함), 여성보다 남성에서 더 흔하며(일부 연구에서 성별 유병률이 비슷하다고 보고하였지만, 연구에 따라 다름), 종종 양측에서 발생한다(40%~80%).[9] 통증은 종종 서서히 발생하고 점차 악화되어 결국에는 심한 통증이 지속된다. 고관절의 체중부하 활동과 관절운동(특히 내회전)을 할 때 움직임의 제한과 함께 통증이 유발된다. 증상의 발현이 다른 고관절 질환과 유사하기 때문에 강하게 의심하는 것이 필요하며 이는 종종 병력에서 밝혀진 위험 요인으로부터 얻을 수 있다. 이로부터 진단을 위해 적절한 영상 검사가 필요할 수 있다. 무혈성괴사의 초기 단계(대퇴골두 함몰 없음)는 일반 방사선 사진(민감도 41%)에서 놓칠 수 있음을 기억해야 한다.[10]

6. **긴장 및 염좌** — 이전에 외상과 부상이 있었다면 골절이 배제된 후 근본적인 병인에 대해 좌상과 염좌가 의심될 수 있다. 종종 영상 연구는 부착 부위의 박리 손상(avulsion injury) 이외에는 음성이다. 부상의 기전과 통증의 위치에 따라 어깨에 있는 회전근개와 같은 방식으로 엉덩이 주위의 다양한 근육을 구분하게 되면 근육 손상의 위치를 쉽게 지정할 수 있다. 심한 근육 긴장이나 파열에서 반상 출혈이 발생할 수 있다. 검사는 비특이적일 수 있지만 근육/힘줄/인대의 스트레칭(또는 저항성 수축)으로 인한 증상의 압통과 재현은 병변을 식별하는 데 도움이 될 수 있다. 일반적으로 힘줄 또는 인대를 덮고 있거나 가까이 있는 피부신경의 자극에 의한 증상 외에는 다른 신경학적 증상은 없다.

7. **전자점액낭염**(trochanteric bursitis)(**대전자통증증후군**, greater trochanteric pain syndrome) — 관절 통증의 가장 흔한 원인 중 하나이며, 1,000명당 최고 5.6명의 유병률을 보이고, 남성보다 여성에서 더 흔하며, 30대~50대에 최고 발생률을 보인다. 점액낭염은 이전의 부상이나 외상과 함께 발생할 수 있지만, 이런 기왕력 없이도 발생할 수 있다. 다른 위험 요인으로는 다리 길이 불일치, 기울어진 골반, 경사진 표면에서 달리기, 비만 등이 있다.[11] 통증은 일반적으로 대전자의 약간 뒤쪽 측면(대둔근하 점액낭이 있는 곳)에 있다. 중둔근의 힘줄병증, 파열 또는 찰과상은 유사한 부위에 국소 압통을 유발할 수 있다. 환자는 종종 증상이 있는 쪽으로 누울 때 수면의 어려움을 호소한다. 환자의 약 50 %가 허벅지 외측에 통증이 있다고 보고한다. 계단을 오르고 오래 걸을 때 통증이 더 심해진다.[11]

8. **기타 점액낭염** — 장요근 점액낭염(iliopsoas bursitis)으로 인한 통증은 전방(서혜부)에 위치

하며 좌골둔부 점액낭염(ischiogluteal bursitis)으로 인한 통증은 일반적으로 후방(엉덩이)에 위치한다. 그러나, 미만성이고 위치가 잘 지정되지 않는 깊숙히 자리 잡은 통증도 드물지 않다.

장요근 점액낭염 통증은 계단을 오르거나 앉은 자세에서 서있는 것과 같이 고관절 굴곡을 포함하는 움직임에 의해 악화된다. 고관절 움직임으로 인해 통증이 동반되거나 되지 않는 고관절 소음이 발생할 수 있다.[12] 통증은 허벅지 또는 무릎까지 퍼질 수 있다.

좌골둔부 점액낭염은 앉으면(특히 딱딱한 표면에) 악화될 수 있으며 마른 체형을 가진 사람에게 더 흔하다. 앉은 상태에서 좌골둔부 점액낭을 둘러싼 대둔근이 위로 미끄러지기 때문에 앉을 때 마른 사람의 좌골 결절과 피부 사이의 마찰이 증가한다.[13]

9. **스트레스 골절** — 최근 활동 증가는 스트레스 골절에 대한 가능성을 높일 수 있다. 여성 운동선수의 세 가지 징후(불규칙한 월경[또는 무월경], 섭식 장애, 골다공증)나 최적 상태가 아닌 생체역학적 구조(다리길이 불일치, 내반고[coxa vara])를 포함한 위험 요소가 있는 경우 영상검사를 포함한 추가적인 검사를 반드시 시행해야 한다. 통증은 점진적으로 시작하며 종종 체중 부하 활동과 관련해서 서혜부에 위치한다. 밤에도 통증이 있을 수 있다. 통증은 심한 고관절 굴곡, 한 다리로 깡총 뛰기, 병변 측 고관절의 지지점 검사(fulcrum test)로 통증이 재현된다. 종종 신체진찰은 특이적이지 않다. 일단 확인되면 치료 및 예후를 위해 스트레스 골절을 국소화하는 것이 중요하다. 근위부 대퇴골의 섬유주 패턴은 수직 압박력에 대한 내측 섬유주 시스템(medial trabecular system)과 체중과 지면 반발력의 전단력에 대한 측면 섬유주 시스템(lateral trabecular system)으로 힘을 관리하도록 고유하게 배열된다. 따라서 외과적 개입이 필요한 불유합의 가능성이 높다.

10. **요추 척추증**(lumbar spondylosis) — 요추 척추증으로 인한 후관절 관절병증으로부터의 통증은 노인 인구에서 매우 흔하다. 이것은 엉덩이와 서혜부에 간헐적으로 연관통이 나타나면서 요추의 중앙 부위에 위치한다. 요추의 신전과 회전이 필요한 동작으로 인해 통증이 더 심해진다. 요추의 굴곡은 신전보다 더 잘 견뎌낸다. 통증과 저린감과 같은 감각증상이 나타나지만, 그 외의 신경학적 증상은 흔하지 않다. 그러나 요추 척추협착증(신경공의 좁아짐)으로 인해 손상된 신경근의 분포에서 볼 수 있다.

11. **신경근병증을 동반한 추간판성 통증** — 요추의 급성 추간판 탈출증은 해당 레벨에서 신경근을 압박할 수 있다. 제5 요추 및 제1 천추 신경근병증만큼 흔하지는 않지만 퇴행성 변화 또는 고정으로 인해 하부 요추가 덜 움직일 때 발생할 수 있다. 증상으로 제2,3 요추 신경근병증과 요추 신경근신경총신경병증(lumbar radiculoplexus neuropathy)(근위축증, amyotrophy)과 구별하기는 어렵다.[14] 요추 신경근신경총신경병증은 일반적으로 초기에 신경근병증으로 진단되며 당뇨병 환자의 1%에서 발견된다. 대퇴신경과 좌골신경을 포함하고 반대쪽으로 진행되며 체중 감소와 관련이 있다.[14] 두 경우 모두 처음에는 통증이 심할 수 있다. 신경근신경총신경병증에서는 심각한 쇠약이 뒤따르면서 통증이 가라 앉을 수 있다.

12. **악성 종양** — 환자가 암 병력이 있는 경우, 악성 종양(전이성 암)이 배제될 때까지 감별진단에 포함되어야 한다. 통증은 밤에 앙와위 자세에서 악화되고 지속된다.[16] 체중 감소, 권태감, 피로와 같은 전신 증상이 동반될 수 있다.[15] 자기공명영상을 시행할 때 가능하면 병변의 특성을 파악하는데 도움이 되도록 조영제를 추가해야 한다.
13. **화농성 관절염/골수염** — 소아 인구에서 더 흔하고 성인에서 비교적 흔하지 않다(10만 명당 4.6명의 발생률).[17] 처음에는 통증, 관절운동범위의 통증성 제한 및 권태감과 함께 비특이적 일 수 있다. 약물 남용, 이상혈색소증 또는 면역 저하 상태와 같은 위험 요인이 있을 때 강하게 의심해야 한다.[18]

증례 고찰

이 환자는 만성 질환의 성격을 암시하는 몇 달 동안 고관절 통증이 서서히 발생한 활동적인 젊은 성인이었다. 근본적인 병인으로 급성 외상성 또는 혈관 손상의 가능성은 작다. 국소 신경학적 이상이 없고, 비스테로이드성 항염증제에 대한 일시적인 반응은 신경학적 질환보다는 근골격계 질환을 시사한다. 근골격계 질환은 국소 근골격계 질환과 고관절에 연관통을 유발하는 다른 부위에 있는 질환으로 나눌 수 있다(요추, 천장관절 복합 병리 등). 국소 질환 중 최대 통증과 압통의 위치에 따라 감별진단을 더 좁힐 수 있다(표 6.1 참조). 퇴행성 고관절 골관절염은 이 환자의 연령대에서 흔하지 않다. 활동적인 생활 방식과 스포츠 참여를 고려할 때 힘줄병증, 긴장, 염좌, 점액낭염, 연골이나 비구순의 병변 또는 기타 역학적 관절질환(예: 대퇴비구 충돌증후군)이 근본적인 원인으로 간주될 수 있다. 간헐적인 후방 허벅지 및 무릎 통증은 동반된 무릎 질환이나 연관통이 있는 국소 고관절 질환을 나타낸다.

위험 신호를 인식하고 필요한 경우 영상 및 혈청 검사를 시행하는 것이 중요하다(예: 염증성 관절병증, 결합조직장애, 감염 또는 종양/암에 대한 검사). 합리적으로 이런 질환들이 의심이 된다면, 초기 영상 검사에서 이상이 없더라도 추가적인 영상 검사가 필요할 수 있다.

객관적인 데이터

1차 진료 의사로부터

일반 혈액 검사 — 백혈구(WBC): 6000 cell/mL; 헤모글로빈(Hb): 12.4 g/dL; 정상

일반 대사 패널 — 정상

응고 패널 — 정상

고관절 단순방사선사진(골반 전후영상 및 개구리다리자세 측면 영상) — 특이 사항 없음.
심한 관절강 협착이나 골극 없음. 방사선투과 또는 경화 병변 없음.
천장관절은 융합 혹은 경화 없이 명확하다.

척추 단순방사선사진 — L4-5 및 L5-S1 레벨에서 퇴행성 추간판 질환. 하부 요추 후관절에서 퇴행성 변화.

증례 고찰

앞서 언급한 검사실 및 영상 데이터는 감별진단을 더욱 좁히는 데 유용하다. 영상 검사에서 골관절염과 분아형(blastic)/용해성/경화성 병변을 시사하는 소견이 없기 때문에 중등도 이상의 골관절염이나 전이성 병변(암 병력 없음)의 가능성은 낮았다. 그러나 경미한 골관절염/골 변형, 관절 주위 연조직 질환 및 일부 연조직 종양(또는 초기 병변)은 단순방사선사진으로 완전히 배제할 수 없다.

일반 혈액 검사 및 대사 패널은 정상 범위이며, 위험 신호가 없어 감염의 가능성은 낮지만, 만약 의심이 가는 경우 적혈구 침강률 및 C-반응성 단백질을 추가할 수 있다. 임균에 대한 혈청학적 검사는 성적 병력이 있는 경우 추가할 수 있다.

고관절 질환이 강하게 의심되고 미묘한 뼈 이상과 관절주위 연조직(비구순, 관절낭, 인대, 연골 등) 이상을 감지할 수 있기 때문에 단순방사선사진이 정상일 경우 고관절 자기공명영상을 고려할 수 있다. 추가적인 단순방사선사진(예: Dunn/수정된 Dunn영상)은 대퇴비구 충돌증후군과 같은 경미한 뼈 변형의 평가에 유용할 수 있다. 컴퓨터 단층 촬영은 골절 평가 및 수술전 계획에 유용할 수 있다.

고관절 초음파검사는 진료실에서 점점 더 많이 사용되고 있다. 집중적인 초음파 평가는 활액막염/관절삼출, 골부착부병증, 석회성 힘줄병증, 힘줄 및 점액낭 질환과 같은 질환에서 시간적으로 효율적이고 유용할 수 있다.

척추 질환은 흔하기 때문에 고관절 질환과도 공존할 수 있고, 고관절 통증의 원인이 될 수 있다(요추 또는 천장관절의 연관통 혹은 방사통이라고 함). 이 경우 하부 요추의 퇴행성 변화에 대한 척추 단순방사선사진의 결과가 양성이면 이러한 가능성이 높아진다. 그러나 심각한 요통과 신체진찰에서 국소 신경학적 결손이 없고, 퇴행성 요추 질환의 위치가 L2-L3보다 낮은 L4-S1 레벨인 경우 완전히 배제할 수는 없지만 서혜부 통증의 주요 원인으로 요추 질환은 가능성이 낮다. 요추 신경총병증, 신경근신경총신경병증(근위축증), 대퇴/폐쇄 단일신경병증 및 근병증과 같은 다른 신경학적 병인도 임상적 가능성은 낮다. 그렇지 않으면 초기 관리는 보존적 치료에 집중할 수 있다.

추가적인 객관적 데이터

환자는 일차 진료 의사를 방문하는 동안 정확한 병변을 알고 싶었기 때문에 자기공명영상검사를 요청했고, 의사는 그 검사를 지시했다.

고관절 자기공명영상: 경미한 관절 삼출. 전방 상부 고관절에서 대퇴골두와 대퇴경부 사이의 전이영역에서의 골변형. 대퇴경부의 세로축과 대퇴골두의 중심과 골두-경부 접합부 사이의 선의 알파 각도(축에서 볼 때)는 65°였다. 상부 비구순 전방파열이 있었다. 다른 뼈나 연조직 이상은 없다.

대퇴비구 충돌의 고관절 해부학 검토 및 제안한 질환과 병리생체역학적 검토

고관절은 대퇴골두와 대퇴골두의 2/3를 덮는 비구로 구성된 볼-소켓 관절이다. 대퇴골두와 비구의 일치도는 고관절의 안정성에 기여한다. 안정성은 고관절 주변의 비구와 관절낭-인대 구조를 깊게 하는 비구순에 의해 강화된다. 비정상적인 일치는 대퇴골두-경부 접합부(캠 병변, cam lesion) 또는 비구 과피복(핀서 병변, pincer lesion)의 비정상적인 형태로 인해 발생할 수 있으며, 이로 인해 대퇴비구 충돌이 발생할 수 있다.[19] 대퇴비구 충돌증후군(femoroacetabular impingement syndrome, FAI)은 통증으로 인한 고관절 관절운동범위의 제한과 조기 퇴행성 관절 질환에 이를 수 있다.

근위부 대퇴골과 비구 사이의 비정상적인 접촉에 대한 다른 가능한 원인으로는 이전의 대퇴골 경부 골절, 레그-칼베-페르테스 질병(Legg-Calve-Perthes disease)에 대한 외과적 절골술(osteotomy), 비구 후굴(acetabular retroversion) 및 대퇴골두골단분리증(slipped capital femoral epiphysis)이 있다.

동적 관절 반응력을 이해하는 것은 대퇴비구 충돌증후군을 포함한 고관절 질환의 초기 단계에서 증상의 간헐적 특성의 근본적인 메커니즘을 이해하는 데 도움이 된다. 고관절과 관련된 우리 활동의 대부분은 진정한 정적 상태(움직임 없이 조용히 서있는 상태)가 아닌 동적 상태에 있다.

고관절 반응력은 체중(상체 및 몸통) 모멘트와 고관절 외전근 장력의 결과이며, 이족 보행 자세 중 체중의 1/3, 보행 중 체중의 2.5배, 텀블링, 발 차기, 점프와 같은 운동 활동에서는 최대 8배 이상에 이른다. 이것은 대퇴비구 충돌증후군(특히, 동적 충돌 위치)과 같은 고관절 질환이 있는 환자에서 운동 활동과 함께 간헐적으로 발생하는 고관절 통증에 대해 설명할 수 있다.

대퇴비구 충돌증후군은 근본적인 병리역학에 따라 두 가지 유형으로 나눌 수 있다. 비구형의 대퇴골두를 가진 캠 충돌은 고관절 굴곡 동안 대퇴골 골두-경부가 비구에 충돌한다. 핀서 충돌은 비구 테두리에 의해 대퇴골 골두-경부 접합부와 접하는 대퇴골두의 비구 피복(깊은 비구)이 증가하여 발생한다(그림 6.1). 두 유형 모두 관절내 구조에 손상을 일으킨다: 캠 병변에서는 전상비구 연골병변(anteroposterior acetabular cartilage lesion)(아웃사이드-인 패턴, outside-in pattern), 핀서 유형에서는 비구 가장자리[후하부]의 비구순 손상.[19] 비구순과 관절낭/인대 복합체는 중요한 동적 안정장치이며, 손상은 통증과 걸리는 느낌 외에도 불안정을 유발할 수 있다.

임상적 징후 및 증상

고관절 통증은 서혜부에 가장 자주 발생하지만 엉덩이나 옆구리에 있을 수 있다. 통증은 처음에 충돌을 촉진하는 운동 활동(웅크림)을 하는 동안 둔한 쓰림/통증이 발생하다 나중에 활동에 관계없이 지속적으로 날카로운 통증까지 다양하다.

캠형 대퇴비구 충돌증후군 환자는 대조군에 비해 고관절 외전이 감소한 것으로 나타났다. 통증은 고관절 외전근의 긴장에 의해 악화되며, 이는 지렛목에 해당하는 고관절 위로 움직이는 몸(질량)에 따라 달라지므로 고관절 반응력을 감소시키기 위해 몸통을 통증이 있는 고관절에 기대는 상황(트렌델렌버그 보행, Trendelenburg gait)이 발생할 수 있다.

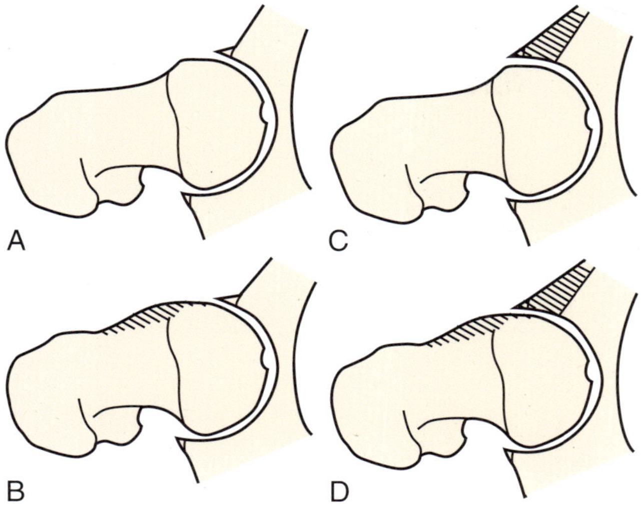

그림 6.1 대퇴비구 충돌증후군의 종류. (A) 정상 골반 (B) 캠(Cam) 충돌 **(C) 핀서(Pincer) 충돌 (D) 혼합 형태.** (From J.A. Silverstein, J.L. Moeller, M.R. Hutchinson, Common Issues in orthopedics, In: R.E. Rakel, D.P. Rakel (Eds.), Textbook of Family Medicine, 9e, Elsevier, Philadelphia, 2016.)

"잠김", "무릎꺾임"과 같은 역학적 증상이 나타날 수 있다.

관절운동은 일반적으로 고관절 굴곡이 제한된다(평균 굴곡은 90° 약간 이상). 고관절의 굴곡, 내전 및 내회전(FADIR)에서 증상이 유발된다(전방 충돌 검사). 저항성 하지직거상 검사로 통증을 재현할 수 있다. 환자가 침대에 누워있는 동안 증상이 있는 다리를 검사대 끝에 매달아 후방(후하방) 충돌 검사를 수행할 수 있다. 심부 서혜부 통증은 고관절을 외회전시켜 재현하며, 이는 양성 후방 충돌 검사이다.[20]

서혜부 통증은 무릎까지 내려갈 수 있다. 무감각과 같은 감각 증상은 일반적으로 없다. 고관절의 통증과 그로 인한 근력약화는 구분하기 어려울 수 있다. 통증성 근골격계 장애와 관련된 근력약화는 일반적으로 점진적인 발병 및 진행과 함께 국소적이다. 근력약화 패턴은 신경근 질환에 의한 것과는 상당히 다르다(신경근병증/신경총병증에서는 상당한 감각저하가 동반되고 근육병에서는 반대쪽 근위부 근력약화 동반). 두 원인이 공존할 수 있으므로 근본적인 원인을 설명하기 위해 주의해야 한다.

심부건반사는 일반적으로 정상이고 대칭이므로 심부건반사가 비대칭이거나 없는 경우 동반된 신경근 질환을 의심해야 한다.

영상 검사

단순방사선사진은 고관절의 형태와 변형, 퇴행성 고관절 질환을 식별하는 데 매우 유용하다. 골반의 전후방 영상과 개구리다리자세 측면 영상(고관절 외전 포함)은 일상적인 영상이다. 외상이 있는 경우 고관절 외전이 필요한 개구리다리자세 측면영상은 통증으로 인해 취하기 어렵기 때문에 교차테이블 측면 영상(cross-table lateral view)이 적용되고, 골반 외상을 위해서는 골반 입구/출구 영상을, 비구 골절을 위해서는 Judet 영상이 적용된다.[21,22] 전후방 영상에서 미골은 비구를 적절하게 평가하기 위해 2 cm(이상적으로는 1cm) 거리 내에서 치골 결합을 향해야 한다(진성 전후방 영상, 그림 6.2).

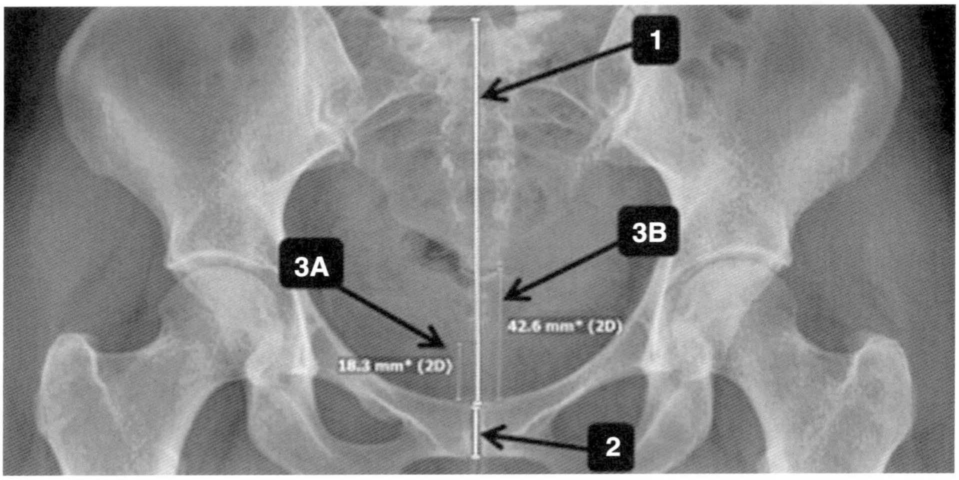

그림 6.2 전후 골반 방사선 사진. 외회전은 천골을 이분하는 선(1)과 치골결합을 이분하는 선(2)을 그려 평가할 수 있다. (1)과 (2) 사이의 거리가 2 cm 미만(이상적으로는 1.0 cm)인 것이 정상이다. 골반 경사는 치골결합의 상부 경계와 천골의 끝 사이의 거리(3A)(정상은 1–3 cm) 또는 천장관절 사이의 거리(3B)(정상은 3–5 cm)를 측정하여 평가할 수 있다. (From A. Ghaffari, I. Davis, T. Storey, et al., Current concepts of femo-roacetabular impingement, Radiol. Clin. North Am. 56 (6) (2018) 965-982, Fig 4.)

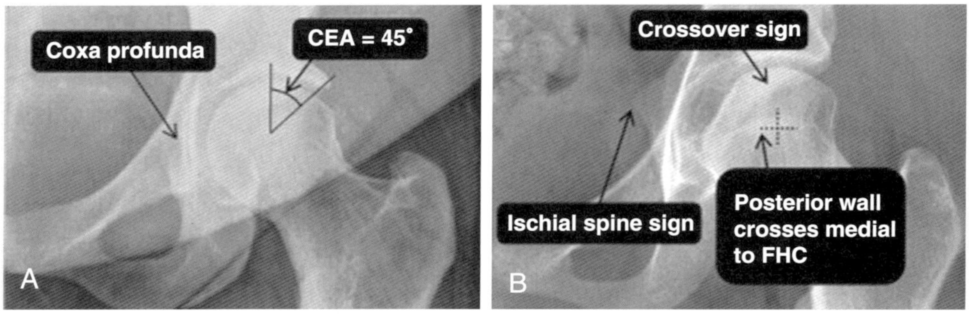

그림 6.3 핀서(Pincer) 충돌. (A) 증가된 중심–가장자리 각도(center–edge angle, CEA)와 깊은 고관절(좌골선 안쪽의 절구오목의 내측 경계) (B) 교차 징후(crossover sing)와 좌골극 징후(ischial spine sign)(비구 내측에 의해 가려지지 않는 돌출된 좌골극[정상 소견]). 비구 후벽은 대퇴골두 중심의 내측으로 교차한다. (From A. Ghaffari, I. Davis, T. Storey, et al., Current concepts of femoroacetabular impingement, Radiol. Clin. North Am. 56 (6) (2018) 965-982, Fig. 11A and B.)

대퇴비구 충돌의 경우, Dunn 또는 수정된 Dunn 영상(고관절 45° 굴곡[Dunn] 대 90°[수정된 Dunn] 및 외전 20°)를 사용하여 대퇴골두 구형(femoral head sphericity) 또는 대퇴경부 전방경사(femoral neck anteversion)를 평가한다. 이 영상에서 비구 후방경사(acetabular retroversion)는 증가된 중심 가장자리 각도(center edge angle, 정상 = 25–39°, 대퇴골두 중심을 통해 그려진 수직선과 비구의 앞쪽 가장자리에서 대퇴골두 중심까지 그려진 선으로 정의됨)와 교차 징후(crossover sign)(전측 및 후측 테두리의 교차; 대퇴골두 중심의 내측 비구 후벽에 위치)와 함께 나타날 수 있다(그림 6.3).[23] 피스톨 그립 변형(pistol grip deformity)과 편평한 골두–경부 접합은 캠형 충돌로 볼 수 있다(그림 6.4).

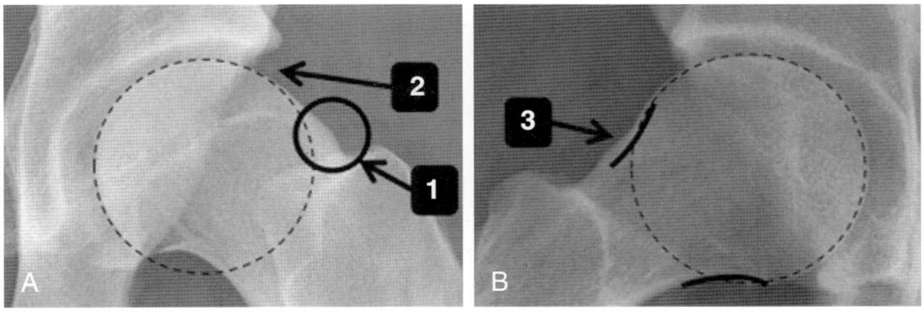

그림 6.4 캠(Cam)-형태 충돌은 개구리 다리(frog-leg) 방사선 사진에서 캠 변형(1)과 비구순의 무기질침착(2)이 관찰된다. (B) 개구리다리자세 측면 방사선 사진 전방 대퇴 골두와 대퇴 경부 연결부의 비대칭(3) (From A. Ghaffari, I. Davis, T. Storey, et al., Current concepts of femoroacetabular impingement, Radiol. Clin. North Am. 56 (6) (2018) 965–982, Fig. 12.)

진료실 내 근골격계 초음파는 힘줄, 근육 손상, 삼출액/활막염 평가 및 점액낭 질환을 평가하기 위해 침대 옆에서 수행할 수 있다. 이는 특히 골부착부병증 및 석회성 힘줄병증 및 발음성 고관절 증후군(snapping hip syndrome)의 동적 평가에 유용하다. 그러나 관절내 구조(대퇴골두의 비구순 및 연골)와 연골하 질환에 대한 평가는 제한적이다.

자기공명영상은 근골격계 질환에 대한 최적 기준의 표준 영상 방식이지만 항상 처음에 적용되지는 않는다. 비조영 자기공명영상은 비구순 파열 평가에 제한이 있으므로 비구순 파열 및 연골 질환에 대해 자기공명 관절조영술을 적용할 수 있다.[24] 자기공명영상은 초기 염증성 관절병증의 징후일 수 있는 피질하 골부종과 같은 미묘한 뼈 질환에 특히 유용할 수 있다.[7]

대퇴비구 충돌증후군에서는 대퇴골두-경부 접합부의 윤곽을 결정하기 위해 캠 충돌 병변에 대해 알파각을 자주 측정한다. 알파각은 대퇴골두 중심선이 대퇴 경부 중앙을 통과하는 선과 대퇴골두 중심에서 축면의 대퇴골두-경부 접합부까지의 선 사이의 각도이다. 알파 각도가 55° 이상이면 캠 충돌이 의심된다. 그러나 어려운 점은 자기공명영상에서 양성 영상 결과와 임상적 결과 사이에 상관 관계가 없다는 것이다. 예를 들어, 젊은 인구의 10~25%는 대퇴비구 충돌 (알파 각도 ≥55°)을 암시하는 영상 소견을 가지고 있지만 대부분은 증상이 없다.

전기진단검사

명확한 근본적인 국소(고관절) 근골격 질환이 없는 고관절 통증과 근력약화가 있는 환자는 L2-L3 신경근병증 또는 요추 신경총병증(또는 신경총 신경병증)의 평가를 위해 근전도 검사를 의뢰해야 한다. 운동 및 감각 결손이 없고 환자의 증상을 적절하게 설명하는 합리적인 국소 근골격 질환을 시사하는 이 증례에서는 초기에 근전도 검사가 필요하지 않다.

고찰

감염 상태, 급속히 진행되는 염증 상태 및 암성 병인과 같은 병적 상태는 특히 초기 단계에서 완전히 배제할 수는 없지만, 위험신호, 병적 상태를 시사하는 영상 소견 또는 비정상적인 혈청검사 소견이 없다면 병적 상태의 가능성은 낮다.

수술과 같은 즉각적이며 긴급한 침습적 개입에 대한 명확한 임상 지표는 없다. 따라서 보존적 치료가 대퇴비구 충돌증후군의 첫 번째 치료법으로 강력하게 옹호된다. 환자의 증상과 함께 운동 활동의 수준에 따라 치료 결정을 개별화할 수 있다. 증상이 종종 방사선 소견과 일치하지 않기 때문에 영상 소견만으로 결정하지 않는 것이 중요하다. 대퇴비구 충돌증후군의 초기 관리에는 교육, 활동 수정, 물리치료, 약물 치료 및 필요에 따라 주사로 구성된 복합적 접근 방식이 포함된다.

급성기

통증이 악화되면 자극적인 활동(운동 활동 또는 일부 일상 생활 활동)으로부터 짧은 상대적 휴식 시간이 도움이 된다. 상당한 통증이 있는 경우 목발이나 지팡이를 사용하여 보호된 체중 부하를 시도할 수 있다. 환자는 심한 관절운동을 피하는 것이 좋다.

아세트아미노펜 또는 비스테로이드성 항염증제는 일시적으로 통증을 완화하는데 사용할 수 있다. 비스테로이드성 항염증제는 고관절 관절병증 환자의 고관절 통증, 기능 및 전반적인 결과를 개선하는데 아세트아미노펜보다 더 효과적인 것으로 알려져 있다. 그러나 비스테로이드성 항염증제는 위장 부작용에 대해 특히 주의해서 사용해야 한다.[3] 마약성 진통제는 가능하면 피해야 하며 예외적인 상황(예: 비약물 개입이나 비마약성 진통제의 실패, 기타 국소적인 시술이 적절하지 않은 경우)에만 사용해야 한다.[25,26] 잠재적인 심각한 합병증을 고려하여 장기간 사용을 피해야 한다. 수술 평가 전에 3~6 개월의 포괄적인 복합적 치료가 권장된다.

물리치료

물리치료에는 스트레칭(특히, 고관절 굴곡근), 관절 가동술/신연, 강화 운동 및 신경근육 훈련이 포함된다. 스트레칭은 처음에 주의해야 한다. 일부에서는 종종 증상을 악화시키기 때문이다. 유연성이 증가함에 따라 둔근과 고관절 굴곡근/내전근 근육의 점진적 강화(초기 등척성에서 점진적 저항성 강화운동까지)를 실행해야 한다. 코어 근육 안정화 및 강화 운동이 추천된다. 관절 질환이 전반적인 균형과 관절 안정성에 해로운 영향을 미치기 때문에 모든 관절 질환에 대해 협응 및 고유감각 운동을 강조해야 한다. 또한 물리치료의 원칙 중 하나는 환자에게 치료 운동의 기본을 배우고 집에서 계속하도록 교육하는 것임을 강조하는 것이 중요하다. 그러나 대퇴비구 충돌증후군의 보존적 치료를 뒷받침하는 증거는 여전히 미약하다.[27]

주사

교육 과정, 물리 치료, 경구 진통제에도 불구하고 통증이 지속되면 단기 통증 완화를 위해 영상 유도 고관절 주사를 고려할 수 있다. 최근에는 효능에 대한 증거가 제한적인 히알루론산 또는 혈소판 풍부 혈장 주사(platelet-rich plasma injection) 등이 스테로이드 주사에 대한 대안으로 시도되었다. 치료 효과 외에도 영상 유도 주사는 진단이 어려운 환자(수반되는 요추 질환)에서 고관절 복합체(예: 비구순)에서 통증의 원인을 확인할 수 있다.[28] 수술에 적합하지 않은 만성 난해성 통증의 경우, 신경 차단술은 통증 관리를 위한 옵션으로 고려할 수 있다. 폐쇄신경과 대퇴신경의 가지가 신경 차단술 또는 절제술의 표적이 될 수 있으며, 일반적으로 영상 유도하에 수행된다.

수술의뢰

환자가 최소 6 개월 비수술요법에 반응하지 않고 일상생활 동작 및 운동 활동을 유지하지 못하여 삶의 질이 크게 저하되면 수술을 의뢰해야 한다. 수술 옵션에는 통증이 있는 비구순 파열에서 비구순의 제거하기 위한 개방 또는 관절 경시술, 대퇴골 일부 제거(골성형술), 비구 절골술 등이 포함된다. 가능한 합병증으로는 말초신경 손상, 전자부 불유합, 대퇴골두 골괴사, 대퇴경부 골절 등이 있다. 수술 후 회복 과정과 제한된 활동을 이해하는 것이 환자(특히, 운동선수)가 치료를 계획할 때 유용하다. Reiman 등의 체계적인 검토에 따르면 운동 선수 4명 중 1명은 수술적 개입 후 이전 수준의 스포츠 활동으로 돌아가지 않는 것으로 나타났다. 지금까지는 수술 결과에 대한 명확한 예측 변수가 없으므로 스포츠 복귀의 예후를 예측하기가 어렵다.[29]

요약

환자는 대퇴비구 충돌증후군의 명백한 임상 징후와 함께 국소 신경학적 증상과 징후(근력약화, 무감각) 없이 시간이 지남에 따라 악화되는 만성 고관절 통증을 나타낸다. 환자는 처음에 정상 범위 내에 있는 일상적인 고관절 단순방사선사진을 보였다. 추가 검사(Dunn 영상)에서는 대퇴비구 충돌증후군의 캠 유형과 고관절 자기공명영상에서는 비구순 파열이 있는 대퇴비구 충돌증후군이 진단되었다. 그는 운동 활동을 중단하고 비스테로이드성 항염증제를 사용했지만, 큰 호전은 없었다. 진단 및 치료적 목적의 고관절 주사와 물리치료로 고관절 통증은 호전되었다. 3개월 후 외래 방문하였을 때 환자는 일상생활동작에 제한 없이 통증 없는 상태를 유지했다. 그는 가끔 타이레놀을 사용하고 점진적 복귀 프로토콜을 시작하였다.

요점

- 고관절 통증은 신중한 평가가 필요한 여러 가지 원인에서 발생할 수 있다.
- 병력 청취와 신체진찰은 감별진단을 설명하고 치료 계획을 세우는 데 도움이 될 수 있다.
- 치료방법의 선택은 활동 수정, 자극적 활동 회피, 치료적 운동, 주사 및 수술 의뢰를 포함하여 개별 환자에 맞게 조정되어야 한다.

임상적 조언

고관절 골관절염으로 인한 통증은 종종 모호하며, 흔히 서혜부에서 발생하지만 다리 통증과 함께 고관절 측면과 후면(엉덩이 통증, 최대 71%)에 있을 수 있다.

대퇴비구 충돌은 고관절 굴곡 동안 비구형 대퇴골두가 비구로 충돌하는 캠 충돌과 비구순에 의해 대퇴골두-경부 접합부에 접하는 대퇴골두의 비구 커버리지가 증가하는 핀서 충돌로 나눌 수 있다.

영상 유도 고관절 주사는 진단이 어려운 환자의 고관절 복합체(예: 비구순)에서 통증의 원인을 찾는 데 유용할 수 있다.

참고문헌

1. E.C. Falvey, A. Franklyn-Miller, P.R. McCrory, The groin triangle: a patho-anatomical approach to the diagnosis of chronic groin pain in athletes, Br. J. Sports Med. 43 (3) (2009) 213-220.
2. P. Suri, D.C. Morgenroth, D.J. Hunter, Epidemiology of osteoarthritis and associated comorbidities, Pharm. Manag. PM R 4 (5, Suppl. ment) (2012) S10-S19.
3. N. Aresti, J. Kassam, N. Nicholas, P. Achan, Hip osteoarthritis, BMJ 354 (2016) i3405.
4. J.M. Leshe, P. Dreyfus, N. Hager, M. Kapan, M. Furman, Hip joint pain referral patterns: a descriptive study, Pain Med. 9 (1) (2008) 22-25.
5. J.W.T. Byrd, Evaluation of the hip: history and physical examination, North Am. J. Sports Phys. Ther. 2 (4) (2007) 231-240.
6. W.N. Sankar, T.H. Matheney, I. Zaltz, Femoroacetabular impingement: current concepts and controversies, Orthop. Clin. North Am. 44 (4) (2013) 575-589.
7. C. Schueller-Weidekamm, J. Teh, Inflammatory conditions of the hip, Semin. Musculoskelet. Radiol. 21 (5) (2017) 589-603.
8. A. Cianci, D. Sugimoto, A. Stracciolini, Y.M. Yen, M.S. Kocher, P.A. d-Hemecourt, Nonoperative management of labral tears of the hip in adolescent athletes: description of sports participation, interventions, comorbidity, and outcomes, Clin. J. Sport. Med. 29 (1) (2019) 24-28.
9. S.J. Parsons, N. Steele, Osteonecrosis of the femoral head: Part 1-Aetiology, pathogenesis, investigation, classification, Curr. Orthop. 21 (6) (2007) 457-463.
10. D. Resnick, G. Niwayama, Diagnosis of Bone and Joint Disorders, vols. 1-6, 1988.
11. B. Rothschild, Trochanteric area pain, the result of a quartet of bursal inflammation, World J. Orthop. 4 (3) (2013) 100-102.
12. C.N. Anderson, Iliopsoas: pathology, diagnosis, and treatment, Clin. Sports Med. 35 (3) (2016) 419-433.
13. I.M. Van Mieghem, A. Boets, R. Sciot, I. van Breuseghem, Ischiogluteal bursitis: an uncommon type of bursitis, Skeletal Radiol. 33 (7) (2004) 413-416.
14. E.P. McCormack, M. Alam, N.J. Erickson, A.A. Cherrick, E. Powell, J.H. Sherman, Use of MRI in diabetic lumbosacral radiculoplexus neuropathy: case report and review of the literature, Acta. Neurochir.(Wien) 160 (11) (2018) 2225-2227.
15. J.L. Bloem, I.I. Reidsma, Bone and soft tissue tumors of hip and pelvis, Eur. J. Radiol. 81 (12) (2012) 3793-3801.
16. D. Nascimento, G. Suchard, M. Hatem, A. de Abreu, The role of magnetic resonance imaging in the evaluation of bone tumours and tumour-like lesions, Insights Imaging 5 (4) (2014) 419-440.
17. Y.K. Lee, K.S. Park, Y.C. Ha, K.H. Koo, Arthroscopic treatment for acute septic arthritis of the hip joint in adults, Knee Surg. Sports Traumatol. Arthrosc. 22 (4) (2014) 942-945.
18. L. Nallamshetty, J.M. Buchowski, L.A. Nazarian, et al., Septic arthritis of the hip following cortisone injection: case report and review of the literature, Clin. Imaging 27 (4) (2003) 225-228.
19. R. Sutter, C.W.A. Pfirrmann, Update on femoroacetabular impingement: what is new, and how should we assess it- Semin. Musculoskelet. Radiol. 21 (5) (2017) 518-528.
20. J. Parvizi, M. Leunig, R. Ganz, Femoroacetabular impingement, J. Am. Acad. Orthop. Surg. 15 (9) (2007) 561-570.
21. J.C. Clohisy, J.C. Carlisle, P.E. Beaule, et al., A systematic approach to the plain radiographic evaluation of the young adult hip, J. Bone Joint Surg. 90 (Suppl. 4) (2008) 47-66.
22. S.-J. Lim, Y.-S. Park, Plain radiography of the hip: a review of radiographic techniques and image features, Hip Pelvis 27 (3) (2015) 125-134.
23. A. Ghaffari, I. Davis, T. Storey, M. Moser, Current concepts of femoroacetabular impingement, Radiol. Clin. North Am. 56 (6) (2018) 965-982.
24. T.T. Miller, Abnormalities in and around the hip: MR imaging versus sonography, Magn. Reson. Imaging. Clin. N. Am. 13 (4) (2005) 799-809.
25. D.J. Hunter, S. Bierma-Zeinstra, Osteoarthritis, Lancet 393 (10182) (2019) 1745-1759.
26. C. Zeng, M. Dubreuil, M.R. LaRochelle, et al., Association of tramadol with all-cause mortality among patients with osteoarthritis, J. Am. Med. Assoc. 321 (10) (2019) 969-982.
27. P.D. Wall, M. Fernandez, D.R. Griffin, N.E. Foster, Nonoperative treatment for femoroacetabular impingement: a systematic review of the literature, Pharm. Manag. PMR 5 (5) (2013) 418-426.
28. O.R. Ayeni, F. Farrokhyar, S. Crouch, K. Chan, S. Sprague, M. Bhandari, Pre-operative intra-articular hip injection as a predictor of short-term outcome following arthroscopic management of femoroacetabular impingement, Knee Surg. Sports Traumatol. Arthrosc. 22 (4) (2014) 801-805.
29. M.P. Reiman, S. Peters, J. Sylvain, S. Hagymasi, R.C. Mather, A.P. Goode, Femoroacetabular impingement surgery allows 74% of athletes to return to the same competitive level of sports participation but their level of performance remains unreported: a systematic review with meta-analysis, Br. J. Sports Med. 52 (15) (2018) 972-981.
30. K.M. de Bruijn, G. Franssen, T.M. van Ginhoven, A stepwise approach to 'groin pain' : a common symptom, an uncommon cause, BMJ Case Rep. 2013 (2013).

CHAPTER 7

팔꿈치 통증(Elbow Pain)

Dr. Subhadra Nori, MD ■ Dr. Jasmine H. Harris, MD

증례 기록

58세의 오른손잡이 남성은 오른쪽 팔꿈치 통증으로 재활의학과 외래를 방문하였다. 그의 통증은 팔꿈치의 안쪽 부분에 있었다. 통증은 4개월 전에 시작되었고 처음에는 둔하고 쑤시는 느낌이었지만 1개월 동안 그의 안쪽 팔뚝에 방사되는 날카로운 통증으로 악화되었다. 그는 10점 시각적 아날로그 척도에서 통증이 6이라고 하였다. 그는 지난 3주 동안 손바닥과 새끼 손가락의 내측면에 가끔 무감각과 따끔거림이 있었는데, 이는 지난 달에는 나타나지 않았다. 때때로 고통은 그를 잠에서 깨웠다. 어떤 선행 사건, 외상 또는 사고는 없었다. 그는 목 통증, 팔 또는 손의 위약감을 호소하지 않았다. 그는 이부프로펜을 복용했는데 처음에는 도움이 되었지만 지금은 통증 완화에 효과가 미미하였다.

[문진]

과거력: 당뇨 병력이 있으며 지난 15년간 메트포르민(metformin) 500 mg을 매일 복용.
무릎 골관절염이 있음.
사회력: 정비공. 부인과 사별 후 단독주택에서 22살 아들과 살고 있음. 하루에 3~4개피 정도 담배를 피움.
수술력: 13살에 편도절제술
알레르기: 조개류, 꽃가루
복용약물: 메트포르민(metformin) 500 mg 하루 2회, 때때로 타이레놀(tylenol) 및 이부프로펜(ibuprofen)

[생체징후 및 신체계측]

혈압 128/78 mmHg, 맥박 분당 72회, 호흡수 분당 14회, 체온 36.8℃, 신장 155.5 cm,
체중 106.6 kg, 체질량지수(BMI) 32.2 kg/m^2

[신경근골격계 검사]

전신상태: 비만한 중년 남성, 경도의 고통, 의식명료
두부, 양눈, 양귀, 코 및 입: 외안구 움직임 정상, 안검하수 없음, 황달 없음
사지: 부종 없음, 피부발진 없음, 수술반흔 없음, 경추에서 연축 없음
경추의 관절가동범위는 모든 방향에서 정상
운동 검사: 어깨 외전, 팔꿈치 굴곡 및 신전, 손목 신전, 손가락 외전, 손가락 굴곡 5/5.
유발 검사: 우측 주목을 쥔 상태에서 저항성 손목 굴곡 및 회내 동작을 할 때 팔꿈치 외측 부위 통증 때문에 포기함.
심부건반사: 양측 상완이두근, 상완요골근, 상완삼두근 1+. 호프만 음성
근긴장도 정상
요골동맥 맥박 2+
감각검사: 팔 및 앞팔 모든 피부 분절에서 가벼운 접촉에 정상,
제 4, 5 수지의 손등 및 손바닥 척측에서 가벼운 접촉에 대한 감각 감소
내측상과 촉진 시 근골격계 통증
근위축 없음, 변형 없음
팔꿈치 관절가동범위 정상이지만 팔꿈치 굴곡 끝부분에서 통증이 있었으며 어깨 및 손목은 이상 없었음.
보행 정상이며 통증 없음

[검사실 검사]

백혈구(WBC) 6500 cell/mL, 혈중요소질소(BUN)/크레아티닌(Cr) 21 mg/dL/0.9 mg/dL,
당화혈색소(HbA1C) 6.4%

일반적인 고찰

내측 팔꿈치 통증에는 몇 가지 원인이 있다. 가장 가능성이 높은 상태를 식별하기 위해 감별 진단을 시행해야 한다. 동시에 존재하는 둘 이상의 상태에 대한 가능성을 인식해야 한다. 병력에는 최근의 외상, 수술, 질병 및 정맥 약물 사용에 대한 질문이 포함되어야 한다. 신체진찰에는 경추, 어깨, 팔꿈치, 손목 및 손의 검사가 증상이 없는 쪽과 비교하여 포함되어야 한다. 손의 무감각과 저림이 있거나 감각 검사에서 이상 소견이 있는 경우, 신경 압박의 가능성에 대해 추가 검사를 시행해야 한다.

감별진단

1. **내측상과염**(medial epicondylitis) — 골퍼 팔꿈치라고도 한다. 환자는 내측상과에 통증을 호소한다. 반복적인 팔꿈치의 외반 스트레스와 굴곡에 의해 총굴근힘줄(common flexor tendon)의 염증 및 내측상과의 비대로 이어지면서 발생한다. 통증은 손목의 굴곡과 내전으로 재현된다. 척골신경병증[1]이 관련될 수 있다(그림 7.1).

2. **척골측부인대 염좌**(ulnar collateral ligament sprain) — 일반적으로 야구 투수, 테니스 선수, 축구 쿼터백 및 배구 선수와 같은 오버헤드 운동선수에게 나타난다. 이런 선수들에서 척골측부인대 파열을 간과하지 않는 것이 중요하다.

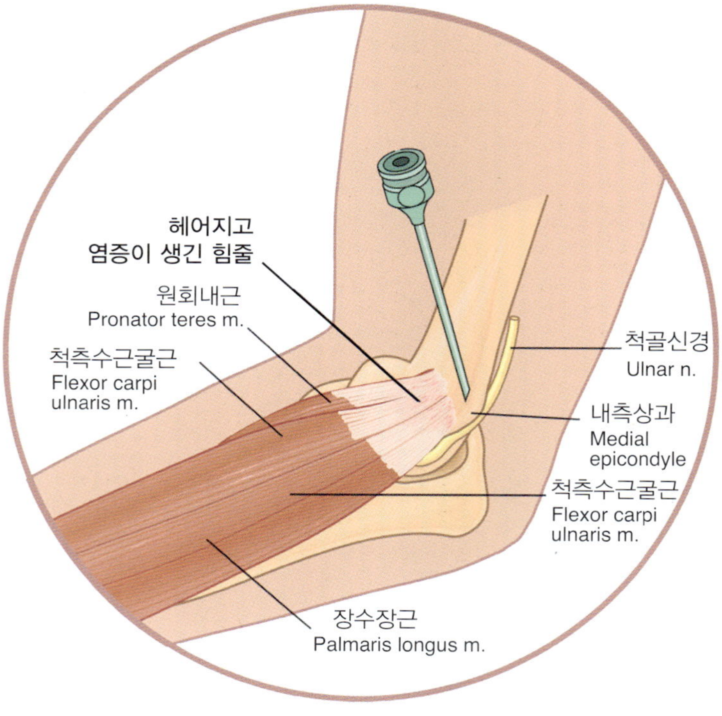

그림 7.1 팔꿈치 내측의 해부학적 구조. (S.D. Waldman, Atlas of Pain Management Injection Techniques, 3e, Elsevier, Philadelphia, 2012, Fig. 49-3.)

3. **주관절터널증후군**(cubital tunnel syndrome) — 운동 선수와 육체 노동자 또는 반복적인 동작에 노출된 작업자에게서 흔히 발견되는 내측 팔꿈치 통증이다. 발병률은 상당히 높으며 근로자의 경우 연간 1인당 0.8%의 비율로 보고된다.[4] 주관절터널은 내측에는 내측상과, 후방에는 주두돌기가 위치하고 Osborne 인대와 척골 측부인대에 의해 경계를 이루고 있다. 척골신경은 이 터널을 통과하며 압박에 취약하다.

4. **이단성골연골염**(osteochodritis dissecans) — 뼈와 연골의 염증 상태로 정의된다. 이것은 뼈와 연골이 국소적으로 괴사되어 뼈와 연골의 조각화를 초래할 수 있다. 이단성골연골염은 청소년기(12-14세)에 특히 던지는 스포츠 또는 야구나 하키와 같은 상지 우세한 스포츠에서 가장 흔히 볼 수 있다. 따라서 일반적인 용어는 리틀 리거 엘보우(little leaguer elbow)이다.[16]

팔꿈치의 주두(olecranon)와 활차(trochlea)에서도 발생하지만, 가장 흔하게 발생하는 부위는 상완골소두(capitellum)이다. 하나 이상의 관절 연골 조각이 분리되며 관절 내에서 유리체를 형성한다. 분리된 조각은 활액의 영양분으로 인해 골화될 수 있다. 연골이 손상되어 유리체를 형성할 수 있다. 진통제, 비스테로이드성 항염증제, 관절을 고정하는 보조기와 같은 보존적 방법이 적용된다. 치료에는 통증을 일으키지 않는 운동범위로 설정된 경첩이 달린 보조기, 6-12주 동안 증상을 악화시키는 스포츠 또는 활동 중단, 활동 수정 및 작업치료 등이 포함된다.[17]

수술적 관리: 관절경 수술의 목적은 전방 팔꿈치를 평가하고, 유리체와 파편을 제거하고, 증가된 혈류를 자극하기 위해 괴사된 뼈를 제거하는 것이다. 큰 조각은 K 와이어나 나사 고정을 통해 상완소골두에 다시 부착할 수 있다. 심한 경우 골연골 이식이 필요할 수 있다.[18,19]

5. **척골상완 골관절염**(ulnohumeral osteoarthritis) — 팔꿈치 통증으로 나타난다. 초기에 남성보다는 여성에 영향을 준다. 환자는 심한 굴곡과 신전에서 팔꿈치 통증을 호소한다. 팔꿈치를 최대로 신전할 때, 주두의 퇴행성 골극은 주두와(olecranon fossa)에 존재하는 골극과 충돌한다. 팔꿈치를 최대로 굴곡에서 활차와 구돌(coronoid)의 골극들이 충돌을 일으킨다.
통증과 함께 팔꿈치 뻣뻣함과 관절운동제한은 이러한 충돌 골조직과 질병 과정에서 흔하게 발생하는 섬유막 구축으로 인해 발생한다. 관절내 유리체의 존재로 인해 걸리는 느낌과 잠금과 같은 역학적 증상이 나타날 수 있다. 관절운동제한과 통증 외에도 팔꿈치 관절염 환자는 종종 무거운 물건을 운반할 수 없다고 호소한다.

치료는 비스테로이드성 항염증제를 통한 통증 완화, 물리/작업 치료, 관절운동, 브레이싱과 자세수정 기술, 부하를 줄이는 팔꿈치 보조기이다. 보존적 치료가 실패할 경우, 과도한 움직임에서 충돌 증상과 통증이 있는 환자이나 기능 범위에 미치지 못하는 제한된 관절운동과 관련된 경도에서 중등도의 퇴행성 변화가 있는 환자에게 외과적 척골상완 관절성형술, 개방 골관절낭 변연절제술, 관절경 변연절제술이 권장된다. 60~65세 이상의 환자의 경우, 팔꿈치 전치환술이 최적의 치료이며, 심한 퇴행성 변화가 있는 상황에서 제한된 관절운동과 팔꿈치 통증을 호소하는 환자에서도 고려된다.

6. **잠복 골절**(occult fracture) — 낙상 또는 기타 유형의 급성 손상으로 인해 발생할 수 있다. 이러한 골절은 반복적인 손상이나 골다공증 뼈와 같이 약한 뼈에 정상적인 스트레스가 주어질 때도 발생할 수 있다. 반복적인 손상으로 인한 골절은 피로 골절(fatigue fracture)이다. 약한 뼈에 대한 정상적인 스트레스로 인해 발생하는 것은 부전 골절(insufficiency fracture)이다. 이런 골절들을 스트레스 골절이다. 이러한 기능은 장기간의 스테로이드 사용으로 인해 일어날 수 있다. 자기공명영상은 잠복 골절을 진단하기 위한 가장 좋은 방법 중 하나이다. 치료는 원인에 따라 다르다. 보조기가 도움이 된다. 보존적 치료가 실패하면 환자는 외과적 고정이 필요할 수 있다.

증례 고찰

환자는 이전의 외상이나 질병을 보고하지 않았다. 신경병증의 다른 원인을 배제하기 위해 경추를 평가해야 한다. 척골신경 질환에서 볼 수 있는 것처럼 손의 내재 근육에 근육 위축이 있는지 검사해야 한다. 신경 압박에 기여할 수 있는 모든 이상 소견에 대한 동적 평가로 팔꿈치의 능동 및 수동 관절운동검사가 사용될 수 있다. 2점 식별은 모노 필라멘트를 사용하여 환자의 감각 상실을 정확하게 검사하는 것이다. 모든 상지 근육의 근력을 검사하며, 특히 쥐는 힘의 강도와 저항에 대해 손가락 외전 근력을 측정한다. 유발 검사에는 척골신경이 팔꿈치 근위부에서 충격을 받았을 때 환자가 척골신경 분포에서 저린감을 경험하는 틴넬징후(Tinel sign)가 포함된다. 팔꿈치 굴곡-압박 검사(elbow flexion-compression test)는 또 다른 유발 검사로, 환자가 팔꿈치를 구부린 상태에서 척골신경 분포에 저림을 경험하면 양성이다. 다른 검사로는 압박 검사(compression test)와 척골신경 아탈구(ulnar nerve subluxation)가 있다.

내측상과염은 일반적으로 40~60세에서 볼 수 있다. 운동 선수 이외에도 5%의 유병률을 보이는 일반적인 직업성 질환이다. 내측상과염과 팔꿈치 척골신경병증은 23%~61%에서 공통적인 연관성이 있다.[2] 내측상과염의 분류는 척골신경병증의 동반유무와 중증도와 관련이 있다. 1 형에는 신경병증이 없는 상과염, IIA 형은 척골신경의 손상은 없지만 증상이 있는 경우, IIB 형은 척골신경병증의 임상증상과 근전도 변화가 있는 경우이다.[3]

주관절터널증후군은 운동 선수와 육체 노동자 또는 반복적인 동작에 노출된 근로자에게서 발견되는 일반적인 내측 팔꿈치 통증이다. 주관절터널증후군의 발생률은 매우 높으며 근로자의 연간 1인당 0.8%의 비율로 보고된다(그림 7.2).[4] 척골 손의 감각 이상은 또한 C8/T1 신경근 압박, 상완신경총병증(하부 간부 또는 내측 코드 병변), 흉곽출구증후군, 팔꿈치의 주관절터널에서 척골신경 압박, 손목에서 가이온관 내 척골신경 압박으로 인해 발생할 수 있다.[5] 경부 신경근병증은 일반적으로 팔로 방사되는 목 통증, 감각 변화, 엄지 외전근(정중신경 지배) 및 손가락 신전근(요골신경 지배)과 같은 정중신경과 요골신경이 지배하는 근육의 약화를 보고하며, 감각 변화가 전완 내측으로 확장된다.

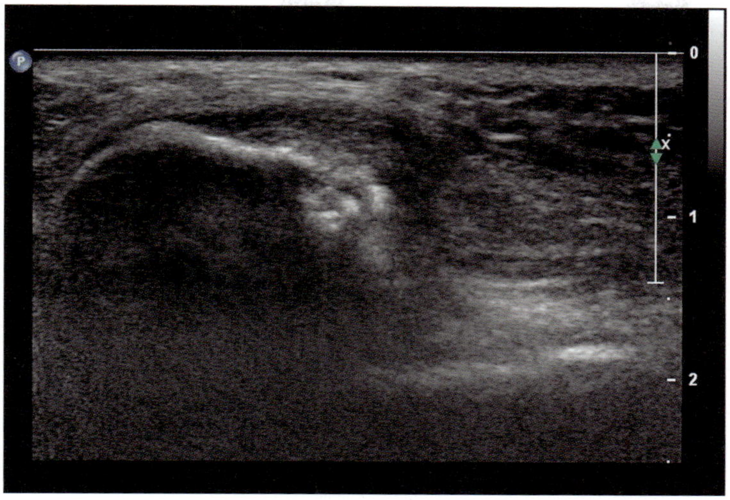

그림 7.2 총수지굴곡힘줄의 석회화. From A.M. Highland, Imaging of the elbow, In: D. Stanley, I. Trail (Eds.), Operative Elbow Surgery, Elsevier, Philadelphia, 2012, 67-89, Fig. 5-7.)

객관적인 데이터

일반 혈액 검사 — 정상
응고 패널 — 정상
일반 대사 패널 — 정상

전기진단검사

정중 및 척골 감각 및 운동 신경전도검사는 손목의 잠시, 진폭 및 신경전도속도는 정상이다. 그러나 척골운동신경의 전도속도는 팔꿈치에서 38 m/s로 감소한다. 무지에서 측정한 정중 및 요골감각반응 사이에 잠시의 유의한 차이가 없었다. 침근전도검사는 단무지외전근, 소지외전근 또는 경추부척추근육에서 비정상적인 자발전위는 관찰되지 않았다. 이런 결과는 팔꿈치 부위에서 척골신경병증을 암시한다.

제안된 질환 및 병리생체역학의 검토

팔꿈치는 척골의 주두와 상완골의 활차 사이의 관절에 의해 형성된 활액 경첩관절이다. 팔꿈치는 관절낭, 척골측부인대, 전완의 굴곡근과 신전근에 의해 안정화된다. 이러한 구조 중 하나가 손상되면 다른 구조에 대한 스트레스가 증가한다. 굴곡근-회내근 그룹의 근육은 원회내근(pronator teres), 요측수근굴곡근(flexor carpi radialis), 장장근(palmaris longus), 천지굴근(flexor digitorum superficialis) 및 척측수근굴곡근(flexor carpi ulnaris)을 포함한다. 요측수근굴곡근, 장장근, 척측수근굴곡근은 총굴곡힘줄을 형성한다.[2]

내측상과염은 총굴곡힘줄의 퇴행성 변화가 동반되지만 보다 구체적으로는 원회내근과 요측수근굴곡근이 관련된다. 내측 결합된 힘줄에서 나온 원회내근은 내측상과염 발생과 관련되어 있다.[4] 내측상과염의 병리학적 특징은 외측상과염과 유사하며 퇴화, 혈관섬유모세포 변화 및 부적절한 회복 반응을 보이며, 이것들은 힘줄병증과 파열로 이어진다.

내측상과염을 일으키는 직업과 관련된 위험 요소에는 하루 2시간 이상 5kg 이상의 무게를 들거나 하루 10번 이상 20kg 이상의 무게를 드는 경우, 하루 1시간 이상 손을 강하게 쥐기, 하루 2시간 이상 반복적으로 팔꿈치 관절을 움직이거나, 하루 2시간 이상 진동 도구의 사용을 포함한다.[5]

내측상과염은 척골신경 침범이 없는 제 1형과 척골신경 침범이 있는 제 2형의 두 가지 유형으로 분류된다. 제 2 형 내측상과염의 예후는 제 1 형의 예후보다 나쁘기 때문에 척골신경 증상이 있는 환자의 신중한 진단과 치료가 종종 결과를 결정한다.

배내측 팔꿈치에서 척골신경은 주관절터널을 지나가는데, 주관절터널은 상완골의 내측상과, 척골의 주두 돌기, 오스본 인대 및 내측측부인대 사이에 위치한 공간이다.[6] 도구를 일정한 위치에 계속 잡고 반복적인 동작을 하는 직업에서 주관절터널증후군이 발견될 수 있다.[7] 비만과 당뇨병이 있는 환자도 주관절터널증후군의 위험이 증가한다. 당뇨병은 미세혈관 신경 손상을 일으켜 신진대사를 변경하여 국소 허혈을 일으키거나 신경의 신진 대사를 방해한다.[8]

상과염 및 단일신경병증의 임상적 징후 및 증상

내측상과염의 증상은 일반적으로 활동과 관련된 내측상과 주위에 국한된 간헐적 통증으로 설명된다. 이런 통증은 7일 중 4일 이상 발생한다. 신체진찰에서 손목 굴곡 또는 회내운동 및/또는 외반 스트레스로 통증이 재현된다. 환자는 야간 통증과 휴식시 통증을 호소할 수 있다. 주관절터널증후군은 전완 내측, 손목 및 손의 제4,5 수지에서 간헐적 감각 이상을 호소한다. 감각 이상은 전완, 손목 또는 손의 저항과 팔꿈치 굴곡-압박 검사를 통해 재현될 수 있다. 주관절터널 검사에는 팔꿈치 굴곡과 척골신경에 대한 직접적인 압력이 포함된다. 더 심한 경우 제4,5 수지의 감각 상실이나 손의 내재근의 근력약화를 평가하는 것이 중요하다.

근전도검사

근전도검사는 포착 부위의 위치를 지정하는데 도움이 될 수 있으며 경추 신경근병증이나 상완신경총병증과 같은 다른 진단을 배제할 수 있다. 팔꿈치의 척골신경병증은 척골운동신경전도검사에서 팔꿈치 부위의 전도속도가 느리다는 것을 나타내며, 이는 국소 탈수초화로 인한 전도차단을 나타낸다. 감각, 혼합 척골신경전도검사 및 분절 자극 검사를 사용하여 병변 위치를 찾아낼 수 있다.

침근전도검사 또한 병변의 위치 지정을 하는데 도움이 될 수 있다.[9] 심한 척골신경 손상이 있는 경우, 척골신경에 의해 지배되는 근육에서 세동전위와 양성예파를 동반한 비정상 자발전위가 관찰되고 척골신경에 의해 지배받는 근육의 운동단위 활동전위가 심하게 감소한다.

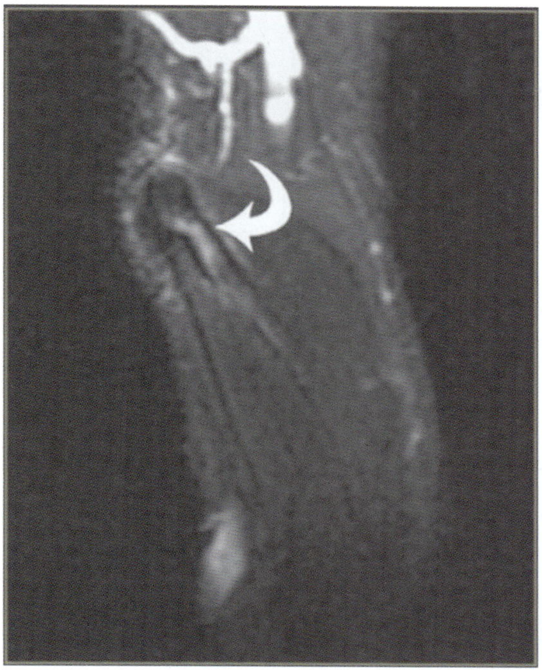

그림 7.3 팔꿈치 내측의 초음파 사진(구부러진 화살표). 내측상과/총수지굴곡힘줄 영역에서 주변 액체와 증가된 신호 강도.
(From G. Abrams, M. Safran, Presentation, Imaging and Treatment of Common Musculoskeletal Conditions, Saunders, Philadelphia, 2011, 133-135, Fig. 32-2.)

영상 검사

내측상과염의 초기 평가에서 영상 검사가 필수적이지 않을 수 있다. 보존적 치료에 증상이 호전되지 않거나 다른 질환이 의심되는 경우 영상 검사가 권장된다. 단순방사선사진은 정상으로 보일 수 있지만 내측상과에 인접한 석회화가 뼈 충돌, 골관절염 및 이전 외상의 증거가 있는 경우 유용하다.[10]

자기공명영상 및 초음파도 사용할 수 있다. 척골신경 침범 징후가 있는 경우 자기공명영상이 선호된다. 척골신경염은 T2 강조 영상에서 신경이 두꺼워지고 신호 강도가 증가하는 것으로 식별된다.[2] 자기공명영상은 굴곡근-회내근의 이상, 관절내 유리체, 내측측부인대 손상 및 척골신경 포착뿐 아니라 종괴, 두꺼워진 지대와 같은 다른 연부조직 이상을 식별하는 데 도움이 될 수 있다. 신호 강도가 증가하고 힘줄이 두꺼워지는 힘줄병증을 보여준다. 또한 다른 진단을 배제하기 위해 상완신경총과 경추 영상을 시행한다.

초음파검사는 팔꿈치의 병리학적 상태를 평가하는 데 도움이 된다. 근골격 초음파는 척골신경을 영상화하는데 사용할 수 있는 비침습적 동적 영상기법이다.[11] 초음파는 삼출물, 유리체, 인대의 전체 또는 부분 파열을 식별할 수 있다. 초음파 검사에서 힘줄병증은 저에코발생 및 힘줄비대(외측신전근 힘줄의 경우 >4.2mm)로 나타난다. 또한 석회화와 뼈의 불규칙성도 보인다. 신생 혈관으로 인한 칼러 또는 파워 도플러의 충혈은 환자의 증상과 관련이 있다(그림 7.3).[12]

자기공명영상은 팔꿈치 관절을 평가하는데 임상적으로 유용한 정보를 제공한다. 근육, 인대 및 힘줄의 뛰어난 해상도와 신경, 골수 및 유리질 연골을 직접 시각화하는 능력은 다른 영상검사에 비해 뛰어난 자기공명영상의 장점이다. 표면 코일 설계의 지속적인 개선과 새로운 펄스 시퀀스로 인해 팔꿈치의 자기공명영상의 질이 향상되었다. 팔꿈치의 외상성 및 퇴행성 장애는 자기공명영상에서 잘 보인다. 외반 스트레스로 인한 내측 견인 및 외측 압박의 후유증에는 내측측부인대 손상, 공통 굴곡건 질환, 내측 견인 극(spur), 척골신경병증 및 이단성골연골염이 포함된다.

고찰

급성기

주관절터널증후군 치료는 일반적으로 최소 6개월 동안 보존적이다. 또한 환자의 90%는 상과염의 보존적 치료로 증상이 해결될 것이다. 보존적 치료에는 휴식, 얼음 찜질, 비스테로이드성 항염증제 및 물리 치료가 포함된다.[13]

처음에는 자극적인 활동에서 쉬는 것이 필요하다. 불활동성 위축을 피하기 위해 절대적인 고정은 피한다. 국소 혈관 수축 및 진통 효과를 위해 하루에 3-4회 20분 동안 얼음을 대는 것이 좋다.[14]

내측상과염에 대한 다른 치료 방법으로 침술, 교정 장치, 레이저치료, 전기치료, 운동치료 및 가동술이 있지만 이러한 치료의 효과는 알려져 있지 않다.

약물 치료

경구 비스테로이드성 항염증제는 통증 완화를 위해 처방될 수 있으며 의학적 금기 사항이 없고 환자가 견딜 수 있는 경우 1~2주 동안 투여할 수 있다. 항염증제는 힘줄주위 활막염으로 인한 통증을 완화해서 내측상과염에 유익한 것으로 생각한다. 야간 부목은 척골신경염 환자의 경우 팔꿈치를 신전 상태에서 부목을 시행해야 한다.[14]

물리치료 및 도수치료

물리치료는 회복에 필수적이다. 재활 스트레칭 및 강화 운동이 점진적으로 실행된다. 손목과 팔꿈치의 관절운동은 통증을 일으키지 않는 범위 내에서 시작한다. 힘줄에 의도하지 않은 과도한 스트레스를 가하지 않기 위해 수동 관절운동과 편심성 수축을 초기에는 피한다. 통증이 없는 기능적 운동범위에 이르게 되면 인대 강화가 시작된다. 동심성 개방 및 폐쇄 사슬 운동이 사용되며, 무게와 반복을 증가시켜 굴곡근과 회내근의 파워를 증가시킨다. 마지막으로 팔꿈치 굴곡근의 편측성 근력 강화를 실시한다.[15]

스테로이드 주사

스테로이드는 상과염 치료에 사용되었지만 그 효능을 뒷받침하는 결정적인 문헌은 없다.

스테로이드 주사는 단기(6주 이하) 통증 완화, 쥐는 힘의 증가 및 전반적인 개선에 효과적이지만 중장기 효과는 제공하지 않는다. 만성 상과염에서 혈소판 풍부 혈장주사는 통증과 증상을 효과적으로 줄이는 것으로 보고되었다.[16]

만성기

수술의뢰

보존적 치료가 실패하면 외과적 치료를 고려해야 한다. 증상의 중증도에 따라 다양한 수술 방법을 사용할 수 있다. 경미한 내측상과염 증상은, 내측상과 절제술로 상당히 완화된다. 척골신경의 감압과 총굴곡힘줄 기시점의 박리를 동시에 시행하는 경우 장기적으로 척골신경 기능 호전에 도움이 된다.[4]

요약

환자는 특히 내측 팔꿈치에서 만성 통증을 호소하였다. 그는 내측 총굴곡힘줄의 기능장애를 암시하는 증상과 징후를 보였다. 추가 평가에는 진단을 확인한 단순방사선사진과 초음파 영상이 포함되었다. 처음에 그는 스트레칭으로 구성된 작업 치료와 내측상과에 대한 초음파를 받았다.

그는 내재근 강화 프로그램을 시작했고, 보조기 착용에 대해 교육을 받았으며, 굴곡근 스트레칭에 초점을 맞춘 가정 운동 프로그램을 시작했다. 4주 추적 관찰에서 그는 경미한 호전만을 보고했고, 그 후 1cc의 데포메드롤(Depo-Medrol)과 2cc의 리도카인으로 초음파 유도주사를 내측상과에 시행하여 상당히 호전되었다. 그는 여전히 팔뚝 버팀대를 사용하고 손가락 쥐는 스타일을 수정하였다. 근력은 약간 향상되었다.

요점

- 팔꿈치 통증의 근본 병인은 다양하며 근골격계 문제인지, 신경병성 문제인지, 국소적인 문제인지, 원거리 문제인지 통증 발생원을 분류할 수 있다.
  구조적 접근 방식은 복잡한 병인을 구별하는데 유용하다.
- 통증의 위치, 압통, 생체역학 평가, 유발 검사 및 기능 검사를 포함하여 병력청취와 신체검사의 모든 부분에 세심한 주의를 기울여야 한다.
- 치료 방법은 교육, 보조기, 치료 운동, 정확한 주사 또는 수술을 포함하여 개별 환자에 맞게 조정되어야 하며, 개인의 활동 수준과 직장 복귀 또는 스포츠 관련 여부에 대한 특별한 고려가 포함되어야 한다.

참고문헌

1. S. Di Giacomo, et al., Management of epicondylitis and epitrochleitis, In: G. Porcellini, R. Rotini, S. Stignani Kantar, S. Di Giacomo (Eds.), The Elbow, Springer, Cham, 2018.
2. D.M. Walz, J.S. Newman, G.P. Konin, G. Ross, Epicondylitis: pathogenesis, imaging, and treatment, Radiographics 30 (1) (2010) 167–184.
3. R.M. van Rijn, B.M.A. Huisstede, B.W. Koes, A. Burdorf, Associations between work-related factors and specific disorders at the elbow: a systematic literature review, Rheumatol. 48 (5) (2009) 528–536.
4. C. Brady, A. Dutta, Medial epicondylitis and medial elbow pain syndrome: current treatment strategies, J. Musculoskelet. Disord. Treat 2 (2016) 014.
5. R.M. van Rijn, B.M.A. Huisstede, B.W. Koes, A. Burdorf, Associations between work-related factors and specific disorders at the elbow: a systematic literature review, Rheumatology 48 (5) (2009) 528–536.
6. K. Eberlin, Y. Marjoua, J. Jupiter, Compressive neuropathy of the ulnar nerve: a perspective on history and current controversies, J. Hand Surg. Am. 42 (6) (2017) 464–469.
7. A. Descatha, A. Leclerc, J.F. Chastang, et al., Incidence of ulnar nerve entrapment at the elbow in repetitive work, Scand. J. Work. Environ. Health 30 (2004) 234–240.
8. S. Cutts, Cubital tunnel syndrome, Postgrad. Med. J. 83 (975) (2007) 28–31.
9. B.E. Shapiro, D.C. Preston, Entrapment and compressive neuropathies, Med. Clin. North Am. 93 (2) (2009) 285–315.
10. S. Blease, D.W. Stoller, M.R. Safran, A.E Li, R.C. Fritz, The elbow, In: D.W. Stoller, ed., Magnetic resonance imaging in orthopaedics and sports medicine. 3e. Lippincott, Williams & Wilkins, Philadelphia, 2007, 1463–1626.
11. G.P. Konin, L.N. Nazarian, D.M. Walz, US of the elbow: indications, technique, normal anatomy and pathologic conditions, Radiographics 33 (4) (2013) E125–E147.
12. J.A. Jacobson, Fundamentals of Musculoskeletal Ultrasound, 3e, Elsevier, Philadelphia, 2018.
13. S.F. Kane, J.H. Lynch, J.C. Taylor, Evaluation of elbow pain in adults, Am. Fam. Physician 89 (8) (2014) 649–657.
14. M.G. Ciccotti, M.N. Ramani, Medial epicondylitis, Tech. Hand Up. Extrem. Surg. 7 (4) (2003) 190–196.
15. N.H. Amin, et al., Medial epicondylitis: evaluation and management, J. Am. Acad. Orthopaed. Surg. 23 (6) (2015) 348.
16. M.C. Ciccotti, M.A. Schwartz, M.G. Ciccotti, Diagnosis and treatment of medial epicondylitis of the elbow. Clin. Sports Med. 23 (2004), 693–705.

CHAPTER 8

발과 발목 통증(Foot and Ankle Pain)

Dr. Se Won Lee, MD ■ Dr. Mohammed Emam, MD

증례 기록

57세의 아프리카계 미국인 여성이 부상이나 외상 없이 오른쪽 발과 발목 통증을 호소하며 재활의학과 외래에 내원하였다. 통증은 약 9개월 동안 지속되었으며 점차 악화되고 있다. 그녀는 통증이 지속적이고 장시간 서 있고 걸을 때 악화된다고 보고하였다. 그녀는 일시적으로 도움이 될 것 같은 나프록센(naproxen)을 가끔 복용한다. 오른쪽 발목에 경미한 부기가 있다. 그녀는 저린감이나 감각저하를 호소하지 않는다.
걷기와 업무를 포함한 일상 활동은 통증 때문에 방해를 받는다. 그녀는 하지의 국소적 약화를 부인한다.
그녀의 계통적 문진은 간헐적 요통에 대해 중요하며 그 외에는 음성이다.
그녀는 주치의에게 진찰을 받았으며 발과 발목의 단순방사선사진을 촬영하였다.

[문진]

과거력: 고혈압의 병력이 있으며 지난 10년 동안 하루에 한 번 히드로클로로티아지드(hydrochlothiazide) 25mg을 복용. 폐경 상태.
수술력: 4년 전 요추 수술(감압 및 유합술).
사회력: 세일즈 매니저로 근무중. 가족(남편과 딸)과 함께 엘리베이터가 있는 4층 아파트에 살고 있음.
알레르기: 약물 알레르기 없음
복용약물: 히드로클로로티아지드(hydrochlothiazide) 25 mg O.D., 때때로 나프록센(naproxen).

[생체징후 및 신체계측]

혈압 130/72 mmHg, 호흡수 분당 18회, 맥박 분당 72회, 체온 36.3℃, 신장 170.7 cm,
체중 81.7 kg, 체질량질수(BMI) 29 kg/m²

[신경근골격계 검사]

전신: 의식은 명료하며 사람, 시간, 장소에 지남력이 있음. 발달이 잘 되었고 유의한 고통이 없는 비만한 여성.
사지: 발진 없음, 수술 상흔이나 개방성 상처 없음. 양측 외반슬. 양측 편평족.
요추의 관절가동범위: 정상이지만, 신전할 때 하부 요추의 가운데 부위에서 경한 통증 발생.
근력검사: 양측 상하지 모든 근육군에서 대칭적으로 5/5
심부건반사: 양측 상하지에서 2+.
감각검사: 양하지 모든 피부분절에서 가벼운 접촉 및 통증자극에 정상.
보행: 다리를 끌거나 발이 처지지 않음
하지직거상 검사: 음성
Patrick 검사(굴곡, 외전 및 외회전): 음성.
Ely 검사: 우측 대퇴직근 단축.
대전자에 압통 없음
양측 무릎의 관절운동범위: 정상범위 이내
거골하 중립에서 발목의 관절운동범위: 발목 배측굴곡할 때 아킬레스힘줄이 팽팽해지는 것을 제외하고는 정상범위 이내.
발과 발목 촉진: 내측과와 주상골조면 사이에서 내측 후족부 압통
Silfverskiold 검사: 양쪽에서 양성(무릎을 신전 상태에서 90° 굴곡할 때 발목의 배측 굴곡이 10° 이상 변화 [제한된 발목 배측 굴곡 <5°])
양측 뒤꿈치 거상 검사: 정상
편측 뒤꿈치 거상 검사: 우측 후족부(뒤꿈치) 내번 장애 및 왼쪽은 정상

[검사실 검사]

백혈구(WBC): 6000 cell/mL; 헤모글로빈(Hb): 12.6 g/dL

발과 발목 통증에 대한 일반적인 접근

발 및 발목 통증이 점진적으로 시작되는 환자를 진찰할 때, 초기에 관심을 가져야 하는 것은 요추, 고관절 또는 무릎 질환과 같은 근위부 병변과 관련된 통증과 국소 질환을 구별하는 것이다. 근골격계와 신경병성통증 발생원을 구별하는 것도 중요하다.

척추, 고관절 및 무릎 질환과 같은 근위부 병변이 배제되면 최대 통증 및 압통의 위치에 따라 국소 발 및 발목 병변을 분류할 수 있다.

종종 환자는 유사한 생체 역학적 결함으로 인해 발생할 수 있는 하지의 다른 부분에서 여러 독립적인 병변을 나타낼 수 있다. 기능적 활동(서기 및 걷기 등) 중에 닫힌 운동사슬(closed kinetic chain)을 고려해서 잘못된 생체 역학을 인식하는 것은 진단, 근본적인 원인을 이해하고 치료 계획에 중요하다.

응급 영상검사와 추가 검사가 필요한 위험 신호가 있는지 확인하는 것도 중요하다.

신체진찰은 발과 발목 부위에 통증의 발생원인이 있음을 생각하고 앞서 언급한 순서를 따를 수 있다. 특히 검사자가 발과 발목의 표면 해부학에 대한 지식을 가지고 있는 경우 압통은 국소 통증의 원인을 찾아낼 수 있는 나침반이 될 수 있다(표 8.1).

발과 발목 통증에 대한 흔한 감별진단

1. **힘줄장애(힘줄병증, 힘줄윤활막염, 파열)** — 초기 단계에서 힘줄병증으로 인한 통증은 일반적으로 강도가 경미하고 국소적이며 간헐적이며 힘줄/근육의 수축이 필요한 활동에서 발생한다. 그 후 상태가 진행됨에 따라 통증이 점차 일정해진다. 외상으로 인한 급성 부상이나 생체 역학적 결함이 있거나 없는 만성 과용 부상은 힘줄기능장애의 흔한 원인이다. 환자는 외상의 경우 유발 사건을 쉽게 인식할 수 있다; 그러나 미묘한 생체 역학적 결함이나 과사용 부상을 힘줄기능장애의 근본적인 원인과 연관시키는 데 어려움이 있을 수 있다. 발과 발목의 일반적인 힘줄장애로는 뒤쪽 뒤꿈치의 아킬레스 힘줄, 뒷발과 발목의 내측면에 있는 후경골근 힘줄, 후내 측면의 장무지굴근 힘줄, 외측면의 비골근 힘줄이 있다.

   I. 아킬레스 힘줄병증(Achilles tendinopathy): 환자는 일반적으로 힘줄 부착부위에서 근위부로 2.5~5 cm에서 통증과 압통이 점진적으로 시작된다. 반복적인 가자미근 수축이 필요한 걷기와 달리기와 같은 활동으로 인해 증상이 종종 악화된다. 통증이 삽입 부위에 있는 경우(종골결절 후방) 부착부위 아킬레스 힘줄병증을 의심해야 한다.

   II. 후경골근 힘줄기능장애(posterior tibialis tendon dysfunction): 환자는 일반적으로 내측 후족부에 통증과 부종을 나타낸다(내측과와 주상골조면[navicular tuberosity] 사이).

   장기간 서있거나 걸으면 증상이 악화된다. 후경골근 또는 힘줄의 약화는 후천성 편평족(편평족)변형의 가장 흔한 원인이다. 후경골근 힘줄은 편평족에서 역학적 단점이 있다. 후경골근 힘줄 기능장애와 편평외번족 변형이 진행됨에 따라 환자는 외측 중족부와 후족부 통증을 호소할 수 있다.

표 8.1 ■ **통증 및 최대 압통의 위치에 따른 근골격계 병리**

통증 부위	병리 및 설명
뒤꿈치쪽 발바닥	족저근막염: 내측 종골 결절의 통증. 뒤꿈치쪽 발바닥 통증의 가장 흔한 원인 족저 섬유종증: 족저 근막 부착부에서 원위에 위치한 압통을 동반하는 만져지는 결절 지방 패드 위축: 보행 시 통증이 발생하며, 족저근막 스테로이드 주사력과 연관 스트레스 골절: 골다공증, 당뇨병, 장기간 스테로이드 복용, 내반 구족 또는 활동 증가와 같은 위험 요소와 연관된 모호한 심부 통증 골종양(예: 골간 지방종)[12] 장비골근 및 단비골근의 건병증/건초염/파열
뒤꿈치후면 /발목	비부착부의 아킬레스 힘줄병증/파열: 뒤꿈치 통증의 가장 일반적인 원인, 후방 내측 종골 결절 부착부의 1-2cm 원위부에 존재 부착부의 아킬레스 힘줄병증: 힘줄 부착부의 통증 삼각골 증후군: 심부 후외측 통증 ± 경미한 발목 손상의 기왕력 장무지굴근 힘줄병증/힘줄윤활막염: 후내측 후족부/발목 통증 ± 발목 염좌 또는 과사용 기왕력 후종골/표재 종골 점액낭염: 꽉 끼는 신발과 연관
발등쪽 발목	상부 발목 염좌(인대결합): 외반성 발목염좌 후 지속되는 통증 ± 불안정성 전측부 충돌증후군: 부상 후 점진적인 통증, 보행시 말기 입각기에서의 통증 박리성 골연골염: 발목 염좌 후 만성 통증. 부위 특정이 어려움 거골주상 관절 및 종골입방체 관절/인대 염좌 또는 관절염
내측 발목/ 후족부	후경골근 힘줄병증, 파열, 힘줄윤활막염: 후천성 편평족의 가장 흔한 원인, 내측 복사뼈와 주상골 결절 사이의 통증, 장지굴근 힘줄병증과 연관 삼각 인대 염좌: 외번 손상 기왕력 관절염: 국소 통증, 족근골 결합 기왕력 또는 비정상적인 발 정렬(편평족, 요족)
외측 발목/ 후족부	외측 발목 인대 염좌: 외측 발목 통증의 가장 흔한 원인, 내번 손상 기왕력 비골 힘줄병증, 파열, 힘줄윤활막염 및 아탈구 족근동 증후군(sinus tarsi syndrome): 발목 염좌 후 지속적인 국소 통증(족근동 부위) 종골입방체관절염
외측 중족부	제4 중족골 관절염, 아탈구(입방형 아탈구 ± 경미한 외상 염좌) 및 염좌 통증성 비부골 증후군
내측 중족부	Kohler 병(주상골 골연골증), Mueller Weise 증후군(주상골 골괴사증) 통증성 부주상골 증후군 주상설형 관절염: 과운동성 설형골 - 제1중족골 관절과 연관 Lisfranc 손상 장무지굴곡근 또는 장지지굴근 힘줄병증
내측 전족부	통풍: 급성 비외상성 발 통증의 가장 흔한 원인, 제1중족지 관절이 가장 흔한 위치 무지강직증/제한증: 제1중족지 관절의 등 쪽 통증 활액낭염이 동반된 무지외반증: 제1중족지 관절의 내측 통증, 꽉 끼는 신발과 연관 종자골염, 종자골 골절/괴사: 제1중족지 관절의 바닥 쪽 통증 제2중족지절관절의 아탈구 또는 탈구 제2족골의 스트레스 골절: 활동 증가와 연관 Freiberg 병(제2족골두 골괴사): 청소년기 여성에게 흔함
발가락	중족골간활액낭염 ± 족지간 신경의 자극 제5중족골두의 외측의 Taylor 건막류(Bunoinette 기형) 중족골관절 관절염/활막염(염증성 관절병증과 관련이 많으나 잘 알려지지 않음) 측면 과부하 증후군: 내측 아치 지지대 사용과 연관

(S.W. Lee, Musculoskeletal Injuries and Conditions: Assessment and Management, Demos Medical New York, 2017)

2. **점액낭염** — 종골결절 후방과 아킬레스 힘줄 사이에 위치한 후종골 점액낭(retrocalcaneal bursa)은 부착부위 아킬레스 힘줄병증과 유사한 통증을 유발할 수 있다. 점액낭염 통증은 일반적으로 일정하며 외부 압박으로 악화된다(종종 단단한 신발로 인해 발생한다).

    상당량의 삼출액으로 인해 아킬레스 힘줄의 윤곽이 손실된다. 전종골 점액낭염(precalcaneal bursitis)(아킬레스 힘줄 상부에 위치하는 외막 점액낭염[adventitial bursitis])과 후종골 점액낭염을 구별하는 것은 종종 어렵다. 전종골 전액낭염과 후종골 점액낭염은 동반될 수 있으며, 둘 다 일반적으로 외부 압박에 의해 악화된다. 환자는 일반적으로 맨발로 걷거나 신발 뒷부분이 없는 슬리퍼와 신발을 신고 걸을 때 통증이 완화된다고 보고한다.

    외측 전족부에서 중족골간 점액낭(intermetatarsal bursitis)에 염증이 생겨 중족골통(metatarsalgia)을 유발할 수 있다. 앞발을 조이는 단단한 신발을 신으면 통증이 악화될 수 있다. 후종골 및 전종골 점액낭염과 마찬가지로 환자는 맨발로 걷거나 슬리퍼를 사용하는 것을 선호한다. 환자는 또한 중족골간 신경(intermetatarsal nerve)에 점액낭이 근접해 있기 때문에 따끔거림이나 저림감과 같은 감각 증상을 호소할 수 있다.

3. **인대 손상(염좌)** — 발목 염좌는 가장 흔한 스포츠 부상 중 하나이며 인대 손상의 가장 흔한 원인이다. 방향 변경, 점프, 태클이 필요한 스포츠 또는 활동에서 특히 흔하다. 전거비인대는 일반적으로 반전 및 발목 족저굴곡 메커니즘으로 인해 가장 흔하게 손상되는 인대이다. 내측 발목 염좌는 흔하지 않으며 일반적으로 심각한 외상이 동반된다. 때때로, 근위부 비골의 뼈 손상이 있을 수 있다(Maisonneuve 골절). 높은 발목염좌는 원위부 경비인대결합 손상(distal tibiofibular syndesmosis injury)을 수반하고 발목 격자 안정성에 영향을 미치며 불안정 만성 발목 통증의 원인이 될 수 있다. 다른 인대 염좌 부상으로는 외측 중족부의 이분인대(bifurcate ligament)(종골입방인대와 종주인대)와 내측 전족부의 리스프랑 인대(Lisfranc ligament)가 있다.

4. **스트레스 골절** — 중족골이 가장 흔한 부위이며, 두 번째 흔한 부위는 종골(calcaneus)이다. 환자와 임상의는 외상 또는 활동 변화 병력을 누락하거나 인식하지 못할 수 있다. 위험 요인에는 당뇨병, 장기간의 스테로이드 사용, 골다공증, 미네랄 뼈 질환, 생체 역학적 비정상(종골내반[calcaneovarus] 포함)이 포함된다. 환자는 종종 깊고 모호한 통증을 호소한다. 종골 스트레스 골절의 경우 뒤꿈치 걷기로 통증이 악화되는 경우가 많다(그러나 서서 무게를 견딜 수 있다는 것은 변위골절[displaced fracture]과 구별되는 점이다). 초기에는 단순방사선사진에서 병적 소견이 나타나지 않을 수 있음을 알아야만 한다.

5. **족저근막염** — 족저근막염으로 인한 발 뒤꿈치 통증은 발 통증의 가장 흔한 원인이다. 일반적으로 발 뒤꿈치의 발바닥 부분에 위치하며 아침에 일어나 처음 걸을 때 통증이 심하다가 그 후 점차적으로 개선된다. 또한 장시간 서서 걸을 때 악화되고, 특히 굽이 낮은 신발을 신을 경우 더 악화될 수 있다. 압통은 보통 종골의 내측 결절 또는 근위부 족저근막을 따라 위치한다.

6. **골관절염** — 원발성 골관절염은 발목(경거)관절에서 비교적 드물다. 발목 관절의 관절병증은 보통 이전의 외상 병력을 수반한다. 발과 발목 부위의 원발성 골관절염과 관련된 가장 흔한 관절은 전족부의 첫 번째 중족지절관절(first metatarsophalangeal joint)이며, 서있거나 걸을 때

통증(초기에는 후기입각기)이 발생하고 뻣뻣함을 동반한다. 내측 후족부의 거주상골 관절(talonavicular joint)에서 드물지 않으며, 보통 자세의 초기 입각기의 부하 단계에서 더 심한 통증으로 나타난다. 통증은 보통 서서히 발생한다. 보행의 여러 단계를 식별하는 것은 질환을 더 국소화시키는 데 유용할 수 있다.

7. **지방패드위축증** — 족저근막염으로 인한 통증과 유사한 지방 패드 위축으로 인한 통증과 불편함은 잘 알려져 있지 않은 질환이다. 서서히 발생하며 일반적으로 반복적인 스테로이드 주사(또는 지방 패드에 대한 관통성 외상) 후에 발생한다. 환자는 딱딱한 신발이나 맨발로 걸을 때 불편함을 경험한다

8. **류마티스 관절염** — 종종 처음에 중족골통을 동반하는 중족지골 관절과 관련된다. 이후에 류마티스 관절염은 후족부와 중족부의 관절과 힘줄활액막을 침범하며, 이 부위에서 통증과 부종이 발생한다. 진행성 류마티스 관절염 질환의 경우 관절 파괴와 힘줄파열이 발생하여 발과 발목 변형 및 미만성 통증을 유발할 수 있다. 류마티스관절염은 다른 관절의 빈번한 침범과 전신 증상과 함께 아침강직을 동반할 수 있다.

9. **악성 종양** — 발과 발목은 골종양이나 전이가 흔하게 일어나는 부위가 아니며 대부분의 종양은 대개 무증상이거나 비특이적인 증상을 보인다. 발과 발목에서 만져지는 대부분의 종괴는 암이 아니다. 따라서 발과 발목 부위의 종양을 진단하는 것은 어려울 수 있다. 증상이 있는 환자는 휴식 중(앙와위 혹은 밤에) 악화될 수 있는 통증과 체중 감소와 같은 전신 증상이 나타날 수 있다.[2]

10. **골수염** — 당뇨병, 혈관 질환, 면역 저하와 같은 기저 위험 요인이 있는 환자가 만성 비치유성 궤양을 나타내는 경우 골수염을 의심해 보아야 한다. 일반적으로 지속적인 통증을 나타내며 종종 열이 없다. 백혈구 수치는 종종 정상이지만 C-반응성 단백질(CRP)과 적혈구침강속도(ESR)는 자주 상승한다.

11. **요천추 신경근병증** — 가장 흔하게 L5, S1신경근에서 발생한다. 발 아래로(L5 신경근병증에서는 발의 내측 및 배측, S1 신경근병증에서는 발의 외측) 방사되는 허리 또는 엉덩이 통증을 나타낸다. 관련된 신경근의 분포에서 근력약화 및/또는 감각 저하는 진단을 뒷받침하는 중요한 소견이 될 수 있다. 신경근병증과 유사한 근골격 질환이 있기 때문에 통증만 있는 환자의 경우 진단이 어려울 수 있다. 요통과 발의 통증이 동반된 경우 일반인에서 요통이 매우 흔하기 때문에 요천골 신경근병증으로 잘못 해석될 수 있다.

12. **말초 다발성 신경병증** — 감각 증상들(통증, 무감각, 따끔거림 또는 저린감)이 말초신경 분포를 따라서 함께 나타날 수 있다. 다발성 말초신경병증에서 하지의 원위부에서 대칭적으로 나타난다. 당뇨병과 관련된 말초 신경병증은 발가락에서 먼쪽에서 시작하여 점차적으로 "역행사 현상(dying-back phenomenon)"으로 알려진 근위부로 이동하는 증상으로 나타날 수 있다.

13. **국소 포착신경병증** — 요천추 신경근병증과 다발성 말초신경병증과 구별되어야 한다. 일반적으로 말초신경의 신장 또는 압박으로 인해 단일 말초신경이 지배하는 근육과 피부 영역에 증상이 나타난다. 발과 발목의 흔한 포착신경병증으로는 족근관증후군(tarsal tunnel syndrome), 하종골신경(inferior calcaneal nerve)(박스터 신경, Baxter nerve)을 침범하는

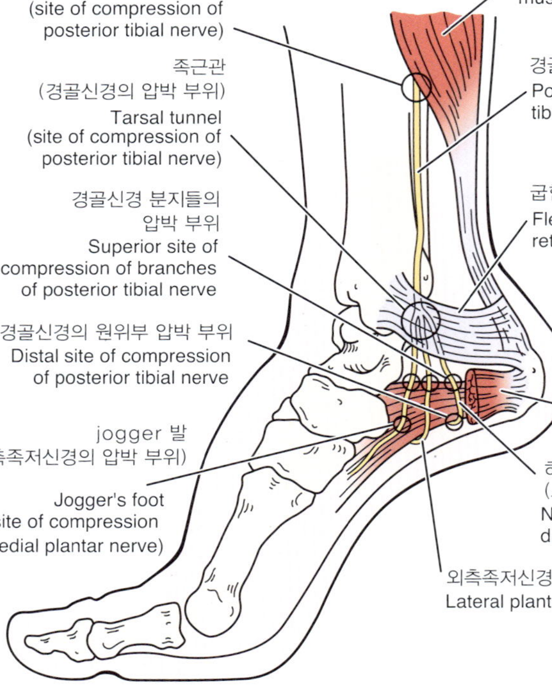

그림 8.1 경골신경 포착(족근관증후군)의 일반적인 위치. (From D.E. Baxter, The Foot and Ankle in Sport, Mosby St Louis, 1995.)

원위부 족근관증후군, 내측족저신경병증(medial plantar neuropathy)(jogger 발), 전방 족근관증후군(anterior tarsal tunnel syndrome)(그림 8.1)이 있다. 박스터 신경 포착증후군은 피부 감각 신경 분포가 없기 때문에 특히 주의가 필요하다; 따라서 일반적으로 무감각, 따끔거림, 저림과 같은 피부 감각 증상이 없다. 이것은 족저근막염과 유사하게 발 뒤꿈치의 족저 측면에서 심부 통증으로 나타난다. 난치성 발 뒤꿈치 통증의 경우 박스터 포착 신경병증이 감별 진단에 포함되어야 한다(표 8.2).

14. **근위부 구조의 연관통** — 무릎과 하퇴의 내측에 있는 복재신경의 자극으로 인한 통증은 내측 발과 발목에 통증을 유발할 수 있다. 관절경을 이용한 무릎 수술, 주사 또는 복재정맥 이식과 같은 시술을 받은 환자는 의인성 복재신경병증의 위험이 증가한다. 정강이와 관련된 다른 질환도 발과 발목에 연관통을 유발할 수 있다.

15. **샤르코 신경관절병증**(Charcot neuroarthropathy) — 관절병증 환자가 당뇨병을 장기간 앓고 있다면 신경관절병증의 가능성을 고려해야 한다. 다른 위험 요인으로는 알코올 중독, 나병, 수막염, 척수매독/매독, 척수공동증 등이 있다.[3] 특징적인 통증이 없고 말초신경병증이 동반되어 있기 때문에 환자와 치료 의사가 쉽게 놓칠 수 있다. 체중부하를 제한하여 급속한 관절병증의 진행을 막기 위해서는 조기 진단이 중요하다. 공존할 수 있는 골수염과 구별하는 것은 종종 어렵다. 수반되는 말초 신경병증은 감각 증상을 유발할 수 있다.

표 8.2 ■ **통증 및 감각-운동 이상 위치에 따른 신경병성 통증의 유발 요인들**

통증 부위	병리 및 설명
미만성	족근관증후군(근위부) 원위부 말초신경병증 요천추 신경근병증(발의 배측[요추 5번]과 측면[천추 1번]에 통증이 방사)
발바닥	내측 • 내측족저신경을 침범한 족근관증후군(말단 부분) • 내측족저신경병증(조깅하는 사람에 나타나는 통증) • 내측족무지신경병증(medial hallucal neuropathy, 중족지절 관절 부위) 외측 • 모르톤 지간신경염. • 외측족저신경을 침범한 족근관증후군(말단부) • 외측족저신경병증; 신경종, 의인성 등. 발뒤꿈치 • 내측종골신경: 발뒤꿈치 뒤/피부 작열감, 찌르는 듯한 통증 • Baxter 신경(외측족저신경의 첫 번째 가지): 심부 통증, 지속적인 족저근막염과 유사한 통증
발등	내측 • 하퇴 근막(발목 위)를 뚫고 나오는 부위의 천비골신경병증 • 심비골 및 천비골 신경병증을 수반하는 전방족근관증후군 • 족무지강직증/제한증으로 인한 배측 골극이 심비골 및 천비골신경 혹은 내측족배피신경을 자극하는 경우 • 복재신경의 병변(무릎 또는 다리에서, 의인성 손상[흔하게]) 외측 • 심비골신경의 병변(단지신근으로의 신경 가지 손상, 족근동증후군을 일으킬 수 있는 원인) • 천비골신경의 병변(하퇴 근막을 뚫고 나오는 부분 혹은 주상골의 원위부) • 비복신경병증(외측종골신경 가지)

(From Lee SW. Musculoskeletal Injuries and Conditions: Assessment and Management. NY, NY: Demos Medical; 2017.)

증례 고찰

이 증례는 사전 부상이나 외상없이 몇 달 동안 발과 발목 증상이 서서히 발생한 경우로, 이는 내재하는 병인이 급성 외상, 혈관성 질환, 또는 급속하게 진행되는 감염 또는 염증 과정보다는 생체역학적 이상의 유무에 관계없이 퇴행성 또는 과용 손상의 가능성을 보여준다.

몇 달에 걸친 증상의 점진적인 발생은 혈관 또는 빠른 염증 과정이 내재적 원인이 될 가능성을 낮춘다. 이 증례에서 감염이 원인이 아닐지라도, 위험 인자가 있는 환자에서 항상 주의해야 한다.

내측 후족부의 통증 위치는 유용한 정보가 될 수 있다. 방사통이나 무릎 또는 엉덩이에 통증이 없으면 원거리 통증 발생의 가능성을 낮춘다. 이 부위의 국소 질환에는 힘줄병증(후경골근과 장지굴근 힘줄), 뼈/관절 질환(거주상관절, 주상설상관절, 거골, 주상골 및 부주상골) 및 신경병증(내측족저신경과 내측종골신경과 같은 경골신경 가지 또는 복재신경과 같은 근위부 신경)이 포함된다.

원위부 또는 근위부로 방사되는 통증이 없을 때 완전히 배제할 수는 없지만 신경 질환의 가능성을 낮춘다.

힘줄을 뼈 또는 관절 질환과 구별하는 한 가지 방법은 체중을 사용하여 힘줄에 힘을 가하는 것이다. 통증이 관절 가동운동보다는 근육/힘줄이 수축(동심성 또는 편심성)에 의해 재현되는 경우, 힘줄 질환에 의해 통증이 유발되었을 가능성이 더 높다. 반면, 힘줄의 수축 없이 수동적 관절운동으로 통증이 재현되면 관절 질환에 의해 통증이 발생한 것으로 생각할 수 있다. 그러나 서로 구별하기가 쉽지 않은 경우가 많다.

이 증례의 경우 골수염은 위험 신호, 감염 과정을 뒷받침하는 단순방사선사진 소견이나 백혈구의 상승이 없기 때문에 가능성이 적다. 그러나 이러한 검사는 초기에 음성일 수 있으므로 ESR 및 CRP와 같은 추가 검사가 필요하며, 임상적으로 의심되는 경우 자기공명영상과 같은 고급 영상을 고려해야 한다.

샤르코 신경관절병증은 후천성 편평족의 원인으로 간주될 수 있지만, 오랜 당뇨병과 같은 근본적인 위험 요소가 없는 한 흔하지 않다.

객관적인 데이터

일반혈액검사 — 정상
혈액응고 패널 — 정상
일반 대사 패널 — 정상
ESR 및 CRP — 정상
발과 발목의 단순방사선사진 — 편평족(측면 체중 부하 영상에서 종골경사각도(calcaneal pitch angle) 10° [정상 17–32°]). 후방 및 내측 종골 결절의 골극. 경한 퇴행성 변화와 거주상관절의 관절 공간 협착. 경화성 또는 용해성 병변은 보이지 않음.
요추의 단순방사선사진 — 퇴행성 추간판 질환 L4–L5 및 L5–S1 추간판 공간이 좁아지고 골절 또는 탈구가 보이지 않음
근골격 초음파 — 우측에서 후경골근 힘줄의 비균질성과 두께 증가

증례 심층 고찰

앞서 언급한 검사실 및 영상 데이터는 감별 진단을 좁히는 데 도움이 된다.

객관적인 데이터를 기반으로 몇 가지 병적 상태를 배제할 수 있다. 정상적인 ESR과 CRP는 감염이나 골수염의 가능성은 낮춘다.

선행하는 외상이 없는 경우 급성 변위 골절과 탈구의 가능성이 낮더라도, 초기 단순방사선사진을 촬영한 시기에 따라 스트레스 골절의 가능성을 완전히 배제할 수 없다(증상 발병 1주일 이내에 촬영한 경우 일반적으로 음성). 유사하게, 용해성 또는 분아형(blastic) 병변이 없으면 골종양의 가능성이 낮아지지만 자기공명영상과 같은 고급 영상을 얻지 않고는 완전히 배제할 수는 없다.

단순방사선사진과 근골격 초음파검사는 편평족, 관절 공간이 좁아지는 거주상골 관절의 퇴행성 변화, 후경골힘줄 병증을 시사한다.

초음파 검사로 평가하기 어려운 피질 하 병변, 뼈 부종, 전위되지 않은 골절/스트레스 골절 또는 연조직 덩어리가 의심되는 경우 자기공명영상검사가 필요할 수 있다.

감각 또는 운동 증상이 없으면 근전도검사의 유용성은 떨어진다. 근전도검사는 동반되는 포착신경병증이나 대신경섬유와 관련된 말초신경병증이 의심되는 경우 유용할 수 있다.

경우에 따라 피부 감각이나 운동 증상이 없는 박스터 포착신경병증으로 인한 만성 발뒤꿈치 통증은 근전도 검사로 확인할 수 있다.

제안된 질환 및 병리 생체역학의 검토

닫힌 운동사슬 활동에서는 다양한 수준의 하지(골반, 고관절, 무릎, 발목, 발[거골하, 중족골 및 전족부])의 움직임이 결합된다. 회내와 회외는 시상면, 정면 및 축면에서의 3차원 움직임을 결합하는 일반적인 움직임 패턴이다.

회내동작 동안, 전족부는 중족부 배굴과 후족부 외번을 동반하면서 외전한다. 경골과 대퇴골은 내회전하고 무릎은 외반된다. 회외동작 중에는 각 하지 부분들이 회내동작과는 반대로 움직인다.

이는 걷는 동안 발생하는 정상적인 움직임이지만 과도한 움직임은 하지 근골격계에 부정적인 영향을 미칠 수 있다.

후경골근은 후족부를 내번하고 발을 족저굴곡하므로 걷는 동안 회내동작과는 반대로 작용한다. 이것은 보행 중간에 가장 활동적이며, 주로 중족근골(종입방 및 거주상 관절들의 교차점) 관절을 고정하여 발이 중립 위치를 지나서 외번하는 것을 방지한다.[4] 따라서 후경골근이 약화되는 경우 회내동작이 과하게 일어나 후족부 외전을 유발할 수 있으며 주상골 하강으로 중족근골 관절을 잠그지 못하여 편평족 변형이 발생하고 전족부로 족저 하중 전달[5]이 감소한다(그림 8.2).

후경골근 힘줄은 발 아치를 지지하는 중요한 동적 구조이며, 스프링 인대(spring ligament), 발바닥널힘줄(plantar aponeurosis), 비골근(peroneus muscles), 비복근 등이 발아치 형성에 기여하는 연조직 구조들이다.[6]

팽팽한 아킬레스 힘줄은 지면 반발력에 후종골결절을 외측으로 당김으로써 후족부 외전을 증가시켜 과회내를 악화시킬 수 있다.

퇴행성, 염증성 및 미세 외상성 병인을 포함하여 후경골근 힘줄기능장애의 발달에 대한 여러 이론이 존재한다. 힘줄삽입 부위에서 근위부로 약 4 cm 지점의 저혈관성은 후경골근 힘줄의 변성에 기여할 수 있다.

환자의 50% 이상이 미세외상 이론을 뒷받침하는 오래된 외상 병력을 보고한다. 또한 비만 여성, 40세 이상, 고혈압, 당뇨병 및 혈청 음성 관절병증의 병력이 있을 때 흔하다.[7]

일반적으로 후경골근 힘줄기능장애는 점진적인 상태로, 처음에는 힘줄윤활막염으로 시작하여 힘줄이 늘어나고 퇴행으로 진행한다.

후경골근 힘줄기능장애가 진행됨에 따라 발의 구조적 변형이 뒤따른다. 편평성 변형이 진행됨에 따라 이차성 통증 증후군은 일반적으로 외측 발 구조물(종입방골 관절, 입방중족골 관절)의 충돌로 인해 발생한다.

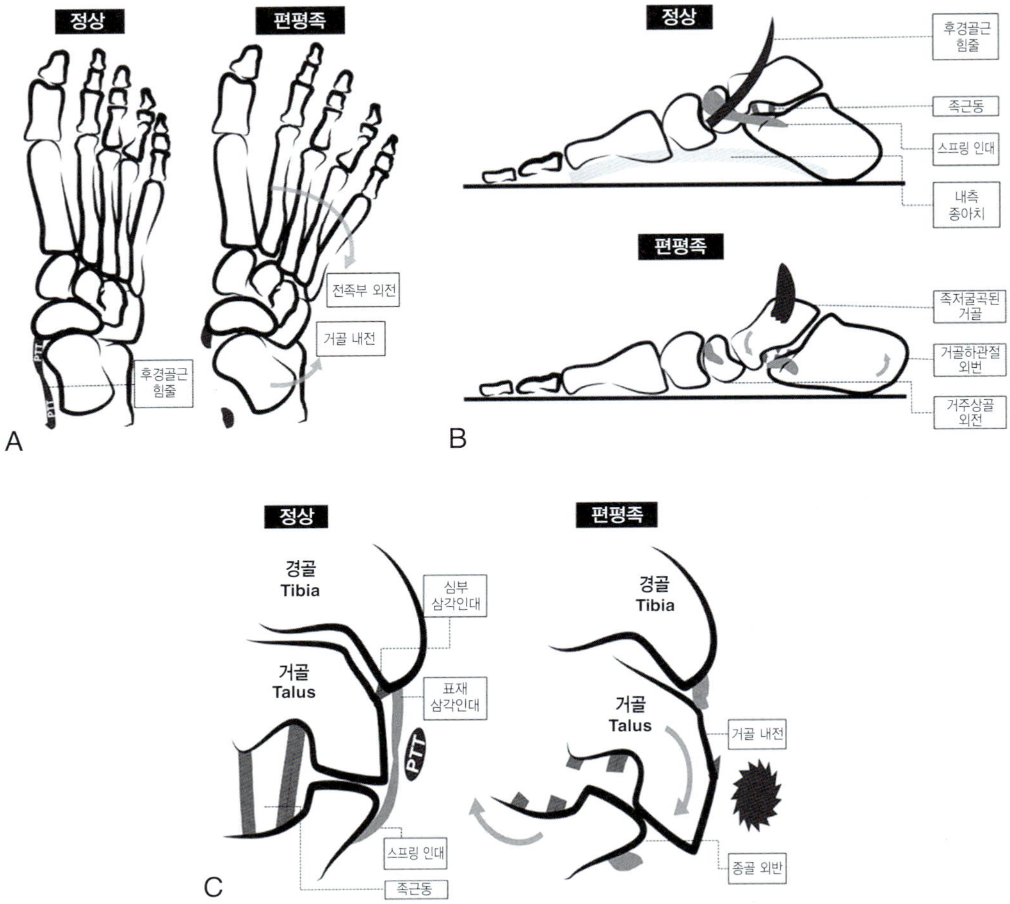

그림 8.2 후경골근 힘줄기능장애를 가진 정상 및 비정상 발 정렬의 (A) 축면, (B) 시상면, (C) 관상면 보기. (From Y.-C. Lin, J.Y. Kwon, M. Ghorbacnhoseini, J.S. Wu, The hindfoot arch. Radiol. Clin. N. Am. 54(5)(2016), 951-968, Fig. 4.)

편평족은 진단이 아닌 설명적인 용어이며 유연한 형태와 경직 형태로 나눌 수 있다. 유연한 유형은 생리적이거나 힘줄이완, 비만, 저긴장, 종골외반과 같은 상태와 관련될 수 있다. 경직형은 종종 선천성 수직 거골, 족근골 융합, 비골근 경직 및 외상과 같은 질환과 관련이 있다.[8]

후경골근 힘줄기능장애의 임상적 징후 및 증상

초기에는 통증과 부종이 적어서 증상이 발생하고도 늦게 병원을 방문하게 된다. 통증은 일반적으로 내측과와 주상골 결절 사이에 위치하며 때때로 내측 종아리로 퍼진다. 부종은 통증을 동반할 수 있다. 그러나 비만 체형의 환자의 경우 식별하거나 인식하기가 어렵다.

증상은 서서히 진행이 되며 일반적으로 장시간 걷거나 스포츠 활동으로 인해 악화된다. 후족부와 중족부의 측면 구조의 충돌로 인해 편평족 변형이 진행됨에 따라 통증은 발의 측면으로 이동할 수 있다.

후경골신경과 후경골신경의 분지들은 후경골근 힘줄 근처에 위치하기 때문에 후경골근 힘줄윤활막염으로 인해 굴근지대 내부압력이 증가하여 감각 증상 또는 "족근관증후군"이 발생할 수 있다.

환자가 하지를 적절히 노출한 상태에서 맨발로 검사하는 것이 중요하다. 하지의 정렬을 검사해야 한다. 회내 또는 과회내 패턴에는 무릎 외반, 경골 내회전, 후족부 외반(외번), 중족부 배측굴곡 및 전족부 외전이 포함된다. 골반은 기능적으로 사지가 짧아지면서 동측으로 기울어 질 수 있다. 전족부가 외전이 되면 뒤에서 더 많은 발가락을 관찰할 수 있는 "too many toes" 징후를 보일 수 있다.

다리 길이는 배꼽 또는 전상장골극에서 내측과까지의 거리를 측정하여 평가한다. 그러나 정확한 측정은 때때로 기술적으로 어려울 수 있다.

후경골근의 기능적 평가는 "뒤꿈치 들기 검사(heel-rise test)"로 수행할 수 있다. 처음에는 환자에게 양측 뒤꿈치를 동시에 올리도록 하여 두 발의 뒤꿈치 올리기를 검사해야 한다. 뒤꿈치 내번이 되지 않을 경우 후경골근 힘줄이 약한 것을 나타낸다. 양측 뒤꿈치를 올리는 검사에서 뒤꿈치 내번이 관찰된다면, 한쪽 다리로 서서 동측 뒤꿈치를 올리는 편측 뒤꿈치 들기 검사를 수행할 수 있다. 뒤꿈치 내번이 되지 않으면 후경골근 힘줄기능장애를 나타낸다. 이 검사는 심한 전족부 통증이나 균형기능장애가 있는 환자에서 수행하기 어려울 수 있다(그림 8.3).

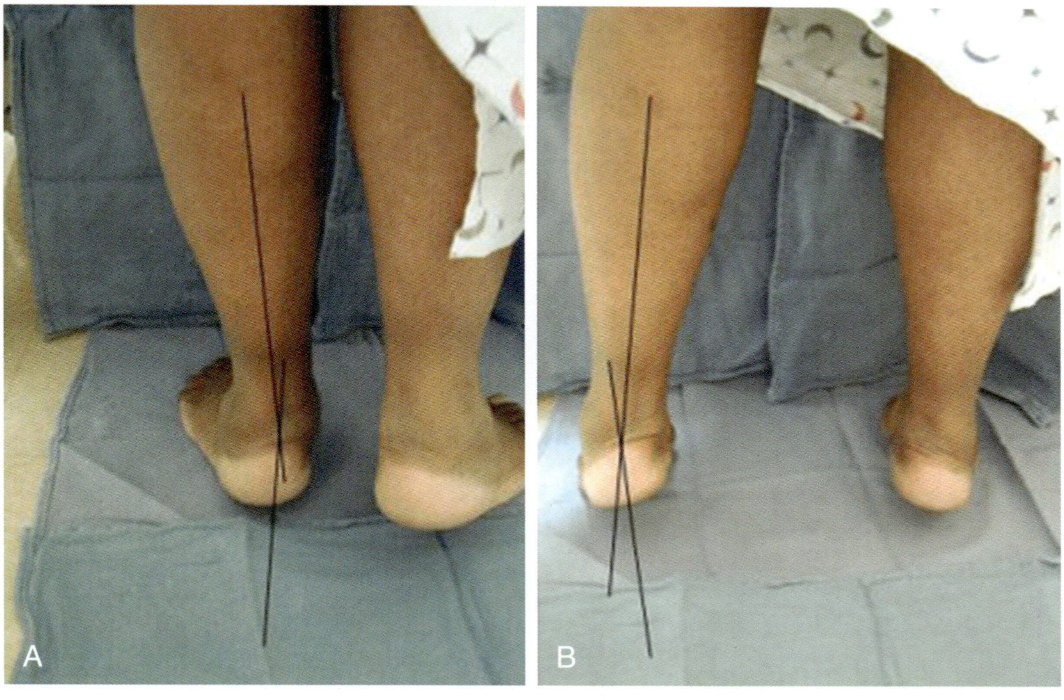

그림 8.3 뒤꿈치 들기 검사(heel-rise test). (A) 편측 뒤꿈치 들기 검사를 수행하는 데 어려움이 있는 환자. (B) 후족부 내번으로 양측 뒤꿈치 들기 검사를 수행하는 환자.
(From J. Hix, C. Kim, R.W. Mendicino, K. Saltrick, A.R. Catanzariti, Calcaneal osteotomies for the treatment of adult-acquired flatfoot, Clin. Podiatr. Med. Surg. 24(4)(2007) 699-719.)

저항성 근육수축(후족부 내번과 중족부 족저굴곡)에 의해 통증이 재현되면 후경골근힘줄 관련 통증을 암시할 수도 있다. 저항성 무지 굴곡과 다른 발가락 굴곡을 시행하여 통증이 있는 장모지굴근과 장지굴근 힘줄들을 평가할 수 있다.

Silfverskiold 검사를 시행하여 동반될 수 있는 아킬레스 힘줄 단축을 평가하는 것이 중요하다.

신경학적 검사는 일반적으로 후경골근 힘줄의 기능검사(예: 뒤꿈치 들기 검사) 중 경미한 근력약화 외에는 정상이다. 동반될 수 있는 족근관증후군이나 말초신경병증을 검사하는 것도 중요하다.

영상검사

단순방사선사진은 구조적 변형, 전체 정렬 및 퇴행성 관절 질환을 식별하는데 매우 유용하다.
외상이 있는 경우, 오타와 발목 규칙(Ottawa ankle rules)은 불필요한 영상을 줄이는 데 유용할 수 있다.[9] 환자가 외측과 혹은 내측과, 제5 중족골 또는 주상골의 기저부에 압통이 있거나 최소한 4걸음 이상 체중을 견딜 수 없다면, 단순방사선사진은 높은 민감도로 비정상 소견을 발견하는 데 매우 유용할 수 있다.

발의 전후 체중부하 영상에서, 편평족을 시사하는 소견들은 35° 이상의 거종골 각도(talo-calcaneal angle), 거골과 제1 중족골의 각도(angle of talus and first metatarsal) 증가, 뒤꿈치 외반, 거주상골 노출 각도(talonavicular uncoverage angle) 증가 등이 있다. 측면 체중 부하 영상에서 거골 장축과 제 1 중족골 장축 사이의 각도인 미어리 각도(Meary angle)를 측정할 수 있으며, 아래로 4° 이상 볼록하면 편평족을 시사한다. 종골의 아래쪽 경계선과 지면 사이의 종골 경사 각도(calcaneal pitch angle, 보통 정상범위 17-32°)가 감소할 때 편평족을, 증가할 때 요족을 의미한다.

부주상골(accessory navicular bone)은 드물지 않으며 연구에 따라 2~14%이다. 내측 궁 통증의 원인이 될 수 있으며, 평가를 위해서는 45° 외번 비스듬영상이 필요하다. 편평족과 부주상골 사이에 인과 관계는 없지만 후경골근 힘줄기능장애는 부주상골 손상과 관련이 있을 수 있다.

일반적으로 초기 단계의 후경골근 힘줄기능장애에서는 단순방사선사진이 정상이라는 것을 아는 것은 중요하다.

후경골근 힘줄은 연조직 구조이기 때문에 초음파검사나 자기공명영상은 후경골근 힘줄을 직접 평가하는 데 매우 유용할 수 있다. 후경골근 힘줄기능장애에 대한 전형적인 초음파 소견은 힘줄윤활액 삼출, 비균질성 증가, 힘줄 두께 증가, 조직의 혈관 증가가 포함된다. 경험이 없는 검사자는 파열된 후경골근 힘줄의 틈새를 채우는 육아 조직 또는 남아있는 장지굴근의 힘줄을 온전한 후경골근 힘줄로 생각할 수 있다. 장축 영상에서 미세섬유화 패턴과 단축 영상에서 "빗자루(broomstick)" 모양의 소실은 육아 조직과 힘줄을 구별하는 데 유용한 소견이다.

자기공명영상은 발과 발목 근골격계 질환을 평가하는 데 있어 전반적으로 가장 좋은 영상 방법이다. 그러나 노인 인구에서 통증과 기능, 영상 소견의 상관 관계가 약하다는 것은 인지하고 있어야 한다. 후경골근 힘줄기능장애의 자기공명영상 결과는 일반적으로 힘줄윤활막염 또는 힘줄파열에서 T2 신호 강도가 증가하게 된다. 또한 무혈성괴사(Muller-Weiss 병, Freiberg 병), 골연골증(Kohler 병), 골 종양, 비전위 스트레스 골절(초기 단계) 및 인대 염좌 또는 파열과 같은 피질내 골 병변을 평가할 수 있다.

전기진단검사

전기진단검사는 동반될 수 있는 말초신경병증, 요천골신경근병증 또는 국소 포착신경병증을 평가하는 데 사용할 수 있다.

감각신경전도검사(예: 비복신경 및 천비골신경)는 원위부 감각말초신경병증을 식별하고 신경절전 병변과 신경절후 병변을 구별하는 데 유용할 수 있다. 발바닥(내측 및 외측 족저신경) 신경전도검사는 발에서 측정되는 부분(족저신경)이 발목에서 측정된 비복신경보다 더 원위부이기 때문에 원위부 말초신경병증의 민감도를 증가시킬 수 있다. 그러나 무증상 노년층(65세 이상)에서 반응이 잘 나오지 않고 연령과 키에 따라서 정상 변수들이 상대적으로 넓은 범위의 다양성을 갖고 있기 때문에 해석에 어려움이 있다.

H 반사 검사는 S1 신경근병증 및 다발성 말초신경병증의 조기 발견에 유용할 수 있다. 그러나 감각신경전도검사와 유사한 한계를 갖고 있다(일반적으로 65세 이상에서는 반응이 나오지 않을 수 있음).

운동신경전도검사와 침근전도검사는 심한 근력약화가 있는 경우 예후를 결정하는 데 유용하다(discrete motor unit recruitment patterns). 진폭이 크게 감소하고 개별 운동단위 동원패턴은 예후가 좋지 않음을 나타낸다.

침근전도검사는 경골신경에서 분지되는 여러 신경들(내측족저신경, 외측족저신경, 하종골신경)에 의해 지배되는 근육을 검사할 수 있기 때문에 이는 족근관증후군, 내측족저신경병증(jogger 발), 외측족저신경병증, 박스터 포착신경병증(하종골 신경병증)과 같은 국소 포착신경병증의 평가에 매우 유용할 수 있다.

고찰

빠른 검사와 초기 적극적인 치료를 필요로 하는 위험신호가 있다면 감염 상태, 샤르코 신경 관절병증, 진행성 염증성 관절병증 또는 종양과 같은 병적 상태를 의심해야 한다. 이런 병적 상태가 배제되면 초기 보존적 치료를 고려할 수 있다.

짧아진 아킬레스 힘줄은 고령에서 흔하며, 평편족을 진행시키는 후경골근 힘줄기능장애에 부정적 영향을 준다. 그러므로 치료 초기에 비복근을 스트레칭하여 아킬레스 힘줄의 긴장을 풀어주는 것이 중요하다. 아킬레스 근육과 힘줄의 복합체 중 무릎을 굴곡된 상태에서는 가자미근만 스트레칭되기 때문에 비복근은 무릎을 신전시킨 상태에서 시행되어야 한다. 아킬레스 힘줄의 스트레칭 효과를 경감시키는 거골하 보상을 줄이려면, 중족골 관절과 거골하 관절의 이동성을 제한하기 위해 약간의 전족부 내전이 필요하다.

거골하 관절에 대한 짧아진 아킬레스 힘줄의 영향(회내 반응 촉진)을 줄이기 위해 일시적으로 뒤꿈치 들기를 고려할 수 있다. 뒤꿈치 들기는 후경골근 힘줄에 대한 부하를 줄일 수 있을 뿐만 아니라 짧아진 아킬레스 힘줄의 보상적 반응을 줄일 수 있다. 후족부 외번으로 인한 전족부 내반을 제공하기 위해 전족부 방향으로 확장된 내측 뒤축쐐기(medial heel wedge with extension)(내측에 배치)를 추가할 수 있다.

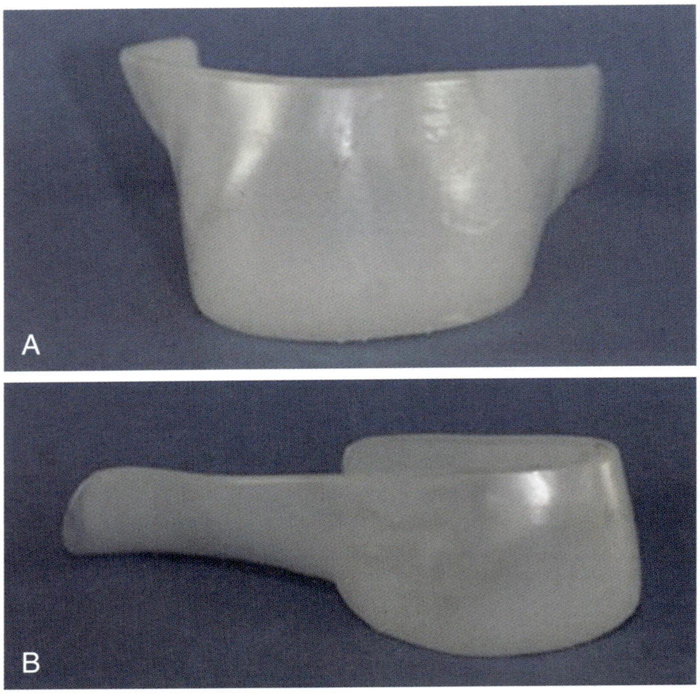

그림 8.4 캘리포니아 대학 생체역학 연구소(UCBL) 삽입물. (A) 후면 관찰. (B) 옆면 관찰.
(From L.B. Chou, K.L. Wapner, Conservative Treatment of the Foot. Mann's Surgery of the Foot and Ankle, 9e, Saunders, Philadelphia, 2014, Fig. 4.4A and B.)

환자가 낡은 신발(흔히 안쪽 밑창)을 신는 경우 새 신발로 교체해야 한다. 환자는 후경골근 힘줄 기능장애가 발생하기 전에 착용했던 더 단단한 신발을 선택하는 경향이 있다. 세로 및 가로 아치의 점진적인 손실로 인한 후경골근 힘줄기능장애는 환자의 발을 더 길고 넓게 만든다. 환자는 신발내 삽입물이나 보조기를 추가할 수 있는 공간이 있는 새 신발로 바꾸는 것의 중요성을 교육받아야 한다. 그러나 더 넓은 신발을 사용하는 것은 균형 기능장애 환자들에게 어려울 수 있다.

후경골근 힘줄의 건초염의 경우 우나 부트 드레싱(Unna boot dressing)을 1~2주 동안 적용할 수 있으며 2~3회 반복할 수 있다. Unna 부트는 아연과 글리신이 함침된 반강성 드레싱이다. 이것은 전통적으로 정맥 부전 또는 림프 부종의 초기 단계에 이어진 부종을 조절하는데 사용되었다. 부종을 줄이고 신체 활동을 방해하지 않고 후경골근 힘줄에 상대적인 휴식을 제공한다.

보조기

후경골근 힘줄기능장애는 점진적 특성을 가지고 있기 때문에 거골하 중립 정렬을 지원하고 과회내 및 주상골 붕괴를 완화하기 위해 캘리포니아 대학 생체 역학 연구소(University of California Biomechanical Laboratory, UCBL) 보조기를 처방하는 등 초기 단계에서 적극적인 개입을 고려한다(그림 8.4). UCBL 보조기는 비만 환자에게 사용하기에 충분히 견고하지 않을 수 있다.

이 경우, 복사위보조기(supramalleolar orthosis, SMO) 혹은 아리조나 발목보조기(Arizona ankle-foot orthosis, AFO)를 고려한다. 아리조나 AFO는 UCBL 및 SMO보다 거골하 관절 및 발목 관절 움직임을 제어하는데 더 효과적인 보조기이다. 그러나 부피가 큰 디자인으로 인해 환자가 가장 잘 견디지 못한다. 최상의 결과를 위해서는 환자의 순응도가 중요하다. 물리치료사는 보조기 사용과 관련된 흔한 문제를 해결할 수 있어야 하며 보조기 전문의와 긴밀한 의사 소통을 해야 한다.

물리치료

비복근 스트레칭 교육, 발목 내번근과 발가락 굴곡근(내재성 및 외재성)의 근력강화, 동적 균형 운동을 포함한 물리 치료를 시행할 수 있다. 발의 내재근 운동은 발 코어 시스템 운동의 일환으로 점점 강조되고 있다.[10] 타월 컬, 대리석 집기, 짧은 발 운동/발 아치 만들기 등 몇 가지 방법이 제안된다. 물리치료의 효과는 후경골근 힘줄기능장애에 대한 직접적인 이점에 대한 논쟁은 있지만, 전반적인 하지 근골격계 문제에 유익하다는 것은 의심할 여지가 없다.

약물 치료와 주사

비스테로이드성 항염증제를 짧은 기간 사용할 수 있지만 부작용을 예방하려면 주의가 필요하다. 따끔거림과 저린감과 같은 감각증상이 있는 경우 항경련제 및 삼환계 항우울제를 시도할 수 있다. 마약 진통제와 근이완제는 후경골근 힘줄기능장애 환자에게 거의 사용하지 않는다.

후경골근 힘줄은 체중을 지탱하는 구조이므로 스테로이드 주사는 주의해서 시도해야 한다. 건초염이 있는 초기 단계에서 영상(초음파) 유도 주사를 건초에 시도할 수 있지만, 반복적인 스테로이드 주사는 건 파열의 우려가 있어서 강력히 권장되지 않는다.

수술 의뢰

환자가 장애 증상으로 최소 몇 개월 후 비수술 요법에 반응하지 않으면 수술 의뢰를 고려할 수 있다. 수술 옵션에는 건막 절제술, 1차 봉합, 내측 종골 절골술, 비복근 늘리기, 건 이동, 삼중 관절고정술 및 측면주 연장(lateral column lengthening)이 포함된다. 후경골근 힘줄의 급성 파열이 있는 경우 수술 의뢰를 지연해서는 안된다.

요약

환자는 특히 내측 후족부에서 만성적인 발과 발목 통증을 나타냈다. 후경골근 힘줄기능장애를 암시하는 증상과 징후를 보였다. 환자는 편평족을 가지고 있었다. 추가 평가로 단순방사선사진과 초음파검사를 시행하여 진단하였다. 그 후, 그녀는 더 넓은 신발 착용, 뒤꿈치 리프트 삽입물 사용, 비복근 스트레칭에 중점을 둔 가정 운동 프로그램을 시작하였고 4주 추적 관찰에서 경미한 호전만을 보였다. 짧은 발 운동(발 내재근 강화), 점진적인 후경골근 힘줄 저항 강화 운동, 비복근 스트레칭의 지속 및 신경근 훈련 운동으로 구성된 4주간의 물리치료에 의뢰되었다.

맞춤형 UCBL 발 보조기도 처방되었다. 3개월 후 추적 관찰에서 통증이 해결되었고, UCBL 보조기를 사용하는 데 불편함은 없었다. 임상적으로 편평족의 진행은 없었고, 초음파 검사에서 후경골근 힘줄병변은 관찰되지 않았다. 그녀는 계속해서 가정 운동 프로그램을 시행하였다.

요점

- 발과 발목 통증의 근본적인 병인은 다양하며 근골격계 문제와 신경병증, 국소문제와 원거리 통증 발생원으로 분류된다. 체계적 접근 방식은 복잡한 병인을 구별하는데 유용하다.
- 통증의 위치, 압통, 생체 역학적 평가, 자극 검사 및 기능 검사를 포함하여 병력청취와 신체진찰의 모든 요소에 세심한 주의를 기울여야 한다.
- 치료방법은 교육, 보조기, 운동 치료, 정확한 주사 또는 수술 의뢰를 포함하여 개별 환자에 맞게 조정되어야 한다.

임상적 조언

후경골근 힘줄은 발 아치를 지지하는 중요한 동적 안정장치이며, 후경골근 힘줄의 약화는 후천적 편평족의 가장 흔한 원인이다. 진단은 임상 평가(내측 후족부의 압통, 뒤꿈치 들기 검사, 변형)를 기반으로 이루어지며 초음파(또는 자기공명영상)로 구조적 병리를 확인할 수 있다. 후경골근 힘줄기능장애를 위한 보조기는 UCBL 보조기, 복사위 보조기, 애리조나 AFO를 포함한다.

참고문헌

1. R.E. Cortina, B.L. Morris, B.G. Vopat, Gastrocnemius recession for metatarsalgia, Foot Ankle Clin. 23 (1) (2018) 57–68.
2. N.O. Murai, O. Teniola, W.L. Wang, B. Amini, Bone and soft tissue tumors about the foot and ankle, Radiol. Clin. North Am. 56 (6) (2018) 917–934.
3. J.C. Stanley, A.M. Collier, Charcot osteo–arthropathy, Curr. Orthop. 22 (6) (2008) 428–433.
4. G.C. Pomeroy, R.H. Pike, T.C. Beals, A. Manoli 2nd, Acquired flatfoot in adults due to dysfunction of the posterior tibial tendon, J. Bone Joint Surg. Am. 81 (8) (1999) 1173–1182.
5. D.W. Wong, Y. Wang, A.K. Leung, M. Yang, M. Zhang, Finite element simulation on posterior tibial tendinopathy: load transfer alteration and implications to the onset of pes planus, Clin. Biomech. (Bristol, Avon) 51 (2018) 10–16.
6. D.H. Richie Jr., Biomechanics and clinical analysis of the adult acquired flatfoot, Clin. Podiatr. Med. Surg. 24 (4) (2007) 617–644 vii.
7. G.B. Holmes Jr., R.A. Mann, Possible epidemiological factors associated with rupture of the posterior tibial tendon, Foot Ankle 13 (2) (1992) 70–79.
8. S.E. Yagerman, M.B. Cross, R. Positano, S.M. Doyle, Evaluation and treatment of symptomatic pes planus, Curr. Opin. Pediatr. 23 (1) (2011) 60–67.
9. J. Heyworth, Ottawa ankle rules for the injured ankle, BMJ 326 (7386) (2003) 405–406.
10. P.O. McKeon, J. Hertel, D. Bramble, I. Davis, The foot core system: a new paradigm for understanding intrinsic foot muscle function, Br. J. Sports Med. 49 (5) (2014).
11. S.W. Lee, Musculoskeletal Injuries and Conditions: Assessment and Management, Demos Medical: New York, 2017.
12. T. Propeck, M.A. Bullard, J. Lin, K. Doi, W. Martel, Radiologic–pathologic correlation of intraosseous lipomas, AJR Am. J. Roentgenol. 175 (3) (2000) 673–678.

CHAPTER 9

섬유근육통(Fibromyalgia)

Dr. Kishan A. Sitapara, MD ■ Dr. Michelle Stern, MD

증례 기록

47세 여성이 8개월 동안 피로와 어깨, 엉덩이, 등, 팔의 통증으로 재활의학과 외래에 내원하였다. 환자는 통증이 급격히 시작되었으며 온 몸이 아프고 항상 피곤함을 느낀다고 말하였다. 통증은 근육에서 느끼는 것 같다고 하였다. 통증은 비스테로이드성 항염증제, 얼음, 아세트아미노펜(acetaminophen)으로 개선되지 않고 지속적이고 둔하고 욱신거리는 10점 만점에 7점의 통증이었다. 열 패드는 통증에 효과가 오래가지 못하였다. 통증은 수면을 방해하고 아침과 취침 전에 더 심해졌다. 기분의 변화는 없고 행복한 편이지만, 지난 몇 달 동안 끊임없는 고통으로 인해 그녀는 괴로움을 호소하였다. 그녀는 평소에 바빠서 운동을 잘 하지 못했고 평일에는 보통 몸을 많이 움직이지 않는다고 한다. 메스꺼움, 구토, 설사, 숨가쁨, 관절 부기, 관절 경직, 체중 감소, 호흡 곤란, 발열, 오한 또는 기침은 없었다.

[문진]

과거력: 비만, 고혈압
수술력: 담낭절제술.
알레르기: 조개.
복용약물: 필요할 때 이부프로펜, 아세트아미노펜, 매일 리시노프릴 20 mg.
사회력: 남편과 자녀 3명과 함께 3층 건물에 살고 있다. 접수 담당자로 일을 하고 있으며, 1주일에 와인을 1-2잔 마신다. 흡연이나 불법약물은 하지 않는다.

[생체징후 및 신체계측]

혈압 145/85 mmHg, 맥박수 분당 88회, 호흡수 분당 16회, 산소포화도 대기에서 98%, 체온 37.1℃, 체질량지수(BMI) 35 kg/m².

[일반진찰 검사]

전신상태: 경도의 고통상태, 피곤하고 불편해 보임. 약간 내성적임.
두부, 양 눈, 양 귀, 코, 입: 정상. 동공 크기는 동일하며 불빛에 반응함. 외안근 정상. 황달은 없으며 구강 점막 정상.
목: 부드럽다. 갑상선 종대 없으며 갑상선종은 없다.
폐: 대기에서 편안하게 호흡함. 청진상 양쪽 깨끗하며 천명음, 수포음, 건성수포음은 없음.
심혈관: 심박동 및 리듬은 규칙적이고 심잡음, 마찰음, 갤럽은 없음.
복부: 비만, 부드럽고 압통은 없음. 장음은 사분면 모두에서 들림.
사지: 양측으로 약간의 비함요성(nonpitting) 말단 부종.

[신경근골격계 검사]

수동 및 능동 관절 동작은 모든 사지에서 정상범위 내에 있으며, 통증으로 인해 양 어깨의 굴곡 말기와 외전 초기에 자발적인 움직임의 저항이 있음. 허리의 전방 굴곡시 활동 범위가 감소함.
양측 삼각근, 상완이두근, 대퇴사두근, 비복근에 촉진 시 압통이 나타남.
양측 흉쇄유돌근, 두판상근(splenius capitis), 승모근에 압통이 나타남.
어깨 외전, 어깨 굴곡, 고관절 굴곡에 대한 근력 검사에서 양측 4단계.
팔꿈치 굴곡, 팔꿈치 신전, 손가락 굴곡, 손가락 신전, 무릎 굴곡, 무릎 신전, 배측굴곡, 족저굴곡, 엄지 굴곡 및 신전은 양측 5단계.
가벼운 접촉에 대체로 정상 감각

[검사실 검사]

일반 혈액 검사(CBC): 백혈구(WBC): 7.8 x 10^9/L, 헤모글로빈: 13.2g/dL, 혈소판 230 x 10^9/L.
적혈구 침강 속도(ESR): 13 mm/h.

[영상 검사]
사용가능한 이전 영상은 없음

고찰

섬유근육통(fibromyalgia, FM)은 광범위한 근골격 통증뿐만 아니라 피로, 인지 기능장애, 수면 장애, 뻣뻣함, 불안 및 우울한 기분을 포함한 일련의 증상을 나타내는 만성 기능성 질환이다.[1] 만성적인 광범위 근골격 통증의 가장 흔한 원인이다.[2] 미국에서 섬유근육통의 유병률은 전체 인구의 2~8%이며 여성은 남성에 비해 2:1로 진단된다.[3,4] 평균 발병 연령은 30세와 50세 사이이다.[6] 위험 요소에는 여성, 낮은 교육 수준, 낮은 가구 소득, 장애 이력 및 중년이 포함된다.[5]

질병의 특성상 환자가 진단받기가 쉽지 않아, 질병의 인식 및 관리와 관련하여 가족과 사회에서 직간접적으로 많은 비용이 든다.[6] 섬유근육통 환자는 연간 10-18회의 1차 진료를 하고 평균 3년에 한 번 입원한다.[6-10] 환자는 또한 섬유근육통으로 인해 직장에서 0.4~3.0일을 결석하고 보육, 집안일, 정원일 혹은 다른 일상활동 등을 포함하여 3.6~35.4시간의 무보수의 비공식적인 활동을 끝낼 수 없다고 했다.[6,10]

환자 1인당 평균 연간 비용은 증상의 심각성과 비용 계산에 따라 다양한 연구에서 US $2274에서 $9573 또는 그 이상이었다.[6,8,10,11] 전반적으로 섬유근육통의 임상적 및 경제적 부담이 사회에서 너무 높아 당뇨병이나 고혈압과 같은 다른 만성 질환과 같은 수준이다. 그러나 섬유근육통은 다른 만성 질환에 비해 일반적으로 의료 및 비의료 시스템에서 관심을 받지 못한다.[6,12,13]

증상

통증은 섬유근육통의 가장 흔한 증상이다. 통증은 만성적이고, 깊고, 광범위하며, 쑤시고, 뻣치고, 쏘는 듯한 혹은 압통의 성격을 갖는다.[14] 그러나 통증 이외에 다른 증상도 존재한다. 섬유근육통 협회(National Fibromyalgia Association)는 그림 9.1과 같이 섬유근육통 환자의 증상에 대해 설문 조사를 실시했다.

감별 진단

섬유근육통의 다양한 증상과 여러 관련 동반 질환으로 인해 때론 진단이 어려울 수 있다.[14] 갑상선 기능저하증 및 염증성 류마티스 질환과 같은 여러 장애도 섬유근육통과 비슷한 임상양상을 보일 수 있다.[14] 또한 스타틴, 아로마타제 억제제, 비스포스포네이트 및 아편유사체(opioids)(예: 오피오이드 유발 통각 과민)과 같은 일부 약물은 통증을 유발할 수 있다.[14] 그러나 이러한 상태 및 기타 여러 질환(예: 류마티스 관절염, 골관절염, 전신성 홍반성 루푸스[SLE], 척추 협착증, 신경병증, 엘러스 단로스 증후군, 수면 장애[예: 수면 무호흡증] 및 기분 및 불안 장애)도 섬유근육통 환자에게 동시에 발생한다.[14-16]

표 9.1은 섬유근육통 감별 진단에서 추가 평가, 검사 및 특정 치료가 필요한 몇 가지 주요 질환을 요약한 것이다.[14]

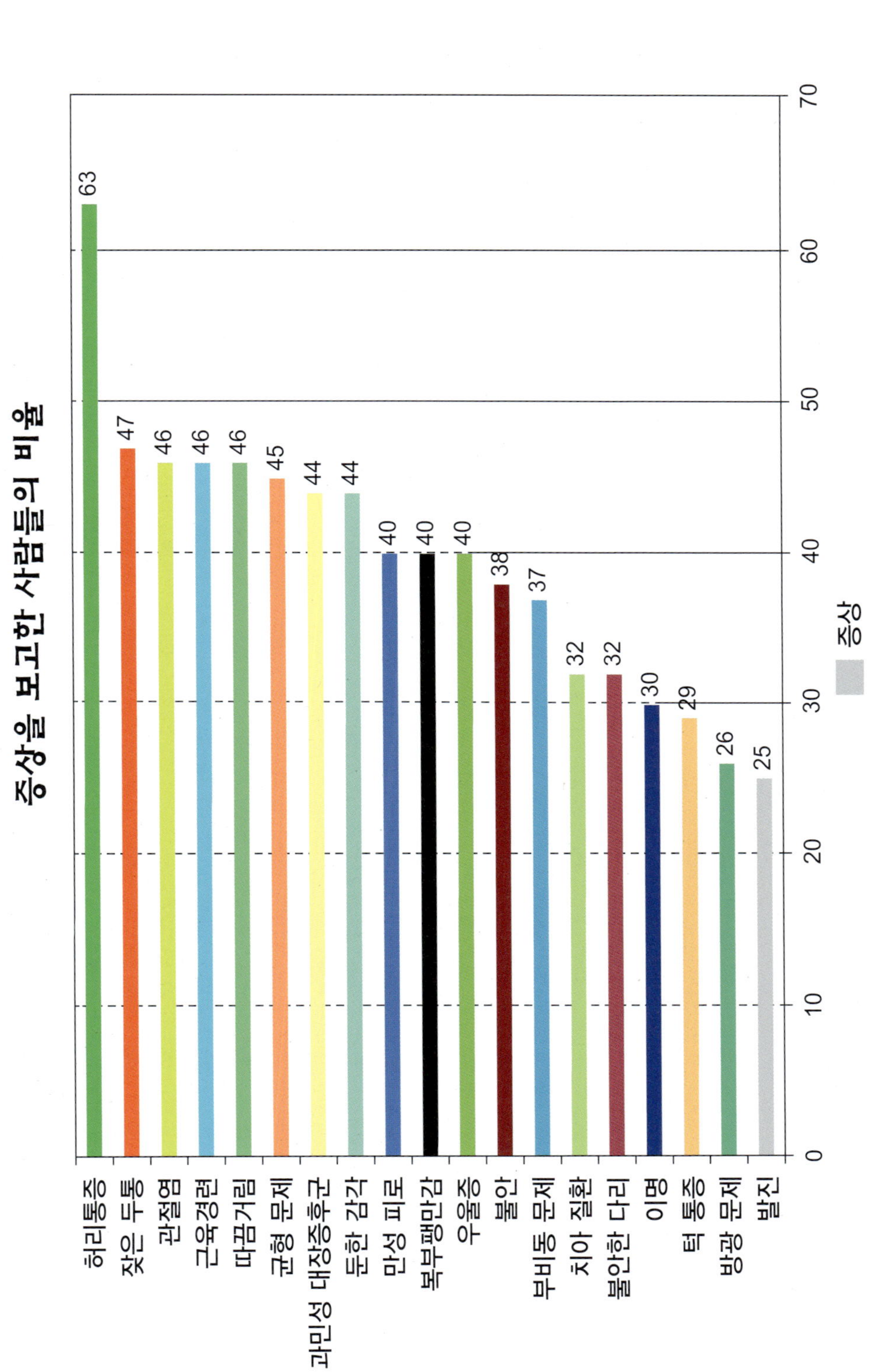

그림 9.1 국립섬유근육통협회의 설문에 의해, 증상을 보고하는 섬유근육통 환자의 백분율을 나타냄 *(From R. Bennett, J. Jones, D.C.Turk, I.J. Russell, L. Matallana, An internet survey of 2,596 people with fibromyalgia. BMC Musculoskelet Disord. 8 (2007) 27.)*

표 9.1 ■ 섬유근육통의 감별진단에서 고려해야 하는 몇 가지 주요 의학적 질환 요약

	섬유근육통과 주요 질환 구별하기
의학적 질환	징후 및 증상 감별점
류마티스	
류마티스 관절염	주로 관절 통증, 대칭적 관절 종창, 관절선 압통, 조조 강직 > 1시간
전신성 홍반성 루푸스	다기관 침범, 관절/근육통, 발진, 광과민성, 발열
다발성 골관절염	관절강직, 마찰음(crepitus), 다발성 관절통증
류마티스성 다발근육통	근위부 어깨와 엉덩이 통증, 위약, 강직, 노인에서 더 흔함
다발성근염 또는 기타 근병증	대칭적 근위부 근육 약화, 통증
척추관절병증	경부, 가운데 흉부, 흉벽, 요추부의 특정 부위에 국소화되는 척추 통증; 통증과 강직으로 인한 척추 가동성의 객관적인 제한
골연화증	전반적인 뼈 통증, 골절, 근위부 근병증(위약 동반)
신경학적	
신경병증	쏘거나 타는 듯한 통증, 따끔거림, 무감각, 위약
다발성 경화증	시각 변화(일측성 부분 혹은 전체 상실, 복시), 다리의 상행 마비 또는 띠모양의 몸통 마비, 어눌한 언어(구음장애)
감염성	
라임(Lyme) 병	발진, 관절염 혹은 관절통, 풍토병 지역에서 발생
간염	우상복부 통증, 구역, 식욕감퇴
내분비	
부갑상선 기능항진증	갈증과 배뇨 증가, 신장 결석, 메스꺼움/구토, 식욕저하, 뼈가 얇아짐, 변비
쿠싱 증후군	고혈압, 당뇨, 다모증, 달모양 얼굴, 체중증가
에디슨 병	자세성 저혈압, 메스꺼움, 구토, 피부색소침착, 체중감소
갑상선기능저하증	한랭불내성, 전신둔화, 변비, 체중 증가, 탈모

진단 기준

때로는 모호한 섬유근육통 증상 표현으로 인해 진단하기가 어려울 수 있다. 2018년 연구에 따르면 최초 증상 발현 후 섬유근육통을 진단하는 데 걸리는 평균 총 시간은 6.42년이었다.[17] 다른 합병증이 있는 환자, 어린 나이 또는 나이가 많은 의사에서 진단에 더 오랜 시간이 걸렸다.[17]

섬유근육통의 정의는 진단 기준의 이해와 변화에 따라 계속 진화하고 있다. 미국 류마티스 학회(ACR) 1990 진단 기준은 최소 3개월 동안 신체 양쪽과 허리 위와 아래에 통증이 있어야 하며, 18개의 압통점 중 11개 이상이 있어야 한다.[18]

새로운 2010 ACR 진단 기준은 섬유근육통을 피로, 수면 및 인지 장애 및 다양한 신체 증상과 관련된 만성적인 광범위한 통증 상태로 정의하였다.[19,20]

2010 ACR 진단 기준은 증상 중증도 측정에 초점을 맞추고 더 이상 압통점 검사에 의존하지 않는다.[5] 대신, 피로, 인지 증상 및 신체 증상을 포함한 다른 많은 증상이 섬유근육통의 주요 특징으로 제시되었다.[3,4,20] 2010년 기준은 전신 통증 지수(WPI) 및 증상 중증도(SS) 척도를 기반으로 한 일련의 질문에 기반한다.[20]

이 새로운 ACR "제안 기준"에 따르면 섬유근육통은 다음과 같이 정의된다:

전신 통증 점수 7 이상 및 증상 중증도 점수 5 이상 또는 전신 통증 점수 3–6 이상 및 증상 중증도 점수 9 이상[20]
3개월 동안 대략 비슷한 수준으로 남아있는 증상[20]
통증을 설명할 수 있는 다른 질환이 없는 환자[20]

통증 영역은 다음과 같다:

견갑대(왼쪽), 견갑대(오른쪽), 위팔(왼쪽), 위팔(오른쪽), 아래팔(왼쪽), 아래팔(오른쪽), 고관절(엉덩이, 전자, [왼쪽]), 고관절(엉덩이, 전자, [오른쪽]), 위쪽 다리(왼쪽), 위쪽 다리(오른쪽), 아래쪽 다리(왼쪽), 아래쪽 다리(오른쪽), 턱(왼쪽), 턱(오른쪽), 가슴, 복부, 등 위쪽, 등 아래쪽, 목.[20]

진단적 평가

병력

철저한 병력 청취가 이루어져야 한다. 통증의 성격, 지속 시간 및 위치에 대한 질문을 해야 한다. 수면, 피로, 정신적, 육체적 에너지에 관한 질문을 포함하여 관련 징후와 증상도 다루어야 한다. 인지 장애, 기분 장애 및 기타 정신 질환 및 섬유근육통과 중복되는 기타 상태가 진단 스펙트럼의 일부로 간주될 수 있다.[2] 여기에는 만성 편두통 또는 기타 두통 장애, 과민성 대장 증후군, 만성 골반 및/또는 방광 통증 및 만성 측두하악통증 등이 포함된다.[2]

신체진찰

전신적인 연조직 압통을 확인하고 유사한 증상을 보이는 다른 질병을 배제하기 위해 세심한 관절 및 신경학적 검사에 특히 주의를 기울여 철저한 신체 검사를 수행해야 한다.[2]

검사에는 여러 개의 연조직 및 관절 부위를 촉진해야 하고, 항상 관절 검사를 실시하여 활막염을 찾아보고 관절 자체의 압통을 촉진해야 한다.[2] 일반적으로 연조직 부위는 부드러운 촉진에 심한 압통이 있고 관절보다 더 압통이 있다.[2] 연조직, 관절에는 부종 혹은 발적이 없어야 한다.[2]

검사실 검사

섬유근육통에 대한 진단에 도움이 되는 검사실 검사나 방사선 또는 병리학적 소견은 없다. 따라서 검사는 최소한으로 유지해야 한다.[2]

검사실 검사는 대부분 다른 질병을 배제하는 데 필요하다. CBC 및 ESR 또는 C 반응성 단백질(CRP)과 같은 기본적인 검사실 검사를 수행해야 한다.[21]

섬유근육통은 염증성 질환이 아니기 때문에 정상 급성기 반응물은 잠복성 염증성 질환 가능성이 낮음을 시사한다.[2]

항핵 항체 및 류마티스 인자와 같은 혈청 검사는 병력 및 이학적 검사에서 염증성, 전신 류마티스 질환을 시사하는 경우에만 얻어야 한다. 이 검사는 건강한 사람에게서 종종 양성이며 전신성 류마티스 질환에 대한 임상적 의심이 크지 않는 한 예측 가치가 매우 낮다.[22]

영상

검사실 검사와 마찬가지로, 섬유근육통 자체는 일상적인 영상 촬영에서 어떠한 이상도 보이지 않기 때문에 주로 관련 질병이나 섬유근육통을 모방할 수 있는 다른 질병을 배제하기 위해 영상 검사를 실시한다.[2]

치료

섬유근육통에 대한 치료법은 없지만 치료적 접근은 여전히 매우 유익하다. 치료는 다학제적 접근이 필요하며 기능적 활동과 삶의 질을 개선하고 통증 및 기타 관련 증상을 줄이는 데 중점을 두어야 한다.[5] 증상의 이질성과 잘 알려지지 않은 병인으로 인해 섬유근육통 치료는 여전히 어려운 과제로 남아있다.[23]

그림 9.2는 섬유근육통 환자가 이용할 수 있는 치료 방법을 제시한다.[19]

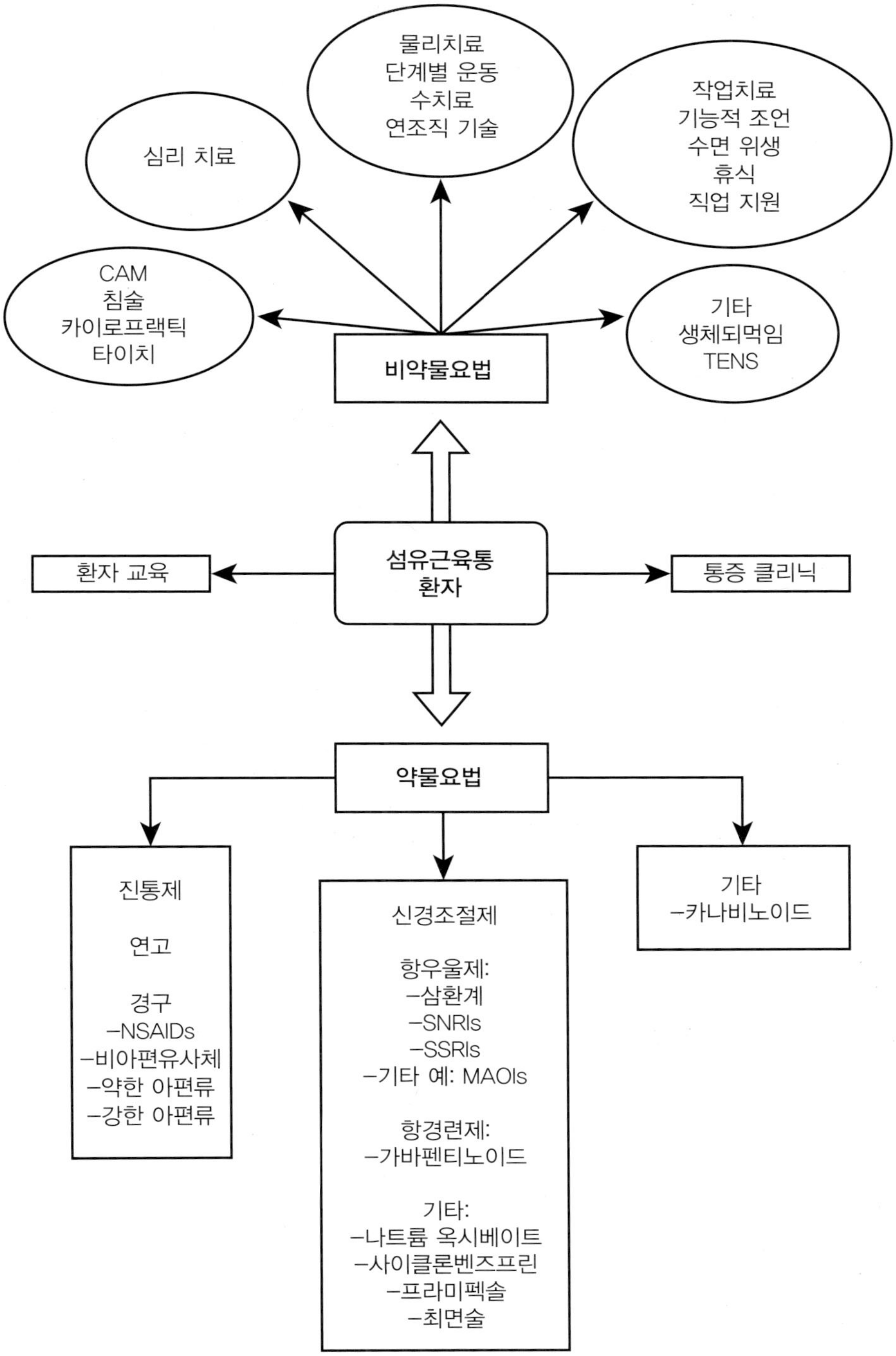

그림 9.2 섬유근육통 환자에게 유용한 치료 접근. *(From H. Cohen, Controversies and challenges in fibromyalgia: a review and a proposal, Ther Adv Musculoskelet Dis. 9 (5)(2017) 115-127.)*

비약물 치료

유럽류마티스학회(EULAR) 지침에 따르면, 섬유근육통 진단이 내려지면 비 약물 치료를 우선 시행해야 한다.[21] 그 이유는 비용 효율성, 환자의 선호도, 안전성 및 가용성에 있다. 신체 운동이 효능 및 안전성 측면에서 가장 좋아서 섬유근육통 진단을 받은 모든 환자에게 처방되어야 한다.[23] 주로 섬유근육통 진단을 받은 여성을 대상으로 실시한 2019년 연구는 운동이 섬유근육통 증상을 감소시킬 수 있다는 걸 보여주었으며, 신체 운동을 하는 환자가 더 나은 삶의 질을 가질 수 있고 우울증 증상과 결근이 적고 웰빙 감각이 향상되었음을 나타내었다.[24] 또한 성인을 위한 유산소 운동(걷기 및 수영과 같은 운동으로 정의되어 호흡이 더 힘들고 심박수가 빨라지는 운동으로 정의 됨)을 검토한 2017년 연구에 따르면, 대조군과 비교할 때 중간 수준의 증거로 유산소 운동이 건강 관련 삶의 질(HRQL)과 모든 원인의 중단을 개선할 수 있음을 나타내었다. 또한, 낮은 수준의 증거로는 유산소 운동이 통증 강도를 약간 감소시키고 신체 기능을 약간 향상시키지만 피로와 뻣뻣함은 비슷하다고 하였다. HRQL, 신체 기능 및 통증은 임상적으로 의미있게 향상되었다.[25] 그러나 유산소 운동이 장기적으로는 통증, 신체 기능, 모든 원인의 중단에 대한 영향이 거의 없을 수 있다.[25] 신체 운동이 중요한 초석임에도 불구하고 섬유근육통의 비약리학적 관리, 특정한 치료 및 프로그램이 아직 제대로 정의되지 않았다.[26]

기타 비약물적 치료 방식에는 환자 교육, 전기 요법, 냉동 요법 및 온열 치료가 있다.[27] 심리적 개입은 섬유근육통 재활 프로그램에서 필수 구성 요소이다.[27] 일부 치료 방식에는 인지 행동 요법(CBT), 이완 훈련, 그룹 요법, 바이오 피드백 및 스트레스 관리가 포함된다.[27] CBT는 섬유근육통의 심리적 치료로서 가장 좋은 증거를 가지고 있다.[5] 고통에 대처하는 능력을 향상시키고, 우울한 기분을 줄이며, 건강 관리를 추구하는 행동을 감소시키고, 보다 긍정적이고 적응적인 생각 및 행동을 촉진함으로써 자기 효능감을 향상시킨다(증거 수준 1A).[5]

사례 연구에 따르면 증거는 제한적이지만 섬유근육통에 대한 압통점 주사, 침술, 태극권, 요가 및 카이로 프랙틱의 효과를 보고하였다.[5,28]

약물 치료

목표는 환자가 증상에 대처하는 데 도움이 되는 약물을 제공하고, 비약물적 치료와 환자 교육을 보완하는 것이다. 약물이 증상을 줄이더라도 통증을 "치료"하는 것은 아니기 때문에 약물 치료에 대한 환자의 기대치를 관리해야한다.[19] 약물은 신중한 용량 증량 및 단기 및 장기 부작용 모니터링이 필요하며, 효과가 없는 약물 또는 견딜 수 없는 부작용이 있는 약물의 중단이 필요하다.

표 9.2는 섬유근육통 치료에 유용한 약물 요법을 나타낸다.

임상적 조언

진단 기준에는 더 이상 압통이 필요하지 않다.

섬유근육통을 진단하기 위해 사용할 수 있는 테스트는 없으며 다른 질환의 가능성을 배제하기 위해서만 사용할 수 있다.

치료에는 진정한 다학제적 접근이 필요하다.

요약

섬유근육통은 광범위한 근골격 통증뿐만 아니라 피로, 인지 기능장애, 수면 장애, 뻣뻣함, 불안 및 우울한 기분을 포함한 일련의 증상을 나타내는 만성 기능성 질환이다.[1] 만성적이고 광범위한 근골격 통증의 가장 흔한 원인이다.[2] 미국에서 섬유근육통의 유병률은 일반 인구의 2%~8% 사이이며, 여성은 남성에 비해 2:1로 진단된다.[4,5] 통증은 섬유근육통의 가장 흔한 증상이다. 섬유근육통에 대한 치료법은 없지만 치료적 접근은 여전히 매우 유익할 수 있다. 치료는 다학제적이어야 하며 기능적 활동과 삶의 질을 개선하고 통증 및 기타 관련 증상을 줄이는 데 중점을 두어야 한다.[6]
증상의 이질성과 잘 알려지지 않은 병인으로 인해 섬유근육통 치료는 여전히 어려운 과제이다.[24]

요점

- 섬유근육통에는 다양한 증상이 있다.
- 유병률은 미국 일반 인구의 2%에서 8% 사이이다.
- 섬유근육통을 진단할 때 철저한 병력과 이학적 검사를 통해 정보를 얻는 것이 가장 중요하다.
- 섬유근육통에는 진단에 도움이 되는 검사실 검사나 방사선 또는 병리학적 소견이 없다.
- 치료에는 비약물적, 약물적 방법이 있다.

표 9.2 ■ **섬유근육통의 치료에 유용한 약물 요법**

치료	비용	세부사항	증거 수준	부작용	임상적 주의사항
약물 요법		주된 증상에 따라 선택하는 것이 좋으며, 저용량으로 천천히 시작	레벨 5 동의		일부 의사는 비약물 요법을 시작하기 전에 증상 개선에 도움이 되는 약물 요법을 시행하면 순응도를 높이는 데 도움이 되는 것을 발견함
삼환계 화합물		Amitriptyline 취침 전10–70 mg Cyclobenzaprine 취침 전 5–20mg	1, A	구강건조, 체중증가, 변비, 정신혼미	효과가 있을 경우, 통증, 수면, 장 및 방광 증후군을 포함한 광범위한 증상을 개선시킴. 취침 몇 시간 전에 복용하면 부작용을 줄임.
세로토닌 노르에피네프린 재흡수 억제제(SNRI)	둘록세틴이 제네릭임	Duloxetin 30–120 mg/d Milnacipran 100–200 mg/d	1, A	메스꺼움, 두근거림, 두통, 피로, 빈맥, 고혈압	환자에게 일시적인 메스꺼움에 대해 경고하고, 음식과 함께 복용하고, 천천히 증량하면 내약성을 증가시킬 수 있음. Milnacipran은 Duloxetine보다 약간 더 노르아드레날린 활성을 갖으므로 피로와 기억문제에 더 도움을 줄 수 있으나 고혈압을 더 유발한다.
가바펜티노이드 (gabapentinoids)	가바펜틴이 제너릭임	Gabapentin 분할하여 800–2400 mg/d Pregabalin 분할하여 최대 600 mg/d	1, A	진정, 체중증가, 어지럼증	취침 시에 대부분의 용량을 투여하면 내약성을 증가시킬 수 있음.
감마-하이드록시부티레이드	기면발작(narcolepsy) 및 탈력(cataplexy)에 사용가능	4.5–6.0 g 야간에 분할하여 투여	1, A	진정, 호흡부전, 사망	효과가 있는 것으로 나타났으나 안전성 문제로 미국 식품의약국(FDA)의 승인을 받지 못함.

저용량 날트렉손	낮음	4.5 mg/d	2개의 소규모 단일센터 무작위 대조 시험		
카나비노이드	해당없음	Nabilone 0.5mg에서 1.0mg 분할복용	1, A	진정, 현기증, 구강건조	
선택적 세로토닌 재흡수 억제제(SSRI)	섬유근육통에 사용하는 SSRI는 모두 제너릭임	Fluoxetine, sertraline, paroxetine	1, A	메스꺼움, 성기능저하, 체중증가, 수면장애	더 오래되고, 덜 선택적인 SSRI는 노르아드레날린 효과가 두드러지는 고용량에서 통증 개선에 어느 정도의 효능이 있을 수 있음
비스테로이드성 항염증제		효능의 증거없음. 병적인 "말초통증제너레이터"를 치료하는데 도움이 될 수 있음		위장, 신장, 심장 부작용	부작용을 줄이기 위해 가장 짧은 시간동안 가장 낮은 용량을 사용해야 함
아편유사체(Opioids)		Tramadol 6시간마다 50-100 mg 더 강력한 아편유사체의 효능에 대한 증거는 없음	5, D	진정, 중독, 내성, 아편유사제 유발 통각과민	아편유사체가 생각했던 것보다 만성 통증 치료에 덜 효과적이며 위험 이득 프로파일이 다른 종류의 진통제보다 나쁘다는 증거가 증가하고 있음

(From D.J. Clauw. Fibromyalgia and related conditions. Mayo Clin Proc. 90 (5) (2015) 680-692.)

참고문헌

1. D. Goldenberg, Diagnosis and differential diagnosis of fibromyalgia, Am. J. Med. 122 (Suppl. 12) (2009) S14–S21.
2. D. Goldenberg, P. Schur, P. Romain, Clinical manifestations and diagnosis of fibromyalgia in adults, UpToDate (2019).
3. D.J. Clauw, Fibromyalgia and related conditions, Mayo Clin. Proc. 90 (5) (2015) 680–692.
4. D.J. Clauw, Fibromyalgia: a clinical review, J. Am. Med. Assoc. 311 (15) (2014) 1547–1555.
5. M. Davies, C. Ward, J. Singh, Fibromyalgia, PM&R KnowledgeNow (2017).
6. B. Ghavidel–Parsa, A. Bidari, A. Maafi, B. Ghalebaghi, The iceberg nature of fibromyalgia burden: the clinical and economic aspects, Korean J. Pain (2015) 169–176.
7. A. Berger, E. Dukes, S. Martin, J. Edelsberg, G. Oster, Characteristics and healthcare costs of patients with fibromyalgia syndrome, Int. J. Clin. Pract. 61 (2007) 1498–1508.
8. R.L. Robinson, H.G. Birnbaum, M.A. Morley, T. Sisitsky, P.E. Greenberg, A.J. Claxton, Economic cost and epidemiological characteristics of patients with fibromyalgia claims, J. Rheumatol. 30 (2003) 1318–1325.
9. A. Berger, A. Sadosky, E. Dukes, S. Martin, J. Edelsberg, G. Oster, Characteristics and patterns of healthcare utilization of patients with fibromyalgia in general practitioner settings in Germany, Curr. Med. Res. Opin. 24 (2008) 2489–2499.
10. A. Chandran, C. Schaefer, K. Ryan, R. Baik, M. McNett, G. Zlateva, The comparative economic burden of mild, moderate, and severe fibromyalgia: results from a retrospective chart review and cross–sectional survey of working–age U.S. adults, J. Manag. Care Pharm. 18 (2012) 415–426.
11. A. Winkelmann, S. Perrot, C. Schaefer, et al., Impact of fibromyalgia severity on health economic costs: results from a European cross–sectional study, Appl. Health Econ. Health Policy 9 (2011) 125–136.
12. Y. Doron, R. Peleg, A. Peleg, L. Neumann, D. Buskila, The clinical and economic burden of fibromyalgia compared with diabetes mellitus and hypertension among Bedouin women in the Negev, Fam. Pract. 21 (2004) 415–419.
13. S. Silverman, E.M. Dukes, S.S. Johnston, N.A. Brandenburg, A. Sadosky, D.M. Huse, The economic burden of fibromyalgia: comparative analysis with rheumatoid arthritis, Curr. Med. Res. Opin. 25 (2009) 829–840.
14. L. Arnold, R. Bennett, L. Crofford, L. Dean, D. Clauw, D. Goldenberg, et al., AAPT diagnostic criteria for fibromyalgia, J. Pain 20 (6) (2019) 611–628.
15. G. Di Stefano, C. Celletti, R. Baron, et al., Central sensitization as the mechanism underlying pain in joint hypermobility syndrome/Ehlers–Danlos syndrome, hypermobility type, Eur. J. Pain 20 (2016) 1319–1325.
16. G.J. Macfarlane, M.S. Barnish, E. Pathan, et al., Co–occurrence and characteristics of patients with axial spondyloarthritis who meet criteria for fibromyalgia: results from a UK national register, Arthritis Rheumatol 69 (2017) 2144–2150.
17. O. Gendelman, H. Amital, Y. Bar–On, et al., Time to diagnosis of fibromyalgia and factors associated with delayed diagnosis in primary care, Best Pract. Res. Clin. Rheumatol. 32 (4) (2018) 489–499.
18. F. Wolfe, H.A. Smythe, M.B. Yunus, et al., The American College of Rheumatology 1990 criteria for the classification of fibromyalgia. Report of the Multicenter Criteria Committee, Arthritis Rheum. 33 (2) (1990) 160–172.
19. H. Cohen, Controversies and challenges in fibromyalgia: a review and a proposal, Ther. Adv. Musculoskelet Dis. 9 (5) (2017) 115–127.
20. F. Wolfe, D.J. Clauw, M.A. Fitzcharles, et al., The American College of Rheumatology preliminary diagnostic criteria for fibromyalgia and measurement of symptom severity, Arthritis Care Res (Hoboken). 62 (5) (2010) 600–610.
21. G.J. MacFarlane, C. Kronisch, L.E. Dean, et al., EULAR revised recommendations for the management of fibromyalgia, Ann. Rheum. Dis. 76 (2017) 318–328.
22. N. Arora, A. Gupta, S.B. Reddy, Antinuclear antibody and subserology testing in the evaluation of fibromyalgia: a teachable moment, JAMA Intern. Med. 177 (2017) 1369.
23. F. Atzeni, R. Talotta, I.F. Masala, C. Giacomelli, et al., One year in review 2019: fibromyalgia, Clin. Exp. Rheumatol. 37 (116) (2019) S3–S10.
24. S. Sieczkowska, G. Vilarino, L.C. de Souza, A. Adrade, Does physical exercise improve quality of life in patients with fibromyalgia? Ir. J. Med. Sci. 189 (1) (2019) 341–347.
25. J. Bidonde, A. Busch, C. Schachter, et al., Aerobic exercise training for adults with fibromyalgia, Cochrane Database Syst. Rev. 6 (2017) CD012700.
26. I.C. Alvarez–Gallardo, J. Bidonde, A. Busch, et al., Therapeutic validity of exercise interventions in the management of fibromyalgia, J. Sports Med. Phys. Fitness 59 (5) (2018) 828–838.
27. R. Gilliland, D. Hommer, Rehabilitation and fibromyalgia, Medscape (2019).
28. L.B. Taw, E. Henry, Acupuncture and trigger point injections for fibromyalgia: East–West medicine case report, Alternative Ther. 22 (1) (2016) 58–61.

CHAPTER 10

상지 부종(Upper Extremity Swelling)

Dr. Subhadra Nori, MD

증례 기록

69세 여성이 3개월 전부터 발생한 우측 상지 부종으로 병원에 내원했다. 통증은 없으나 사지의 무게 때문에 약간의 불편함이 있고, 사람들의 관심을 끌기 때문에 당황했다고 하였다. 부종은 팔 위쪽에서 처음 시작되었으며 이제 손도 부었다. 때때로 약간의 열감을 느낀다.

[문진]

과거력: 유방암의 병력이 있으며 2년 전에 부분 유방절제술 후 방사선치료를 받았음.
당뇨병 또는 고혈압 병력 없음, 갑상선 기능저하증 병력 있음. 외국 여행 기록이 없음.

사회력: 재택 건강 보조원으로 일하고 있고, 두 명의 장성한 아이들을 포함한 가족과 계단이 없는 단독 주택에서 살고 있음.

수술력: 어릴 때 편도절제술. 2년 전에 앞서 언급한 유방암 수술.

알레르기: 페니실린

복용약물: 비타민 D, B12, 항산화제(antioxidants) 및 매일 신트로이드(synthroid) 75 mcg.

[생체징후 및 신체계측]

혈압 130/70 mmHg, 호흡수 분당 14회, 맥박 분당 65회, 체온 36.1℃, 키 165 cm, 몸무게 63.5 kg

[신경근골격계 검사]

검사: 외모 단정, 영양상태 좋은 여성. 보조기 없이 정상적으로 보행함.

두부, 양 눈, 양 귀, 코 및 입 - 외안근 움직임 정상, 안검하수 없음, 창백함 없음

전신상태: 의식 명료, 약간 불안해 함

사지: 상지 전체가 부어오르고 만지면 약간 열감이 있으며 홍반이나 압통은 없음. 부종은 누르면 움푹 들어감.

팔둘레 측정: 29 cm(전주와[antecubital fossa] 상방 5 cm), 18.5 cm(전주와[antecubital fossa] 하방 5 cm)

운동 검사: 상완이두근, 삼각근, 상완삼두근, 상완요골근, 손목신근 및 굴근, 손가락 신근 및 굴근의 힘은 4/5+ 이었음.

반사: 상완이두, 상완삼두 및 상완요골반사에서 1+ 및 대칭

감각 검사: 상지의 모든 피부분절에서 가벼운 촉각에 정상 반응.

[검사실 검사]

백혈구(WBC) 7000 cells/mL, 헤모글로빈: 12.0 g/dL, 일반 혈액 검사(CBC) 및 적혈구 침강 속도(ESR) - 정상.

[영상검사]

좌측 상지의 X-선: 상완골, 척골 요골, 손목 뼈 및 손가락에 용해성 또는 형성성 병변의 증거가 없음.

[특이사항]

수술 보고: 2년 전, 환자는 2기 유관내 유방암으로 진단을 받았음. 변형 근치 유방절제술과 액와림프절 절제술을 시행함. 그녀는 방사선 요법과 타목시펜(tamoxifen)을 받음. 유방 재건술은 받지 않음.

일반적인 고찰

이 사례는 유방암 치료 이후 발생한 림프부종(lymphedema)의 예이다. 림프부종 환자에 대한 접근 방식은 특별하다. 초기 초점은 선천성과 급성을 구별하는 것이다. 두 번째는 부종이 일시적인지 지속적인지 결정하는 것이다. 세 번째 초점은 전이의 증거가 있는지 확인하는 것이다. 네 번째는 병기를 결정하는 것이다. 림프부종의 치료는 (1) 체액 감소 및 (2) 관리의 두 단계로 진행된다.

병태생리적 검토

림프부종은 조직에 단백질이 풍부한 체액(림프)이 축적되는 현상이며, 일반적으로 손상된 림프계로 인해 발생한다. 림프관 기능이 손상되면 배수가 중단된다. 일반적으로 림프관(lymph vessel)은 조직에서 과도한 체액을 제거하고 다시 순환계로 운반한다. 모세림프관(lymph capillary)은 거미줄 형태로 진피층에 위치하여 피하조직의 림프관으로 배출되며, 궁극적으로 흉관을 통해 순환계로 직접 배출된다(그림 10.1). 이 프로세스가 중단되면 림프부종이 발생할 수 있다. 또한 면역 세포가 림프계에서 성숙을 한다. 따라서 림프계는 가장 중요한 방어 메커니즘 중 하나이다.

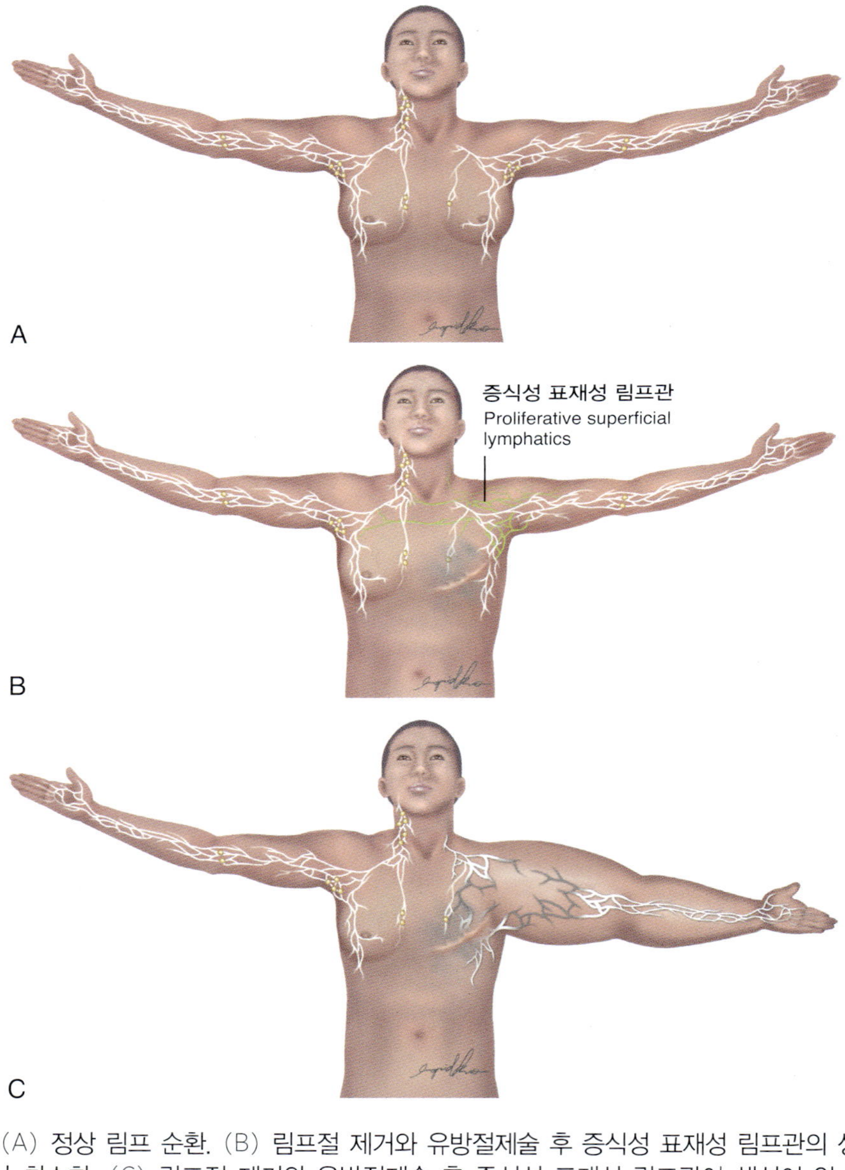

그림 10.1 (A) 정상 림프 순환. (B) 림프절 제거와 유방절제술 후 증식성 표재성 림프관의 생성으로 인해 부종이 없거나 최소화. (C) 림프절 제거와 유방절제술 후 증식성 표재성 림프관이 생성이 안 되어 심한 부종이 발생. (From M. Nitti, G.E. Hespe, D. Cuzzone, S. Ghanta, B.J. Mehrara, Principles and Practice of Lymphedema Surgery, Elsevier, Philadelphia, 2015, 40–50.)

분류

림프부종은 원발성 또는 이차성으로 분류할 수 있다:

- 원발성 림프부종은 림프계의 발달 이상으로 인해 발생한다. 증상은 출생시 또는 나중에 발생할 수 있다.
- 이차성 림프부종은 림프계에 손상을 주는 후천적 상태에 의해 발생한다. 가장 흔한 원인은 감염, 부상, 암 치료를 위한 겨드랑이, 사타구니, 골반 또는 목의 림프절 제거와 방사선 치료이다. 선진국에서는 암 치료를 위한 외과적 림프절 제거가 가장 흔한 원인이다.[1]
  유방암이 여성에게 가장 흔한 암이라는 점을 감안할 때 유방암 관련 림프부종이 가장 흔한 유형의 림프부종이다.[1] 하지에 림프부종을 일으킬 수 있는 기타 암으로는 자궁암, 전립선암, 림프종, 흑색종, 외음부암 또는 난소 암이 있다.
- 림프부종의 발생위험은 영향을 받는 림프절의 수에 따라 증가한다. 감시 림프절(원발성 종양에서 림프 배수를 받는 림프절 그룹의 첫 번째 림프절)만 제거하면 위험이 적다.
- 림프성 사상충증(lymphatic filariasis)은 *반크롭트 사상충*의 미세사상충에 의한 기생충 감염에 의해 발생하며 카리브해 및 남미 일부를 포함하여 72개국에서 1억 2천만명 이상의 사람들에게 영향을 미친다.

전 세계적으로 무시되는 열대 질환으로 여겨진다. 성체 사상충은 일반적으로 무증상 림프 확장 및 기능장애를 유발한다. 이 상태는 코끼리증이라고도 한다. 림프부종 혹은 음낭수종의 만성 증상은 감염된 사람의 약 30%에서 발생한다. 림프부종은 대부분 다리에 영향을 주지만, 팔, 가슴 및 생식기에서도 발생할 수 있다.

대부분의 사람들은 감염이 사라진 지 수년 후에 이러한 증상이 나타난다. 심한 통증, 발열 및 오한을 특징으로 하는 사지의 반복적인 2차 세균 감염은 림프부종을 코끼리증[2,3]으로 알려진 진행된 단계로 촉진한다(그림 10.2).

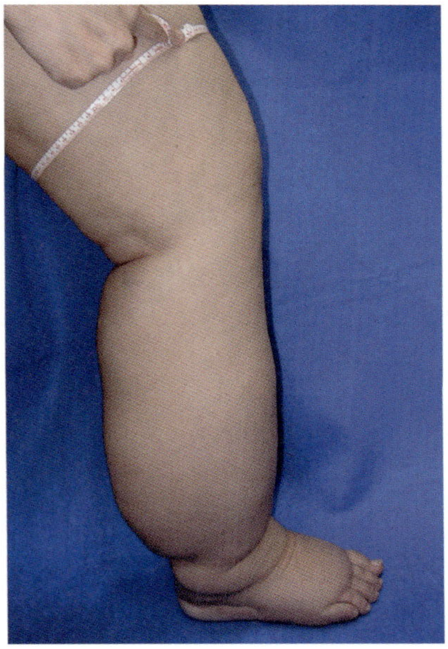

그림 10.2 코끼리피부병(Elephantiasis).
(From M. Nitti, G.E. Hespe, D. Cuzzone, S. Ghanta, B.J. Mehrara, Principles and Practice of Lymphedema Surgery, Elsevier, Philadelphia, 2015, 40-50.).

림프부종의 발생

유방암 관련 림프부종은 림프관 절개로 인해 액와 림프절 절제술(axillary lymph node dissection)을 받은 환자의 7%-77%에서 보고된다.[4] 감시 결절 생검(sentinel node biosy)을 받은 사람들은 훨씬 낮은(3%~7%) 발병률을 보인다.[5,6] 유방암 관련 림프부종을 유발하는 것으로 확인된 다른 위험요인은 직업, 감염, BMI 증가, 65세 이상 및 방사선이다. 유방 재건은 위험 요소로 간주되지 않았다.[7,8]

증상

유방암 수술시 동측 상지가 붓고 앞서 언급한 다른 암의 경우에는 하지가 붓는다. 일반적으로 감염되지 않는 한 통증은 없다. 환자는 외모와 원치 않는 관심으로 인해 우울할 수도 있다. 그들은 또한 옷이 빡빡하다고 불평한다.

상지의 말초신경이 눌리거나 상완신경총의 종양 침범으로 인한 따끔거림, 무감각 및 근력 약화와 같은 신경학적 증상이 나타날 수 있다. 방사선 요법은 일반적으로 상완신경총의 상부 몸통(upper trunk)에 영향을 끼치고 종양은 상완신경총의 하부 몸통(lower trunk)에 영향을 준다.[9]

림프부종 등급(표 10.1)

다음 시스템은 영향을 받은 사지의 크기에 따라 림프부종을 진단하고 설명하는 데 사용된다. 1, 2, 3, 4 등급은 영향을 받은 사지의 크기와 징후 및 증상이 얼마나 심각한 지를 기준으로 한다:

- 1 단계: 사지(팔 또는 다리)가 부어오르고 무거워진다. 부종은 움푹 들어가는 유형이다.
- 2 단계: 사지가 부어 있고 스폰지 느낌이 든다. 움푹 들어 가지 않고 딱딱한 느낌이 든다. 오렌지 껍질 모습일 수 있다(그림 10.3).
- 3 단계: 유방암 환자에서는 거의 드물지만 가장 진행된 단계이고 부종은 매우 심할 수 있다. 림프성 코끼리증이라고도 한다(그림 10.2 참조).

또 다른 방법은 국제림프학협회에서 제공하는 것이다.

국제림프학협회에서 적용한 림프부종의 병기 결정

단계	*설명*	*특징*
0	잠복	림프관에 약간의 손상; 눈에 띄는 부종 없음
1	가역적인 급성기	팔을 들어올리면 가역적인 함요부종. 보통 아침에 일어나면 부종은 거의 정상 크기임.

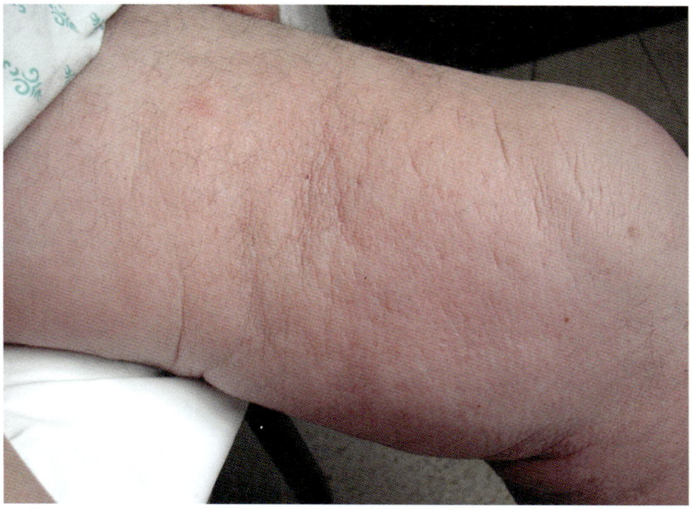

그림 10.3 귤껍질피부(Peau d' orange). (From A.K. Kurklinsky, T. W. Rooke, Lymphedema, in: W.S. Moore, Moore' s Vascular and Endovascular Surgery, A Comprehensive Review, 9e, Elsevier, 2018, Fig. 56–1.)

단계	설명	특징
2	비가역적인 만성기	스폰지 성질이며, "비함요부종"임. 2기 림프부종에서의 섬유종은 팔다리가 단단해지고 커지기 시작함을 나타냄.
3	코끼리증; 비가역적인 말기	비가역적이고 팔다리가 매우 커짐. 조직은 섬유화로 단단해지며 보존적 치료에 반응이 없어 용적축소 수술을 고려하는 단계

사지 검사에는 다음이 포함된다:

- 감염 또는 궤양의 증거 검사
- 움푹 들어간 것인지 아닌지를 평가하고 온기, 홍반과 같은 감염 징후를 찾기 위한 촉진. 림프절 확대 확인을 위해 해당 부위를 촉진해야 한다.
- 겨드랑이, 상완부, 전완부, 손목, 손가락에서 둘레를 측정하고 건측과 비교해야 한다. 진단을 위해 건측에 비해 림프부종 이환측의 둘레(> 2cm) 및/또는 부피(> 200mL) 차이를 확인할 수 있다. 치료 시작 이후에 진행 상황을 위해 주기적으로 측정기록해야 한다.[1]
- 물이 채워진 큰 용기에 사지를 담금으로써 부피를 측정할 수 있으며 표준 검사로 간주된다.[10]
- Perometry는 영향을 받은 사지의 부피를 계산하기 위해 적외선 광학 전자 스캐너를 사용하는 컴퓨터 기반 검사이다.[1]
- 심부건반사를 시행하여 다른 쪽과 비교한다. 때때로 사지가 너무 부어 있으면 반사를 얻기 어려울 수 있다.

- 말초신경 침범 여부를 판단하기 위해 모든 주요 근육의 운동 검사.
- 말초신경 침범을 배제하기 위해 관련 사지를 보조하는 피부분절의 감각 검사.

마지막으로, 호너 증후군이 존재하는 경우 상완신경총 하부 몸통 침범 가능성을 나타낸다. 그 이유는 교감 신경 몸통이 하부 몸통(lower trunk)에 아주 근접해 있기 때문이다. 언급했듯이 유방암 전이는 상완신경총의 아래 몸통으로 퍼질 수 있다. 호너 증후군(Horner syndrome) 또는 안구교감신경 마비(oculosympathetic paresis)는 눈에 대한 교감 신경 공급의 중단으로 인해 발생하며 전형적인 동공수축(즉, 수축된 눈동자), 부분 안검하수 및 반안면 발한 소실(즉, 무한증)이 특징이다.

호너 증후군의 원인은 다음과 같다:

- 일차 뉴런의 병변
- 뇌간 뇌졸중 또는 신경절전 뉴런의 종양 또는
  공동–뇌간 병변이 있는 환자의 최대 33%가 호너 증후군을 나타냄
- 상완신경총의 외상
- 종양(예: 판코스트) 또는 폐 첨부의 감염
- 신경절후 뉴런의 병변
- 박리성 경동맥류–경동맥 허혈
- 편두통
- 중두개와 신생물[11]

진단

진단은 일반적으로 병력 및 임상 검사를 통해 이루어진다. 가족력은 원발성 림프부종을 평가하는데 중요하다. 외상이나 수술의 병력은 필수적이다. 앞서 언급한 바와 같이 환자를 검사하는 포괄적인 방법을 포함해야 한다.

다른 진단 옵션은 림프신티그래피, 초음파, 컴퓨터 단층 촬영 및 자기공명영상이다.

생체임피던스 분광법(bioimpedence spectroscophy)은 림프부종을 진단하는 새로운 진단 도구이다. 눈에 보이는 변화가 정착되기 전에 세포 외액 구획을 평가하는 기술로 주로 세포 외액의 전기 전도도 변화에 중점을 둔다.[12]

림프신티그래피(lymphoscintigraphy)는 유속 시간에 대한 핵의학 검사이다. 테크네튬 99 m 유황 콜로이드를 피내로 주입하고 림프절 분지까지의 이동 시간을 측정하여 느리거나 전혀 없는지 확인할 수 있다.[13]

림프 조영술 — 방사선 투과성 물질이 말초 림프관에 직접 주입된다. 이 기술은 림프관이 손상될 위험이 있으므로 거의 수행되지 않는다.

또 다른 옵션은 자기 공명 림프관조영술(magnetic resonance lymphangiography)인데, 이는 림프관의 경로를 명확하게 하기 위해 손이나 발에 가돌리늄을 주입하는 상당히 새로운 방법이다.

이는 림프부종의 중증도를 감지하는데 도움이 되며 림프관의 해부학과 연조직의 상태도 묘사할 수 있다.[14]

치료

치료의 목적은 부종을 줄이고 감염으로 인한 합병증을 예방하는 것이다. 확실한 치료법은 없다. 그러나 효과적인 치료 기술을 사용할 수는 있다.

비수술적 치료와 수술적 치료로 분류할 수 있다.

복합림프부종치료(Complete decongestive therapy)

관리에는 감소(1단계)과 유지(2단계)의 두 단계가 있다. 복합림프부종치료(CDT)는 림프부종 관리에 있어 최고의 표준 치료 방법으로 간주된다.

감소 단계

도수 림프 배액, 펌프 같은 압박 장치를 사용하는 압박 요법을 이용해 림프부종을 감소시킨다. 신체 운동과 적절한 피부 관리는 이 단계의 필수 구성 요소이다.

압박 장치

압박 장치는 팔이나 다리를 감싸고 압력을 가하는 슬리브에 연결된 펌프이다. 슬리브는 정해진 주기에 따라 팽창 및 수축된다. 이 펌핑 작용은 림프관과 정맥을 통해 체액을 이동시키고 팔이나 다리에 체액이 축적되는 것을 방지하는 데 도움이 될 수 있다. 압박 붕대나 가멘트에 추가할 때 압박 장치가 도움이 될 수 있다. 단기 치료에는 붕대를, 장기 치료에는 가멘트를 제공한다.

주의할 점은, 너무 많은 압력을 가하면 피부 표면 근처의 림프관이 손상될 수 있으므로 이러한 장치의 사용은 숙련된 전문가의 감독을 받아야 한다. 관형 붕대는 저탄력 성질과 "작동 압력"을 제공하여 근육이 수축할 때 간질의 흐름을 유도한다.[15]

유지기

적당히 부종의 부피를 줄인 후 신축성 있는 가멘트(신축성 있는 스타킹/슬리브/장갑)과 붕대를 사용한다. 탄력 있는 가멘트는 붕대보다 사회 생활에 더 유리하다. 이 압박 가멘트는 길이와 너비가 모두 늘어난다. 기성 가멘트가 모든 사람에게 적합하지는 않으며, 맞춤형 가멘트를 개별 용도에 맞게 조정하여 사용할 수 있다. 이들은 낮에 착용해야 한다. 많은 제조업체가 있는데, 가장 널리 사용되는 것으로는 Barton Carey, Godfried, Jobst, Juzo, Medi 및 Sigvaris가 있다.

18~60 mmHg의 다양한 압력을 제공한다. 림프부종 환자는 60-mmHg 범위가 필요하다.

봉와직염 같은 급성 염증, 울혈성 심부전, 급성기 정맥 혈전증 등은 복합림프부종치료의 금기이므로 주의를 요한다.

이 치료법은 감각 마비, 신경 마비 또는 폐쇄성 말초 동맥 질환(심각한 허혈이 있는 사지에는 금기)이 있는 환자에서도 신중하게 선택해야 한다.

피부 관리 — **림프**는 단백질이 풍부한 액체이며 림프의 정체는 감염을 잘 일으킨다. 따라서 환자에게 위생에 대해 교육하고 피부 손상을 방지하는 것이 가장 중요하다. 일부 센터에서는 해야 할 일과 하지 말아야 할 일 목록이 정기적으로 제공된다.

도수림프배액(MLD) — 이 시술에서는 부드러운 자극을 사용하여 부종이 있는 사지의 피하 조직에서 림프 흐름을 유도하고 정상적으로 작동하는 림프계로 천천히 유도한다. 치료는 영향을 받은 사지의 피하 조직에 집중되어야 하므로 부드러운 압박만 사용해야 한다.

운동 — 가벼운 운동과 유산소 운동 모두 림프관이 영향을 받은 사지에서 림프를 이동시키고 부기를 줄이는 데 도움이 된다. 특히 밤에 팔다리를 높이는 것이 권장된다. 운동 목적은 근육 운동이 모세림프관의 누출을 억제하여 부종 개선으로 이어진다고 가정한다. 또한 림프관 압력이 밸브 기능을 향상시켜 림프 유도를 촉진한다.[16]

약물 — 다양한 약물이 사용되고 있다.

이뇨제는 초기 단계에서 이뇨를 유도하여 일부 환자에게 효과적이다. 그러나 림프부종 치료에는 제한적이며 체액/전해질 불균형을 유발할 수 있다. 장기 투여는 도움이 되지 않으므로 피해야 한다.

벤조 피론 — 경구 벤조 피론은 조직 단백질을 가수 분해하면서 림프 수송 경로를 활성화하여 흡수를 촉진할 수 있다. 하지만 뚜렷한 이점이 보이지 않으며, 간 비대가 잠재적으로 발생할 수 있다.

항균제 — 항생제는 염증이 발생할 때 림프부종 관리에 중요한 역할을 한다. 백혈구 증가증 및 CRP에 대한 양성 반응과 같은 혈액학적 염증 소견을 확인한 후 페니실린(penicillin)과 세펨(cephem)을 포함한 광범위한 항생제를 투여해야 하며 휴식을 위해 복합림프부종치료를 중단해야 한다. 혈액학적 데이터가 정상화되면 항생제 치료를 중단해야 한다.

면역 치료

활성화되고 동맥에 주입된 자가 림프는 영향을 받은 사지 간질 조직에서 대식세포를 활성화하여 과도한 수준의 단백질을 분해할 수 있다. 그러나 그 효과의 지속성에 대해서는 명확하지 않다.

유전자 치료

특히 원발성 림프부종 환자에서 유전자 이상이 보고되었다. 최근 연구에서 간세포 성장 인자(HGF) 관련 신생혈관화가 보고되었다. HGF의 임상 연구는 말초 혈관 성장을 조사하기 위해 수행되었다.[17]

레이저 요법

저강도 레이저 치료(low-level laser therapy; LLLT)은 측정 가능한 신체적 변수와 주관적 통증 점수를 개선하는 것으로 나타났다.[18] 저강도 레이저 치료는 새로운 림프관의 형성을 자극하고, 림프의 흐름을 개선하고, 섬유성 조직의 형성을 방지함으로써 림프 배수를 증가시킨다는 이론이 제시되었다.[19]

일반적으로 저강도 레이저 치료는 복합림프부종치료와 함께 사용된다.

수술 옵션

몇 가지 축소 기법과 생리학적 기법이 사용되고 있다.

직접 절제

Charles 시술이라 불리는 기술에서는 모든 피하조직, 림프부종 조직 및 피부 이식을 완전히 제거한다.[20] 이는 부피를 줄이지만 상당한 형태의 손상을 가져올 수 있다. 수혈과 오랜 상처 치유가 필요하다. 직접 절제 기술에는 전층 피부 이식 또는 진공 보조 봉합 요법이 포함될 수 있다.[21] 이러한 기법은 극단적인 부종의 경우에 삶의 질을 향상시킬 수 있다.

지방흡입술

지방 흡입술은 외과적 용적 제거를 포함하며 림프부종의 선천적 원인과 후천적 원인 모두에 효과적인 것으로 나타났다. 상지에서 더 효과적이다. 지방 흡입술은 부피를 거의 정상으로 줄이는 데 매우 효과적인 것으로 나타났다.[22]

림프 정맥 문합, 림프조직의 우회 및 림프절 이식은 림프 채널과 림프절을 식별하는 데 도움이 되는 최신 기술을 사용한다.[23]

요약

림프부종은 쉽게 치유되지 않기 때문에 어려운 질병이다. 치료 방법이 불편하고 환자에게 신체적, 정신적 병적 상태를 유발한다. 림프부종은 일상 활동에 영향을 미치고 다양한 방식으로 환자의 자존감에 영향을 미친다. 현대의 수술 및 비수술 요법은 환자가 림프부종을 극복할 수 있는 다양한 방법을 제공한다. 최근에 많은 발전이 있었지만 효과적인 치료를 위해서는 림프부종을 이해할 수 있는 추가 연구가 필요하다.

요점

- 림프부종은 일반적으로 유방암 치료 후 이차적으로 발생한다.
- 림프부종은 심각한 심리적, 사회적 장애로 이어질 수 있다.
- 조기 진단이 중요하다.
- 여러 관리 옵션이 있으므로 더 나은 결과를 위해 알맞은 선택이 중요하다.

참고문헌

1. Lymphedema: diagnosis and treatment, In: C.H. Thorne (Ed.), Grabb and Smith's Plastic Surgery, 7e, Wolters Kluwer Health, 2013, 980–988.
2. G. Dreyer, J. Noroes, J. Figueredo-Silva, New insights into the natural history and pathology of bancroftian filariasis: implications for clinical management and filariasis control programmes, Trans. R. Soc. Trop. Med. Hyg. 94 (6) (2000) 594–596.
3. J. Figueredo-Silva, G. Dreyer, Bancroftian filariasis in children and adolescents: clinical-pathological observations in 22 cases from an endemic area, Ann. Trop. Med. Parasitol. 99 (8) (2005) 759–769.
4. M. Noguchi, Axillary reverse mapping for breast cancer, Breast Cancer Res. Treat 119 (2010) 529–535.
5. W.P. Francis, P. Abghari, W. Du, C. Rymal, M. Suna, M.A. Kosir, Improving surgical outcomes: standardizing the reporting of incidence and severity of acute lymphedema after sentinel lymph node biopsy and axillary lymph node dissection, Am. J. Surg. 192 (2006) 636–639.
6. T. DiSipio, S. Rye, B. Newman, S. Hayes, Incidence of unilateral arm lymphoedema after breast cancer: a systematic review and meta-analysis, Lancet Oncol. 14 (2013) 500–515.
7. J.M. Armer, B.R. Stewart, Post-breast cancer lymphedema: incidence increases from 12 to 30 to 60 months, Lymphology 43 (2010) 118–127.
8. A.S. Gur, B. Unal, G. Ahrendt, et al., Risk factors for breast cancer-related upper extremity lymphedema: is immediate autologous breast reconstruction one of them? Cent. Eur. J. Med. 4 (2009) 65–70.
9. S.H. Kori, K.M. Foley, J.B. Posner, et al., Brachial plexus lesions in patients with cancer, 100 cases, Neurology 31 (1981) 45.
10. O. Kayıran, C. De La Cruz, K. Tane, A. Soran, Lymphedema: from diagnosis to treatment, Turk. J. Surg. 33 (2) (2017) 51–57.
11. C.M. Bardorf, Horner's syndrome, Medscape (2017).
12. B.H. Cornish, M. Chapman, C. Hirst, et al., Early diagnosis of lymphedema using multiple frequency bioimpedance, Lymphology 34 (2001) 2–11.
13. NLN Medical Advisory Committee, The Diagnosis and the Treatment of Lymphedema, Position Statement of the National Lymphedema Network, Feb. 2011, Available from: http://www.lymphnet.org.
14. L.M. Mitsumori, E.S. McDonald, P.C. Neligan, J.H. Maki, Peripheral magnetic resonance lymphangiography: techniques and applications, Tech. Vasc. Interv. Radiol. 19 (2016) 262–272.
15. H.N. Mayrovitz, The standard of care for lymphedema: current concepts and physiological considerations, Lymphat. Res. Biol. 7 (2009) 101–108.
16. A.L. Moseley, N.B. Piller, C.J. Carati, The effect of gentle arm exercise and deep breathing on secondary arm lymphedema, Lymphology 38 (2005) 136–145.
17. H. Shigematsu, K. Yasuda, T. Iwai, et al., Randomized, double-blind, placebo-controlled clinical trial of hepatocyte growth factor plasmid for critical limb ischemia, Gene Ther. 17 (2010) 1152–1161.
18. B. Smoot, L. Chiavola-Larson, J. Lee, H. Manibusan, D.D. Allen, Effect of low-level laser therapy on pain and swelling in women with breast cancer-related lymphedema: a systematic review and metaanalysis, J. Cancer. Surviv. 9 (2015) 287–304.
19. J. Robijns, S. Censabella, P. Bulens, A. Maes, J. Mebis, The use of low-level light therapy in supportive care for patients with breast cancer: review of the literature, Lasers Med. Sci. 32 (2017) 229–242.
20. R.H. Charles, Elephantiasis scroti, In: A. Latham, T.C. English (Eds.), A System of Treatment, III, Churchill Livingstone, London, 1912, 504–513.
21. G. Tahan, R. Johnson, L. Mager, A. Soran, The role of occupational upper extremity use in breast cancer related upper extremity lymphedema, J. Cancer Surviv. 4 (2010) 15–19.
22. H. Brorson, From lymph to fat: complete reduction of lymphedema, Phlebology 25 (Suppl. 1) (2010) 52–63.
23. D.W. Chang, Lymphaticovenular bypass for lymphedema management in breast cancer patients: a prospective study, Plast. Reconstr. Surg. 126 (2010) 752–758.

CHAPTER 11

따끔거림과 무감각 (Tingling and Numbness)

Dr. Lynn D. Weiss, MD

증례 기록

68세 남성이 두 발이 "저리다"는 증상으로 재활의학과 외래에 내원하였다. 이러한 증상은 지난 2년 동안 점점 악화되었다. 특별한 위약은 호소하지 않았다. 환자는 경미한 통증(3/10)이라고 설명하지만 편안하게 걷기는 어려웠다.

[문진]

과거력: 20년간의 당뇨 병력. 비만(BMI 31kg/m²), 고혈압 및 고콜레스테롤의 병력이 있다. 메트포르민(metformin), 히드로클로로티아지드(hydrochlorothiazide) 및 리피토(Lipitor)를 복용 중이다.

사회력: 41년 동안 수위로 일했고 현재 은퇴했음. 16세 이후 담배는 하루에 한 갑을 피웠음. 하루에 4-8잔 정도의 맥주를 마심. 그는 일상생활과 보행 활동에서 독립적이다. 환자는 계단이 없는 집에서 아내와 함께 산다. 다른 가족 구성원은 이러한 유형의 증상이 없었다.

수술력: 없음

알레르기: 약물 알레르기 없음.

복용약물: 메트포르민(metformin) 1000 mg, 하루에 2회, 히드로클로로티아지드(hydrochlorothiazide) 25 mg 하루에 2회 및 리피토(Lipitor) 20 mg 하루에 1회.

[생체징후 및 신체계측]

혈압 140/90 mmHg, 호흡수 분당 15회, 맥박 분당 72회, 체온 36.7℃, 신장 173 cm, 체중 92.5 kg, 체질량지수(BMI) 31 kg/m².

[일반진찰 검사]

발달상태 좋음. 급성 고통 상태 아님

두부, 양 귀, 양 눈, 코, 입: 외안근 움직임 정상, 안검하수 없음.

전신상태: 의식이 명료하고 지남력이 있음. 심한 통증상태 아님.

사지: 부종 없음, 수술 반흔 없음.

[신경근골격계 검사]

목과 등의 관절가동범위: 모든 방향에서 정상.

운동 검사: 양측 상지 및 하지 근력 5/5. 근위축은 없음.

심부건반사: 상완이두근, 상완삼두근 및 슬개골 2+, 발목에서1+, 바빈스키, 호프만 반사 음성.

감각 검사: 양측 발목 아래에서 가벼운 접촉과 통증자극에 감소함.
양측 손가락 원위부의 가벼운 접촉과 통증자극 검사에서 경미하게 감소함.
양측 하지의 고유수용 감각과 진동 감각 감소.

피부: 발진 혹은 피부손상 없음.

맥박: 정상.

보행: 편차 없이 정상. Tandem 걸음 시 약간의 어려움이 있음.

근긴장: 정상.

소뇌: 손가락 코검사 정상.

[검사실 검사]
일반 혈액 검사(CBC) 정상, 혈액응고 패널 정상, 당화혈색소(HbA1c) 8.9%,
일반 대사 패널 : 혈당 220 mg/dL, 정상 신장 수치
B12 및 엽산: 정상.
혈청단백전기영동(SPEP): 정상.
중금속 검사: 음성.
[영상검사]
흉부 단순방사선사진: 침윤 혹은 다른 병변 음성.
[전기진단 검사]
원위부 감각 운동, 축삭 및 탈수초성 다발성 말초신경병증, 상지보다 하지에 더 많은 영향을 미침.
원위부 하지 근육의 비정상적인 자발전위(탈신경)가 관찰됨.
이러한 소견은 근절 또는 말초신경 분포를 따르지 않음.

전반적 고찰

양측 사지 원위부에 저림과 무감각이 있는 환자는 다발성 말초신경병증을 의심할 수 있다. 다발성 말초신경병증은 후천적이거나 선천적일 수 있다. 가족력이 병력 청취의 일부로 포함되어야 한다. 다발성 신경병증 및 원위부 마비의 다른 원인에 대한 평가를 수행해야 한다. 다발성 말초신경병증 및 기타 장애가 공존할 수 있다는 것에 유의해야 한다. 예를 들어, 다발성 말초신경병증을 가진 환자는 포착 신경병증(entrapment neuropathy)에 걸리기 쉬우며, 다발성 말초신경병증이 다른 질환에서 존재할 수 있다. 또한, 환자의 말초신경병증의 원인을 찾는 것이 치료를 위해 중요하다.

병력을 기록할 때 환자에게 최근 바이러스성 질병, 복용중인 새로운 약물 또는 용제나 중금속에 노출된 적이 있는지 물어보라.

흔한 감별 진단

1. **당뇨병성 말초신경병증** — 당뇨병이 있거나 진단되고 혈당이 잘 조절이 되지 않을 때 가능하다(HbA1c 수치 상승).
2. **알코올성 말초신경병증** — 환자는 술을 오래 마신 병력이 있다. 알코올성 신경병증은 장기간 음주 후에 나타날 수 있다.
3. **화학 물질로 인한 독성 말초신경병증** — 환자는 관리인으로 일했기 때문에 말초신경계에 독성이 있는 화학 물질(중금속, 납, 수은, 비소 등)에 노출되었을 수 있다.
4. **기타 원인으로 인한 말초신경병증** — 진단되지 않은 갑상선 질환, 인체면역 결핍바이러스(HIV) 또는 기타 질병이 포함될 수 있다.
5. **악성 종양** — 부종양증후군(paraneoplastic syndrome)은 신경병증을 유발할 수 있다. 이것은 일반적으로 폐의 소세포 암종 때문이다. 이 환자는 흡연 경력이 있으므로 이러한 유형의 신경병증에 걸릴 위험이 높다.
6. **하지 근위부에 신경포착** — 증상의 대칭성과 손의 경미한 소견을 고려할 때 가능성이 적다. 신경은 하지의 어느 곳에서나 포착될 수 있다.

흔한 부위는 다음과 같다:

a. **족근 터널** — 흔히 발등은 괜찮으나 발바닥에 무감각을 유발한다.
b. **비골 두부에서 비골 신경병증** — 흔히 발 윗부분에 무감각을 일으킨다.
c. **요천추 신경총병증** — 이러한 병변은 거의 양측이 아니며 환자는 일반적으로 말초신경 분포(스타킹/장갑 분포와 반대로)에 무감각을 나타낸다. 운동 기능도 영향을 받을 가능성이 있다.
d. **신경근병증** — 환자의 증상이 양측성이고 발목 위로는 증상이 없으므로 가능성이 적다. 신경근병증의 증상은 일반적으로 허리 통증, 근력 저하 및 신경근 분포 부위의 무감각이 포함된다.
e. **척추 협착증** — 척추 협착증은 일반적으로 허리 통증(굴곡으로 개선됨)이 있고, 통증과 무감각은 무릎 아래로 가지 않기 때문에 이 환자에서 가능성이 적다. 증상은 양측일 수 있다.

7. **상위운동원병변** — 중추신경계 병변은 환자의 감각 장애(원위부 및 양측, 상지 및 하지에 영향을 미침)의 분포와 정상 근긴장, 호프만과 바빈스키 음성을 고려할 때 가능성이 적다.
8. **유전적 말초성 신경병증** — 가족력이 부족하기 때문에 가능성이 적지만 배제해서는 안된다.
9. **말초 혈관 질환** — 일반적으로 말초에 발생하며 다발성 말초신경병증의 증상을 모방할 수 있다. 그러나 이 환자에서 맥박은 정상이었다.
10. **당뇨병성 근위축증** — 당뇨병 환자에게 발생할 수 있다. 일측성 통증과 급성 위약이 자주 나타난다(그러나 양측성일 수도 있음). 이것은 심각한 위축으로 이어진다. 영향을 받은 신경은 일반적으로 다발성 말초신경병증보다 더 근위부에 있다. 이 환자는 근위부 통증이 없었고 발병은 만성적이며 근육 위축이 없었다.
11. **약물 부작용으로서의 신경병증** — 일부 항암제, 항알코올 약물, 항경련제, 면역 억제 약물, 항생제, 심장 또는 혈압 약물을 포함하여 수많은 약물이 부작용으로 말초 다발 신경병증을 유발할 수 있다.
12. **자가면역 염증성 신경병증** — 길랑바레 증후군(급성 염증성 탈수초성 다발성신경병증 [AIDP] 및 만성 염증성 탈수초성 다발성신경병증[CIDP])을 포함한다. 환자는 선행 바이러스 감염을 보고할 수 있다. 일반적으로 길랑바레 증후군에서는 증상이 급성이며 상행한다. 이 환자는 증상이 더 만성적이고 원위부 분포로 제한되었다.
13. **비타민 결핍으로 인한 신경병증** — 비타민 결핍, 특히 비타민 B12와 엽산에 이차적일 수 있다. 이것은 알코올 중독 환자에서 흔히 볼 수 있다.
14. **특발성 신경병증** — 최대 46%의 환자에서 그 이유가 명확하지 않은 말초성 신경병증이 발생한다.
15. **소섬유신경병증** — 이러한 유형의 신경병증은 C 신경섬유에 영향을 미친다. 신경전도검사는 더 큰 신경섬유병변에 대해서만 평가하기 때문에 이러한 유형의 신경병증은 신경전도검사(NCS)/근전도검사(EMG)에서는 음성을 나타낸다.

증례 고찰

이 환자는 당뇨병, 알코올 사용, 독성 화학 물질 노출 가능성 및 흡연 등 다발성 말초신경병증을 유발할 수 있는 몇 가지 이유가 있다. 이학적 검사에서는 손 부위도 약간의 증상이 있었지만 주로 발의 무감각과 따끔거림을 호소하였다. 이것은 다리의 신경이 팔의 신경보다 길고 차갑기 때문에 다발성 말초신경병증에서 흔하게 증상이 나타난다. 그러나 말초신경병증을 모방하거나 말초신경병증과 공존할 수 있는 다른 질병이 배제되어야 한다.

초기 전기진단검사는 감별 진단을 더욱 좁히는데 도움이 된다. 당뇨병성 다발성 말초신경병증은 일반적으로 말초 감각 및 운동, 축삭 및 탈수초성 다발성 말초신경병증으로 나타난다. 이러한 유형의 신경병증의 다른 주요 원인은 요독성 말초신경병증이 있지만, 이 환자는 신장 기능이 정상이었기 때문에 가능성이 적다. 원위부 탈신경은 신경병증의 운동 축삭 손상으로 설명될 수 있다. 환자의 실험실 결과에 따르면, 다발성 말초신경병증의 가장 가능성 있는 원인은 당뇨병이라는 사실이 밝혀졌다.

제안된 질환의 검토

당뇨병성 다발성 말초신경병증에서 신경 손상의 정확한 메커니즘은 명확하지 않다. 고혈당증의 독성 효과가 아마도 중요한 역할을 할 것이다.[2] 다른 요인으로는 신경에 대한 염증, 대사 및 허혈성 손상이 있다.

신경병증의 임상 징후 및 증상

다발성 말초신경병증의 증상은 일반적으로 원위부 분포로 인해 "스타킹 및 장갑" 분포로 나타난다. 발은 보통 손보다 먼저 영향을 받는다. 무릎과 팔꿈치 근위부에서는 거의 증상을 보이지 않는다. 증상은 관련된 신경 섬유의 유형에 따라 다르다. 감각 증상에는 무감각, 저림, 통증, 작열감 및/또는 감각과민 또는 감각이상이 포함될 수 있다. 운동 섬유가 영향을 받으면 말단 약화가 나타날 수 있다. 자율 신경계도 영향을 받아 심혈관계, 위장관계 및 땀샘에 영향을 줄 수 있다. 이로 인해 복통, 설사, 변비, 기립성 저혈압, 부정맥, 실신, 배뇨 장애, 발한 장애 및 열과민증을 호소할 수 있다. 증상은 일반적으로 점진적으로 나타난다. 환자는 걷거나 미세한 운동 활동을 수행하는데 점차적으로 어려움을 느낄 수 있다.

신체진찰 결과는 신경 손상의 유형과 심각도를 반영한다. 가벼운 촉진(light touch)과 침검사(pinprick)뿐만 아니라 진동 감각(vibration)이 영향을 받을 수 있다. 고유 감각 감소로 인해 균형이 감소될 수 있다. 심부건반사는 특히 원위부에서 감소할 수 있다. 운동 섬유가 영향을 받으면 근력이 감소하고 특히 원위부에서 근위축이 나타날 수 있다. 자율신경 기능장애도 나타날 수 있다. 환자가 원위부에서 통증을 느끼지 못할 수 있으므로 특히 발 아래의 피부 손상을 확인하는 것이 중요하다.

전기진단검사

근전도검사(특히 신경전도검사)는 다발성 말초신경병증을 국소 신경 포착증후군(예, 발목터널 증후군) 및 신경근병증을 포함한 다른 신경병증과 구별하는 데 사용할 수 있다. 또한 말초신경경병증과 공존할 수 있는 신경 및 근육 질환을 진단하는데 도움이 된다. 신경전도검사는 신경병증의 유형(축삭, 탈수초 또는 혼합; 감각, 운동 또는 혼합; 원위부 또는 근위부; 균일 또는 분절)을 평가할 수 있다.

신경전도검사는 예후판단에 도움이 될 수 있다. 전도 속도가 느려지고 원위부 잠시의 증가 정도는 탈수초 상태의 심각성을 나타낸다. 복합운동활동전위 및 감각신경활동전위의 분산(dispersion)은 특히 후천성 다발성 말초신경병증에서 나타날 수 있다. 진폭의 감소는 축삭 손상의 심각성을 나타낸다. 원위부 탈신경(denervation)이 심하면 해당 근육의 운동 단위가 심각하게 손상된다. 이것은 심각한 축삭 손상과 더 나쁜 예후를 나타낸다. 신경손상의 경과가 만성적인지는 운동 단위의 변화로 평가할 수 있다.

감별 진단에서 언급된 말초신경병증의 다른 원인은 전기진단 검사 결과에 따라 제외될 수 있다(표 11.1).[3] 알코올성 말초신경병증은 일반적으로 축삭 감각운동신경병증으로 나타난다. 독성신경병증 또한 일반적으로 축삭 감각운동신경병증으로 나타난다. 부종양증후군 말초신경병증은 일반적으로 전기진단검사에서 축삭 감각신경병증으로 나타난다.

포착신경병증(entrapment neuropathy)은 일반적으로 포착 또는 전도 차단 부위에서 전도 속도의 감소를 보여준다(neurapraxia). 신경근병증(radiculopathy)은 일반적으로 정상적인 신경전도검사 결과를 보여주지만 신경근 분포에서 탈신경을 보여줄 수 있다. 척추협착증에서는 일반적으로 탈신경 소견이 양측의 다발 척추주위근 탈신경을 보여주고 사지에서는 거의 발견되지 않는다(그러나, 일반적으로 원위부 발견보다 근위부 발견이 더 많음). 상위운동원병변은 신경전도검사에서 이상이 없고 탈신경 소견이 없다. 중추성 병변으로 인해 근육의 동원(recruitment)이 감소할 수 있다. 유전성 신경병증은 일반적으로 후천성 신경병증과는 달리 균일한 탈수초화를 나타내며, 일부 분절은 더 빠른 전도 속도를 갖고 일부는 더 느린 전도 속도를 갖는다.

영상 검사

오랜 흡연 경력이 있는 이 환자의 경우 흉부 단순방사선사진을 사용하여 악성 종양을 배제하는 것이 합리적이다. 앞서 언급했듯이 소세포 암종은 말초신경병증으로 나타나는 부종양증후군을 유발할 수 있다. 일반적으로 부종양증후군 신경병증은 감각 축삭 손상으로 나타난다. 본 증례의 환자는 감각과 운동 신경에서 축삭 및 탈수초 신경병증을 가졌다. 환자가 순수 감각 축삭 신경병증을 가졌다면 흉부 컴퓨터단층촬영을 지시하는 것이 합리적일 것이다.

척추부위의 통증을 시사하는 증거가 없었기 때문에 자기공명영상(MRI)은 필요하지 않다.

표 11.1 ■ **다발성 신경병증**

"저림과 무딤이 있는 환자"

	다발성 신경병증					
근전도 소견	균일한 탈수초 감각운동 다발신경병증	분절의 탈수초 운동>감각 다발신경병증	축삭 손실 운동>감각 다발신경병증	감각 축삭 손실 신경병증	축삭 손실 감각운동 다발신경병증	축삭 및 탈수초 감각운동 다발신경병증
복합운동활동전위 진폭	정상	분산과 전도 차단에 의한 감소	감소	정상	감소	감소
운동신경 잠시	증가	증가	정상	정상	정상	증가
운동신경 전도속도	감소	감소	정상	정상	정상	감소
복합운동활동전위 분산	아니오	예	아니오	아니오	아니오	아니오
감각신경활동전위 진폭	정상	정상 혹은 감소	보통 감소	감소	감소	감소
감각신경활동전위 전도속도	감소	어느정도 감소	정상	정상	정상	감소
침 근전도: 섬유자발전위와 양성예각파가 나올 가능성?	아니오 (정상)	아니오(정상)	네	아니오(정상). 침근전도는 운동섬유만 평가	네	네

흔한 질환	1. 유전성 운동감각 신경병증 I, III, IV형 (위축이 거의 없는 말단부 위약) 2. 이염성 백질이영양증 (Metachromatic leukodystrophy) 3. 크랩 백질이연화증 4. 부신척수 신경병증 5. 선천성 저수초성 신경병증 6. 탕헤르병(Tangier disease) 7. 코카인 증후군 (Cockayne syndrome) 8. 뇌건성 황색종증	1. 길랑바레 증후군 (근위부 위약) 2. CIDP(비대칭성 하지의 위약) 3. 골경화성 골수종 4. 나병 (leprosy) 5. 급성 비소 다발신경병증 6. 약물 (amiodarone perhexiline) 고용량 Ara-C 암종, AIDS	1. 부종양 운동신경병증 (근위부 위약) 2. 포르피린증 3. 축삭형 길랑바레 증후군 4. 유전성 운동감각 신경병증 II, V형 5. 납 신경병증 6. 댑손 신경병증	1. 부종양 감각신경병증 (말단 사지 통증) 2. 유전성 감각신경병증 I–IV 형 3. 프리드라이히 운동실조 4. 척수소뇌 변성 5. 무베타지질단백혈증 (바센-콘츠바이크병) 6. 원발성 담즙성 경변증 7. 급성 감각신경병증 8. 시스플라틴 독성 9. 림프종성 감각신경병증 10. 만성 특발성 실조성 신경병증 11. 쇼그렌 증후군 12. 피셔 증후군 13. 부단백혈증 14. 피리독신 독성 15. 아밀로이드증	1. 알코올성 다발신경병증 (대칭적 원위부 위약) 2. 비타민(티아민, B12) 결핍 (대칭적 원위부 위약) 3. 통풍성 신경병증 4. 금속 신경병증 (예: 수은, 탈륨, 금) 5. 유육종증(sarcoidosis) 6. 결합조직질환 (류마티스 관절염, SLE) 7. 위절제술, 비만을 위한 위제한술 8. 만성 간질환 9. 만성질환 신경병증 10. 갑상선 기능저하증 11. 근긴장성 이영양증 12. 후천성 면역결핍증 13. 중증질환 신경병증 14. 라임병 15. 빈크리스틴 신경병증 16. 독성 신경병증 (아크릴아마이드, 이황화탄소, 일산화탄소)	1. 당뇨병성 다발신경병증 (대칭적 원위부 위약) 2. 요독성 다발신경병증 (대칭적 원위부 위약)

CIDP, 만성 염증성 탈수초성 다발신경병증; CMAP, 복합 운동 활동 전위; EMG, 근전도; SLE, 전신성 홍반성 루푸스; SNAP, 감각 신경 활동 전위
(From J. Weiss, L. Weiss, J. Silver, Easy EMG a Guide to Performing Nerve Conduction Studies and Electromyography, 2e, Elsevier, Philadelphia, 2016.)

검사실 검사

특이 주요 원인이 분명하지 않은 경우 환자는 신경병증을 유발할 수 있는 질환에 대해 평가해야 한다. 여기에는 당화혈색소(HgA1c), 혈중요소질소(BUN) 및 크레아티닌, 비타민 B12, 엽산, SPEP, 중금속 평가, 갑상선 평가, 인간면역결핍바이러스(HIV) 및 적혈구침강속도(ESR)가 포함될 수 있다.

고찰

원위부 마비 및 저림이 있는 환자의 경우 다발성 말초신경병증을 고려해야 하지만 다른 질환도 배제해야 한다. 또한 적절한 치료가 시작될 수 있도록 신경병증의 유형을 구별하는 것이 매우 중요하다. 말초신경병증에는 다양한 원인이 있다. 축삭, 수초 또는 둘 다 영향을 받았는지 여부가 중요하다. 운동 섬유, 감각 섬유 또는 둘 모두가 영향을 받는지 확인하는 것도 중요하다. 마지막으로, 병변이 근위부보다 원위부에 있는지 확인하는 것이 중요하다.

신경병증의 유형이 진단되면 원인이 되는 기저질환을 치료해야 한다. 또한 일반적으로 약물요법을 이용한 대증 치료를 시작할 수 있다.

예후는 신경병증의 중증도에 따라 다르다. 신경병증이 심할수록 예후가 더 나빠진다.
일반적으로 축삭 신경병증은 탈수초성 신경병증보다 예후가 더 나쁘다.

당뇨병성 다발성 말초신경병증은 예방이 중요하다. 당뇨병성 신경병증은 진단되는 당뇨병 환자의 10%에 영향을 미친다. 당뇨병 환자의 약 40~50%는 진단 후 10년 이내에 당뇨병성 신경병증으로 발전할 것이다.[4] 일단 신경병증이 발생하면 엄격한 혈당 조절이 있어도 일반적으로 회복할 수 없다. 혈당 조절은 제 2형 당뇨병 환자보다 제 1형에서 더 효과적인 것으로 나타났다. 여러 연구에 따르면 향상된 포도당 조절은 제 1형 및 제 2형 당뇨병 환자 모두에서 신경전도검사를 개선하고 제 1형 당뇨병 환자의 임상적인 신경병증 발병을 예방하는 데 도움이 될 수 있다.[5]

다발성 말초신경병증(특히, 근전도검사가 음성인 환자)의 원인을 확인할 수 없는 경우 피부 생검 및 자율신경 검사를 고려할 수 있다. 혈관염이나 아밀로이드증이 의심되는 경우 신경 생검을 할 수 있다.

치료

약물치료

말초신경병증에는 여러 가지 치료 범주가 있다.
여기에는 다음이 포함된다:

항우울제 — 항우울제(삼환계 및 세로토닌 및 노르아드레날린의 재흡수를 억제하는 약물)는 중추신경계의 통증에 대한 인식을 바꿀 수 있다. 여기에는 둘록세틴, 아미트립틸린 및 데시프라민이 포함될 수 있다. 초기용량을 낮춘 다음 통증이 완화될 때까지 점차적으로 증가시켜야 한다.

항경련제 — 이러한 약물에는 프레가발린[6,7] 및 가바펜틴이 포함된다. 프레가발린은 substance

P와 글루타메이트 수치를 줄이고 노르에피네프린의 방출을 개선함으로써 작용하는 것으로 생각된다. 가바펜틴은 전위의존 칼슘 채널(voltage-gated calcium channel)에 영향을 미친다. 둘 다 막(membrane) 안정제로 간주된다. 항우울제와 마찬가지로 초기 용량을 낮춘 다음 점차적으로 늘려야 한다.

국소 크림 — 리도카인 패치는 제한적으로 처방할 수 있다.[8] 캡사이신 크림은 때때로 당뇨병성 다발성 말초신경병증을 치료하는데 사용된다. 포진 후 신경통의 증상 관리에 효과적이지만, 당뇨병성 신경병증 환자에게 도움이 된다는 증거는 거의 없다.[9]

마약성 진통제(opioid)는 신경병성 통증에 거의 사용되지 않는다.[10]

발 관리

다발성 말초신경병증이 있는 당뇨병 환자의 치료에는 적절한 발 관리가 포함되어야 한다. 당뇨병 환자는 감각 보호의 상실, 혈관 질환, 치유 불량(혈관 및 대사 요인에 이차적으로)을 비롯한 여러 메커니즘으로 인해 합병증(특히 궤양) 위험이 증가한다. 환자는 족부 전문의한테 주기적으로 진료를 받아야 하며 자신의 발톱을 자르지 않도록 주의해야 한다. 적절한 발 관리에는 일반적으로 긴 손잡이가 달린 거울을 사용하여 발바닥을 볼 수 있도록 환자에게 발 검사 방법을 가르치는 것이 포함된다. 이것은 궤양, 피부 파괴, 감염 및 가능성 있는 절단을 예방하는데 도움이 될 수 있다. 토우박스가 높은 특수 신발은 피부 손상을 예방하는데 도움이 될 수 있다(특히 발가락에 발톱이나 기형이 있는 경우). 환자는 말초 혈관 질환에 대해서도 평가되어야 한다.

물리/작업 치료

경피적 전기자극(TENS) 시도는 다발성 말초신경병증의 증상을 완화하는데 도움이 될 수 있다.[11] 또한 신경병증으로 인해 보행이 불안정한 환자의 경우 보행 훈련을 통한 물리치료 및 보조장치 평가가 도움이 될 수 있다. 다발성 말초신경병증이 상지에 영향을 미치고 환자가 미세한 운동에 어려움을 겪는 경우 작업치료와 보조 장치가 도움이 될 수 있다.

난치성 통증

환자가 이전 조치에 반응하지 않으면 두 가지 다른 종류의 약물 조합을 시도할 수 있다.
적절한 통증 완화를 이루지 못하는 환자는 척수자극을 고려할 수 있다.[12]

요약

이 환자는 발의 무감각 및 저림 증상이 악화되었다. 이학적 검사에서 손에도 가벼운 증상이 나타났다. 상위 운동 신경 장애는 발견되지 않았다. 환자는 근전도 검사를 위해 의뢰되었다. 검사 결과 말초신경병증의 진단과 함께 신경병증의 유형(원위부 감각 운동, 축삭 및 탈수초)도 밝혀졌다. 그 후 그는 프레가발린으로 통증 관리를 받았다. 100 mg씩 하루에 세 번 용량으로 안정될 때까지 복용량을 점차적으로 늘려야 했다. 그는 또한 금연, 식이 요법 및 알코올 사용에 대해 상담을 받았다. 지구력과 심장 반응을 점진적으로 증가시키는 운동 프로그램을 받았다. 3개월 후 후속 방문에서 환자는 증상이 감소하고 HbA1c가 개선되었다.

요점

- 사지의 원위부 저림과 감각저하가 있는 환자는 다발성 말초신경병증에 대해 평가받아야 한다. 전기진단검사는 신경병증의 유형, 중증도 및 급만성을 구별하고, 공존하는 신경근 질환을 식별하는 데 도움이 될 수 있다. 영향을 받는 신경 섬유의 유형은 증상의 원인을 결정하는 데 도움이 될 수 있다. 치료는 통증을 줄이고 신경병증의 특정 원인을 기술하는 데 목표를 두어야 한다.
- 증상을 줄이기 위해 치료를 시작해야 한다. 당뇨병성 신경병증이 있는 환자의 경우 증상을 조절하고 진행을 예방하기 위해 정상 혈당을 유지하는 것이 중요하다.

참고문헌

1. S.A. Gordon, J. Robinson Singleton, Idiopathic neuropathy, prediabetes and the metabolic syndrome, J. Neurol. Sci. 242(2006) 9.
2. A. Schreiber, C. Nones, R. Reis, J. Chichorro, J.M. Cunha, Diabetic neuropathic pain: physiopathology and treatment, World J. Diabetes 6(3)(2015) 432–444.
3. J. Weiss, L. Weiss, J. Silver, Easy EMG a Guide to Performing Nerve Conduction Studies and Electromyography, 2e, Elsevier, 2016.
4. B.C. Callaghan, A.A. Little, E.L. Feldman, R.A. Hughes, Enhanced glucose control for preventing and treating diabetic neuropathy, Cochrane Database Syst. Rev.(2012) CD007543.
5. C.L. Martin, J.W. Albers, R. Pop–Busui, DCCT/EDIC research group, Neuropathy and related findings in the diabetes control and complications trial/epidemiology of diabetes interventions and complications study, Diabetes Care 37(2014) 31.
6. R. Freeman, E. Durso–Decruz, B. Emir, Efficacy, safety and tolerability of pregabalin treatment for painful diabetic neuropathy: findings from seven randomized control trials across a range of doses, Diabetes Care 31(2008) 1448.
7. S. Derry, S. Straube, P.J. Wiffen, D. Aldington, R.A. Moore, Pregabalin for neuropathic pain in adults, Cochrane Database Syst. Rev. 1(2019) CD07076.
8. V. Bril, J. England, G.M. Franklin, et al., Evidence–based guideline: treatment of painful diabetic neuropathy: report of the American Academy of Neurology, the American Association of Neuromuscular and Electrodiagnostic Medicine, and the American Academy of Physical Medicine and Rehabilitation, Neurology 76(2011) 178.
9. S. Derry, A.S. Rice, P. Cole, T. Tan, R.A. Moore, Topical capsaicin(high concentration) for chronic neuropathic pain in adults, Cochrane Database Syst. Rev. 1(2017) CD007393.
10. R. Chou, J.C. Ballantyne, G.J. Fanciullo, et al., Research gaps on use of opioids for chronic noncancer pain: findings from a review of the evidence for an American Pain Society and American Academy of Pain Medicine clinical practice guideline, J. Pain 10(2009) 147.
11. R.M. Dubinsky, J. Miyasaki, Assessment: efficacy of transcutaneous electric nerve stimulation in the treatment of pain in neurologic disorders(an evidence–based review). Report of the Therapeutics and Technology Assessment subcommittee of the American Academy of Neurology, Neurology 74(2010) 173.
12. C.C.M. de Vos, R.B. Zaalberg, et al., Spinal cord stimulation in patients with painful diabetic neuropathy: a multicenter randomized clinical trial, Pain 155(2014) 2426.

CHAPTER 12

보행이 어려운 환자

(A Patient With Gait Difficulty)

Dr. Maryam Hosseini, MD ▪ Dr. Michelle Stern, MD

증례 기록

보행 곤란으로 재활의학과 외래에 내원한 60세 남성은 지난 6개월 동안 두 번의 거의 낙상할 뻔 하였고, 걷기 시작하고 몸을 돌릴 때 어려움을 호소하였다.

[문진]

과거력/수술력: 심방세동으로 항응고제 복용중, 당뇨, 고혈압, 척추협착증으로 추궁절제술, 우측 수근관 증후군 수술.

알레르기: 타이레놀(Tylenol), 마크로비드(Macrobid), 조영제

복용약물: 쿠마딘(coumadin), 메트포르민(metformin), 로프레서(Lopressor), 탐술로신(Tamsulosin).

가족력: 특이 사항 없음.

사회력: 환자는 3층 가정집에서 아내와 함께 집에 살고 있으며, 입구에 6계단, 3층까지는 13계단이 있다. 환자는 계단용 지팡이와 함께 구르는 보행기를 사용하며 일상생활을 위해 아내의 도움이 필요하다. 예전에 흡연을 하였으며 알코올 또는 약물 사용은 하지 않는다.

[일반진찰 검사]

혈압 앉아있을 때 130/75 mmHg, 서 있을 때 120/70 mmHg, 호흡수 분당 14회, 맥박 분당 70회, 체온 36.1℃, 신장 165 cm, 체중 59 kg, 체질량지수(BMI) 21 kg/m^2.

두부, 양 귀, 양 눈, 코 및 입: 외안근 움직임 정상, 안검하수 없음

전신상태: 의식명료, 지남력 있으며 급성 고통 아님. 매우 피곤해함.

사지: 부종 없음, 발진 없음, 연축 안 보임.

[신경근골격계 검사]

시진: 근육 부피는 연령대에 적합하고 국소적 약화 없음. 심한 관절 혹은 조직의 종창 증거 없음.

관절가동범위: 양측 상지의 모든 주요관절의 수동운동범위 정상. 목의 운동범위는 모든 방향에서 정상

정신 상태: 저운동성 조음장애, 발성부전, 언어 유창함, 온전한 이해력, 가면을 쓴 것 같은 얼굴

뇌신경: 안구운동 정상, 동공의 크기는 동일하고 불빛에 잘 반응하고 조절함, 얼굴표정 감소, 혀는 중앙에 위치.

운동: 양측 상지와 하지 근력 5/5; 상지에서 톱니바퀴 강직이 우측에서 더 함.

반사: 양측 상지와 하지 에서 1+.

족저반사: 대칭, 족저 내려감.

감각: 양측 상지와 하지에 가벼운 접촉에 정상.

협응조절능력: 롬버그 음성, 손가락 코 검사할 수 있음.

환약말이 떨림, 안정 떨림(pill rolling resting tremor), 정상 근긴장도.

보행: 걸음 길이와 높이가 감소함. 웅크린 자세 및 팔 스윙이 감소함. 뒤로 넘어지는 경향이 있는 짧은 셔플링 보행, 양성 후발 돌진 검사. 보행동결이 있었으며, 몸을 돌리는 것을 완료하는 것이 어려움.

일반적인 고찰

보행 기능장애가 있는 환자에 대한 일반적인 초기 접근의 초점은 병력(과거 낙상, 활동 제한, 증상의 시간적 경과흐름), 과거 병력 및 신체 검사에 맞추어야 한다. 이학적 검사에는 전체 신경학적 검사, 포괄적인 근골격 검사, 말초 동맥 질환(파행보행) 및 기립성 저혈압을 포함한 심혈관 검사가 포함되어야 한다. 약물도 면밀히 검토해야 한다. 신경근골격계에 영향을 미치는 의학적 상태뿐만 아니라 신경학적 장애와 근골격계 장애를 구별하는 것이 중요하다. 특히 노인 인구의 보행 장애에는 여러 가지 원인이 있을 수 있음을 항상 명심해야 한다.[1-3]

보행주기를 검사하기 위해 환자가 걷는 것을 지켜보는 것이 중요하다. 일정 기간의 걸음수(케이던스), 편안한 보행 속도, 보폭의 길이(동일한 발의 뒤꿈치 접촉의 연속된 두 지점 사이의 거리) 및 보폭 넓이(두 발의 스텝라인 사이의 좌우 거리)을 그리고 보폭 각도를 살펴보도록 한다.[4] 특정 질병과 관련된 특정 보행 패턴은 진단에 대한 중요한 단서를 제공할 수 있다(표 12.1).

〈흔한 감별진단〉

진통 보행/관절염 보행(antalgic gait/arthritic gait) — 통증에 반응하여 발생하는 절뚝거림. 이것은 하지의 골관절염, 발목 염좌, 발 스트레스 골절 등으로 인해 발생할 수 있다. 체중 부하로 인한 통증을 피하기 위해 이환된 다리에서 다른 다리로 체중이 빠르게 이동한다.[5,6]

소뇌 운동 실조성 보행(cerebellar ataxic gait) — 불안정한 흔들림, 양 다리를 넓게 벌리는 걸음으로 나타난다. 웅크린 자세로 걸음 길이가 가변적이며 신중하게 걷는다. 소뇌 충부(cerebellar vermis)의 정중선 병변은 몸통 운동 실조증을 유발할 수 있다. 임상적 소견으로는 손가락 코 검사의 어려움, 롬버그(Romberg) 검사 양성, 안진(nystagmus) 등이 있다.[7]

고유감각 상실(proprioception loss) — 감각 실조증(sensory ataxia)으로 이어질 수 있다. 배측 척주 병변(dorsal columm lesion)과 감각 신경병증에서 볼 수 있다. 어두운 방으로 들어가는 것과 같은 시각적 입력이 없으면 불균형이 크게 악화되는 것을 볼 수 있다. 따라서 시각적 입력 또는 지면에 발을 부딪히는 것과 같은 피드백 메커니즘을 제공하는 것은 보상 전략으로 사용될 수 있다.

경추 척추증 척수병증(cervical spondylotic myelopathy) — 55세 이상의 사람들에게 나타나는 가장 흔한 형태의 척수 기능장애. 일반적으로 환자는 상위 운동 뉴런 징후(피질척수관 및 척수소뇌관 기능장애) 및 경직과 함께 하지에 위약을 나타낸다.[8-10]

기능성 신경학적 장애/심인성 보행 장애(functional neurologic disorder/psychogenic gait disorder) — 불안정한 보행과 함께 비정상적이고 일관성 없는 신경학적 결과가 나타날 수 있다. 이러한 환자에 대한 접근은 먼저 다른 원인 질환을 배제하는 방식이어야 한다. 한 가지 중요한 진단할 수 있는 소견은 주의가 산만해지는 동안 신경학적 징후가 전체적인 개선되는 점이다[11,12]

편측성/양측성 전정 기능장애(unilateral/bilateral vestibular dysfunction) — 전정병성(vestibulo-pathic) 보행으로 이어진다. Unterberger의 제자리 보행 검사(환자에게 20~30초 동안 제자리를 밟도록 요청) 양성이며 전정 안구 반사가 없기 때문에 넘어지려 하면서 어둠 속을 걷는 것처럼 느껴진다.[13,14]

표 12.1 ■ **보행 패턴과 특정 질환과의 연관성**

유형	특징
진통/관절염 보행	통증을 피하기 위해 이환 다리로 가능한 짧은 시간 동안 몸무게를 가해, 결과적으로 절뚝거림이 발생함.
소뇌 실조성 보행	넓은 기반 보행, 다양한 보폭 길이, 불안정하고 흔들림
감각 실조	넓은 기반 보행, 어둠 속에서 걷거나 롬버그(Romber) 검사를 수행하면서, 시각적 입력을 제거할 경우 불균형이 악화될 수 있음.
경추성 척수병증	보행 속도 감소, 짧은 보폭 길이, 양다리 지지 시간 증가
심인성 보행 장애	매우 불안정한 보행을 모방함. 환자의 주의가 산만하거나 남들이 보지 않는다고 생각할 때 보행이 일시적으로 개선되거나 증상이 없을 수 있음.
전정병성 보행	약간 벌린 다리, 보폭이 약간 감소, 운터버거(Unterberger) 검사 양성, 환측으로 기움.
실행증 보행	보행 시작에 어려움이 있고 주저함, 짧은 걸음걸이, 동결 보행
무도성 보행	갑작스럽고 불수의적인 무릎과 엉덩이 굴곡으로 인해 춤을 추듯 흔들리는 움직임.
파킨슨병 보행	보폭의 길이와 높이의 감소, 구부린 자세, 팔 흔들림 감소, 일괄 회전
신경근육 보행	체중을 지지하는 고관절이 불안정하여 체중을 지지하지 않는 쪽이 쳐짐(트렌델렌버그 징후), 몸통을 좌우로 과도하게 움직이고 뒤뚱거리며 걸음
경직 보행/일측	신전근의 시너지 패턴으로 무릎 신전, 발목 저측 굴곡 및 내번, 동측 팔의 굴곡(휘둘림)
경직 보행/양측	정중선을 가로질러 톤의 증가로 인한 허벅지의 내전

더 높은 수준의 보행 장애/행위상실증 보행 장애(Higher-level gait disorder/aparaxic gait disorder) — 기본적으로 전두엽 기능장애로 인한 운동 프로그래밍의 실패. 보행 시작의 주저와 어려움, 짧은 다리를 끄는 보행 및 동결이 특징이다.[15,16]

무도증 보행 장애(choreatic gait disorder) — 헌팅턴병 및 지연성 운동 이상증 및 레보도파 유발 운동 이상증의 증상발현. 무릎과 고관절 굴근의 갑작스런 비자발적 움직임은 벌레처럼 춤을 추게 한다.[17]

파킨슨 보행(Parkinson gait) — 발을 땅에 끄는 보행이 특징이며, 걸음걸이의 길이와 높이가 감소한다. 팔 스윙의 감소와 웅크린 자세는 불균형에 기인한다. 걸음을 시작하고 장애물에 도달하고 한 번에 도는 데 상당한 어려움이 발생하고 넘어질 수 있다. 다계통위축(multiple system atrophy)은 기립성 저혈압과 함께 파킨슨증과 소뇌 징후의 조합이다.[18,19]

신경근육성 보행 장애(neuromuscular gait disorder) — 근병증 및 근위부 근육 약화의 경우에 발생한다. 골반 안정 근육의 약화는 체중 부하 측의 처짐(트렌델렌버그[Trendelenburg] 징후) 및 몸통 좌우 움직임(동요성 보행)을 유발한다. 무릎 과신전 보행은 대퇴사두근 약화에서 볼 수 있다. 발목 배부굴근(dorsiflexor)의 약화는 유각기 동안 발이 바닥에서 과하게 들어 올려 높은 걸음 걸이를 야기한다.[5]

편측성/양측성 병변(unilateral/bilateral lesions) — 어떤 수준에서든 피질척수경로의 병변은 경직 보행을 유발할 수 있다. 편측성 대뇌피질 병변의 경우, 휘돌림(circumduction)은 신전된 무릎과 굴곡된 내번 족저굴근으로 나타난다. 양측성 병변에서 내전된 허벅지와 가위 보행은 경직성 하지마비로 이어질 수 있다.[20]

증례 고찰

환자는 지난 6개월 동안 걷기 시작의 어려움, 장애물에 대한 어려움, 그리고 돌 때는 거의 넘어질 뻔하는 등 걷기에 어려움을 겪고 있다고 말한다. 혈압 약이나 탐술로신은 기립성 변화를 일으켜 넘어질 수 있다. 그가 항응고 치료를 하고 있다는 점을 감안할 때, 그는 낙상 후 경막하혈종의 위험이 더 높으며 낙상 예방이 중요하다. 그의 당뇨병, 심방 세동(뇌졸중 위험 증가) 및 척추 협착증의 과거력은 신경병증 또는 뇌 질환 또는 척수 질환을 고려할 수 있지만 검사소견은 다른 원인을 시사한다. 검사에서 정상 근력, 정상적인 심부건반사, 그리고 원위부 감각이 정상이었다. 신경병증은 정상적인 감각, 운동 및 심부건반사에서 가능성이 낮으며 상위 운동 징후가 없으면 척수 압박의 가능성도 낮다. 환자 검사 기록에는 파킨슨병의 전형적인 진전, 톱니 바퀴 경직 및 셔플링 보행이 포함된다.

파킨슨증 증상의 가장 흔한 원인은 파킨슨병이며 이는 진행성 장애로 이어질 수 있다. 남성은 여성보다 1.5배 더 많이 발병한다.[21] 파킨슨병은 임상 진단으로, 현재 진단을 확인하기 위한 특정 영상 검사나 검사실 검사가 없다. 환약말이 떨림, 안정 떨림, 시간이 지남에 따라 비대칭 양측 증상으로 발전할 수 있는 편측성 침범, 후각 기능장애 및 레보도파에 대한 반응 등의 임상 특징이 파킨슨병의 진단에 도움을 준다.[22,23]

비정형 파킨슨 증후군은 특히 초반에 파킨슨병으로 오진될 수 있다. 이러한 질환에는 다계통 위축(multiple systemic atrophy, MSA), 진행성핵상마비(progressive supranuclear palsy), 피질기저 변성(corticobasal degeneration), 루이 소체를 동반한 치매(dementia with Lewy bodies)[24,25]
(표 12.2)가 포함된다.

파킨슨병과 가장 흔하게 혼동되는 다른 이차 파킨슨증 원인에는 약물 유발 파킨슨증, 혈관 파킨슨증, 중추신경계 감염성 후유증, 외상, 독소 노출(망간, 로테논) 및 윌슨 병[26,27](표 12.3)이 포함된다.

객관적인 데이터

우리 증례에서 일반혈액검사/일반대사 패널은 모두 정상이며 국제표준화비율(INR)은 치료 범위에 있었다. 파킨슨병의 진단은 병력 및 이학적 검사에서 얻은 고유한 임상 특징을 기반으로 한다. 필수 기준은 경직 및/또는 안정 떨림을 수반하는 서동증으로 정의된다.[28] 도파민 치료 약물에 대한 유익하고 명백한 반응은 지지 기준으로 따라야 할 정도로 중요하다.[29,30] 정상압 수두증 또는 뇌혈관 병인을 포함한 다른 원인에 대한 의심이 높지 않다면 뇌 영상은 파킨슨병 진단에 일반적으로 사용되지 않는다. 또한 비정형 파킨슨증에 대한 징후가 있는 경우 영상 검사가 유용할 수 있다.[31,32]

표 12.2 ■ **비정형 파킨슨 증후군 유형**

비정형 파킨슨 유형	특징
다계통 위축(파킨슨 유형)	- 대칭적인 운동느림증, 강직, 떨림의 발생 - 빠른 진행 - 자율신경계 기능장애(기립성 저혈압, 방광기능장애, 발기부전)
진행성 핵상 마비	- 1～2년 내 조기 낙상 - 무릎을 펴고 팔을 벌리며 뻣뻣하고 넓은 기반 보행(술 취한 선원)
피질기저 신경절의 변성	- 현저한 비대칭적 이환 - 피질 증상: 전두엽 증후군, 실행증 - 기저핵 증상: 떨림, 강직, 근긴장이상
루이소체병(파킨슨병 치매)	- 파킨슨병을 동반한 치매(변동하는 인지와 지남력) - 반복적인 시각적 환각

표 12.3 ■ **이차성 파킨슨증 원인**

이차성 파킨슨증	특징
약물 유발 파킨슨증	- 도파인 수용체 차단제(할로페리돌, 티오틱센, 리스페리돈 같은 항정신병제)에 의해 이차적으로 발생
혈관성 파킨슨증	- 하지에서 증상이 우세함(하체 파킨슨증) - 경직, 편마비, 가구성 마비(peudobular palsy) 같은 심부뇌구조(기저핵, 시상) 침범
중추신경계(CNS) 감염 후유증	- 프리온병, 크로이트펠트-야콥 병, 아급성 경화성 범뇌염, 인간 면역결핍바이러스(HIV), 뇌염 후
윌슨 병	- 기저핵에 구리 침착 - 카이저-플라이셔 링(Kayser-Fleischer ring)

CNS, Central nervous system; HIV, human immunodeficiency virus; SSPE, subacute sclerosing panencephalitis.

제안된 질환의 검토

파킨슨병은 운동 및 비운동 증상을 모두 유발하는 복잡한 신경 퇴행성 질환이다. 파킨슨병의 특징은 흑질에 있는 도파민 생성 뉴런의 퇴화이다. 조직병리학적으로 알파-시누클레인(αSyn) 단백질 응집은 신경 퇴행 과정의 특징인 루이소체(Lewy Body)라고 하는 불용성 세포질내 물질을 생성하며 흑질의 도파민성 뉴런에서 발견되었다.[33,34]

파킨슨의 임상적 징후 및 증상

*셔플링 보행(shuffling gait)*으로 알려진 파킨슨병 보행은 무릎이 굽고 보폭이 짧고 좁아지는 걸음으로 나타난다. 4가지 전형적인 징후는 안정시 떨림, 경직, 서동증 및 자세 불안정이며, 이런

표 12.4 ■ **파킨슨병의 운동 증상 치료를 위해 흔히 추천되는 약물의 작용 기전**

	도파민으로의 대사	레보도파, 카르비도파
도파민 작용제	중등도에서 중증 질병의 도파민 수용체 자극제	브로모크립틴, 파미드로네이트
	카테콜-O-메틸트랜스퍼라제(COMT) 억제제의 말초 활성을 차단함	엔타카폰(Entacapone)
	모노아민 산화효소 억제제(MAO-B 억제제) 및 초기 질병에서 도파민의 대사 감소	셀레질린(Selegiline), 라사글린(Rasagline)
	특히 떨림에 사용되는 항콜린제 (아세틸콜린 수용체 차단)	트리헥시페니딜(Trihexyphenidyl), 디펜히드라민(Diphenhydramine)
비도파민 작용제	항글루타메이트성 (아세틸콜린 수용체 및 NMDA 차단)	아만타딘(Amantadine)

NMDA, N-methyl-D-aspartate.

징후들은 파킨슨병을 시사한다. 진단 시 4개 모두가 있을 필요는 없다.[30,35] 안정 시 떨림을 본태 떨림과 혼동해서는 안된다. 본태성 떨림은 움직임과 함께 발생하는데 떨림은 8~12헤르츠(Hz)이며 알코올이나 프로프라놀롤로 완화될 수 있다. 파킨슨병의 환약말이 떨림(pill-rolling tremor)은 3~6 Hz의 주파수를 가지며 일반적으로 집게 손가락과 엄지 손가락을 포함한다.[36,37] 증상은 종종 편측성이며 양측 사지로 진행될 때 비대칭적인 패턴을 보인다. 파킨슨병은 남성, 조기 발생 보행 곤란 및 자세 불안정이 있을 때 진행성 예후를 보일 가능성이 더 크다.

고찰

보행 장애는 특히 노인 인구에서 여러 가지 원인이 있을 수 있다. 완전한 병력을 얻고 보행 분석을 포함한 철저한 이학적 검사를 수행하면 적절한 감별 진단에 도움이 된다. 본 증례 환자의 증상과 이학적 검사에 따르면 감별진단에서 파킨슨병의 가능성이 높다. 파킨슨병은 운동 및 비운동 증상을 포함하여 다양한 증상을 나타낸다. 조기 진단 및 의학적 관리는 기능의 극대화를 포함하여 더 나은 결과를 가져온다. 도파민성 약물은 파킨슨병의 초기 단계에서 가장 흔하게 사용되는 약물이다.
약물치료와 함께 개인맞춤형 재활 프로그램을 통해 환자의 기능적 목표를 극대화할 수 있다.[38]

약물

파킨슨병을 치료할 수 있는 약물은 없지만 질병 진행을 늦출 수는 있다. 치료의 중심은 도파민 약물을 통한 운동 증상 관리에 중점을 둔다. 도파민 전구체(레보도파/카르비도파)가 가장 흔하게 사용되고 권장되는 약물이지만 장기/용량 의존적 부작용은 운동이상증(dyskinesia) 및 마모(wearing-off) 현상과 관련이 있다. 질병의 단계와 증상[39,40]에 따라 다른 약물 요법을 사용할 수 있다(표 12.4).

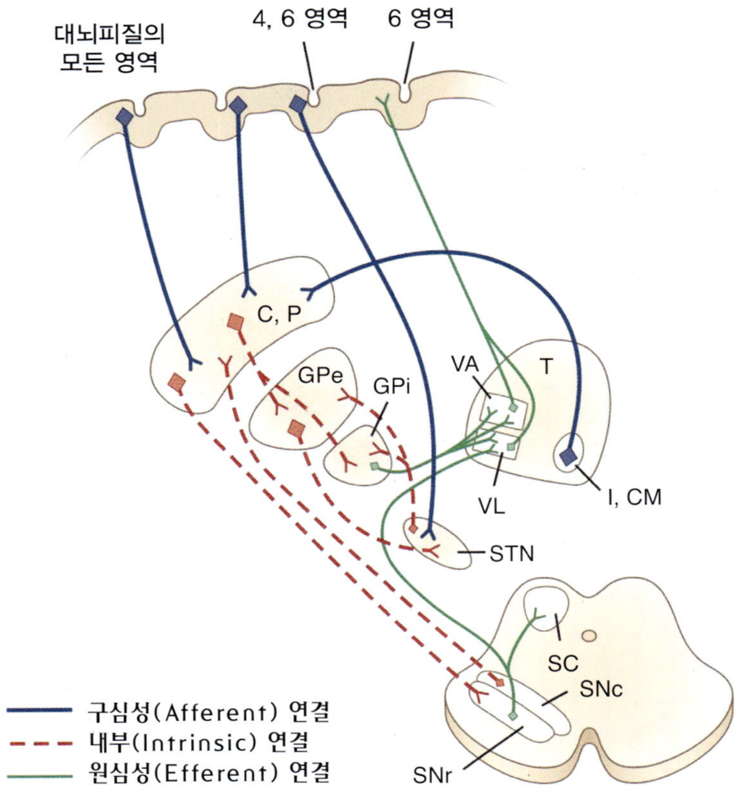

그림 12.1 기저핵과 구심성 및 원심성 연결 사이의 상호 연결에 대한 개략도. CM, Centromedian nucleus of thalamus; C, caudate; P, putamen(striatum); GPe, lateral(external) globus pallidus; GPi, medial(internal) globus pallidus; SC, superior colliculus; STN, subthalamic nucleus; SNc, substantia nigra pars compacta; SNr, substantia nigra pars reticulata; T, thalamus; VA, ventral anterior; VL, ventrolateral.(From R.B. Daroff, J. Jankovich, J. Mazziotta, S. Pommeroy, Bradley' s Neurology in Clinical Practice, 7e, Elsevier, Philadelphia, 2016, 1422–1466, Fig. 96.1.)

수술

심부뇌자극(deep brain stimulation)으로 알려진 시상하핵(subthalamic nucleus)의 신경자극기 배치를 포함한 신경외과적 처치는 저항성 떨림이 있고 약물에 불응성이 있는 경우에 고려될 수 있다. 전반적인 운동 증상에서 오래 지속되는 이점이 있는 것으로 보고 되었다.[40,41]

치료

재활은 파킨슨병의 비약물학적 관리에 있어서 중요하다. 미국 국립보건임상연구소는 삶의 질을 개선하고 파킨슨병의 기능적 능력을 극대화하기 위해 물리치료, 작업치료 및 언어치료를 포함한 다학제적 재활의 중요성에 초점을 맞춘 지침을 발표했다.[42,43] 파킨슨병은 운동 학습에서 배타적인 역할을 하는 기저핵(basal ganglia)/선조체(striatum)에 영향을 미친다(그림 12.1). 연구에 따르면, 대조군에 비해 학습 속도가 느리지만, 운동을 통해 혜택을 받을 수 있는 충분한 능력을 보여준다.[44]

운동은 신경전달물질의 영향을 강화하고 잠재적으로 기능 능력을 향상시키는 것으로 입증되었다.[45]

보행과 균형이 크게 영향을 받기 때문에 러닝 머신 훈련, 균형 훈련 및 고강도 저항 운동과 함께 시각(레이저 조명), 청각(휴대용 메트로놈 장치) 및 촉각 피드백이 보행 시작, 동결 에피소드 및 각각의 보행 속도에 유익할 수 있다.[45-49] 보행 보조기, 보행기 및 지팡이는 균형 문제에 도움이 될 수 있다.[50,51] 다른 한편으로는, 일관된 유산소 활동과 스트레칭 프로그램이 권장되어야 한다.
유연성 프로그램은 다음 신체 부위에 초점을 맞춰야 한다: 흉벽, 어깨 및 팔꿈치, 허벅지, 종아리, 손목 및 손바닥 앞, 허리와 목, 복부, 대퇴사두근, 둔근, 등 및 삼두근 강화. 샤워 의자, 양변기, 팔걸이 및 손잡이가 있는 다른 장비를 보조 장치로 사용할 수 있다.

"Think Big" 훈련은 팔스윙이나 스텝과 같은 큰 진폭의 움직임에 대한 반복과 자기 신호(self-cueing)를 특징으로 한다. 환자를 위한 보행 요령은 발 뒤꿈치를 먼저 착지하고 각 발걸음을 큰 발차기로 생각하고 발걸음의 속도보다는 발걸음의 크기에 초점을 맞추고 걷는 동안 많은 것을 운반하지 않는 것이다.[52,53]

요약하면, 파킨슨병은 특히 노년층에서 보행 장애를 나타낼 수 있다. 평가 및 치료가 필요한 운동 및 비운동 증상과 관련이 있다. 떨림, 서동증, 자세 불안정 및 경직은 검사에서 중요하게 확인해야 한다.[46]

요점

- 보행 장애에는 많은 신경학적 및 비신경학적 원인이 있다. 보행 장애의 원인을 확인하려면 검사에 세심한 주의가 필요하다. 파킨슨병 진단을 위한 특정 검사가 없고 다른 증후군으로 오진될 수 있기 때문에 파킨슨 진단에 대한 추적관찰이 계속되어야 한다.

참고문헌

1. N.B. Alexander, A. Goldberg, Gait disorders: search for multiple causes, Cleve. Clin. J. Med. 72(7) (2005) 589–590 596.
2. A.H. Snijders, B.P. van de Warrenburg, N. Giladi, B.R. Bloem, Neurological gait disorders in elderly people: clinical approach and classification, Lancet Neurol. 6(1)(2007) 63–74.
3. N.C. Voermans, A.H. Snijders, Y. Schoon, B.R. Bloem, Why old people fall(and how to stop them), Pract. Neurol. 7(3)(2007) 159–171.
4. R.W. Bohannon, A. Williams Andrews, Normal walking speed: a descriptive meta-analysis, Physiotherapy 97(3)(2011) 182–189.
5. M.R. Lim, A. Wu, F.P. Girardi, F.P. Cammisa, Elderly patient with an abnormal gait, J. Am. Acad. Orthop. Surg. 129(3)(2007) 81–95.
6. P. Mahlknecht, S. Kiechl, B.R. Bloem, et al., Prevalence and burden of gait disorders in elderly men and women aged 60–97 years: a population-based study, PloS One 8(7)(2013) e69627.
7. S.M. Morton, A.J. Bastian, Relative contributions of balance and voluntary leg-coordination deficits to cerebellar gait ataxia, J. Neurophysiol. 89(4)(2003) 1844–1856.
8. J.P. Kuhtz-Buschbeck, K. Johnk, S. Mader, H. Stolze, M. Mehdorn, Analysis of gait in cervical myelopathy, Gait Posture 9(3)(1999) 321–326.
9. A. Malone, D. Meldrum, C. Bolger, Gait impairment in cervical spondylotic myelopathy: Comparison with age- and gender-matched healthy controls, Eur. Spine J. 21(12)(2012) 2456–2466.
10. H. Nishimura, K. Endo, H. Suzuki, H. Tanaka, T. Shishido, K. Yamamoto, Gait analysis in cervical spondylotic myelopathy, Asian Spine J 9(3)(2015) 321–326.

11. L. Sudarsky, Psychogenic gait disorders, Semin. Neurol. 26(3)(2006) 351–356.
12. T. Lempert, T. Brandt, M. Dieterich, D. Huppert, How to identify psychogenic disorders of stance and gait – A video study in 37 patients, J. Neurol. 238(3)(1991) 140–146.
13. T. Brandt, M. Strupp, J. Benson, M. Dieterich, Vestibulopathic gait. Walking and running, Adv. Neurol. 87(2001) 167–172.
14. H. Ling, Clinical approach to progressive supra–nuclear palsy, J Mov. Disord. 9(1)(2016) 3–13.
15. P.D. Thompson, J.G. Nutt, Higher level gait disorders, J. Neural. Transm. 114(10)(2007) 1305–1307.
16. J.G. Nutt, Higher–level gait disorders: an open frontier, Mov. Disord. 28(11)(2013) 1560–1565.
17. Y.M.A. Grimbergen, M.J. Knol, B.R. Bloem, B.P.H. Kremer, R.A.C. Roos, M. Munneke, Falls and gait disturbances in Huntington' s disease, Mov. Disord. 159(2008) 251–260.
18. B. Bloem, Y. Grimbergen, J. Vandijk, M. Munneke, The "posture second" strategy: a review of wrong priorities in Parkinson' s disease, J. Neurol. Sci. 248(1–2)(2006) 196–204.
19. B.R. Bloem, J.M. Hausdorff, J.E. Visser, N. Giladi, Falls and freezing of gait in Parkinson' s disease: a review of two interconnected, episodic phenomena, Mov. Disord. 19(8)(2004) 871–884.
20. W. Pirker, R. Katzenschlager, Gait disorders in adults and the elderly: a clinical guide, Wien Klin. Wochenschr. 129(3)(2017) 81–95.
21. L.M.L. De Lau, P.C.L.M. Giesbergen, M.C. De Rijk, A. Hofman, P.J. Koudstaal, M.M.B. Breteler, Incidence of parkinsonism and Parkinson disease in a general population: The Rotterdam Study, Neurology 63(7)(2004).
22. C.D. Marsden, The mysterious motor function of the basal ganglia: the Robert Wartenberg Lecture, Neurology 32(5)(1982) 514–539.
23. M.C. Rodriguez–Oroz, M. Jahanshahi, P. Krack, et al., Initial clinical manifestations of Parkinson' s disease: features and pathophysiological mechanisms, Lancet Neurol. 8(12)(2009) 1128–1139.
24. N.R. Mcfarland, Diagnostic approach to atypical parkinsonian syndromes, Contin. Lifelong Learn Neurol. 22(4)(2016) 1117–1142.
25. A.B. Deutschlander, O.A. Ross, D.W. Dickson, Z.K. Wszolek, Atypical parkinsonian syndromes: a general neurologist' s perspective, Eur. J. Neurol. 25(1)(2018) 41–58.
26. M.V.G. Alvarez, V.G.H. Evidente, Understanding drug–induced parkinsonism: Separating pearls from oysters, Neurology 70(8)(2008) e32–34.
27. J. Winikates, J. Jankovic, Clinical correlates of vascular parkinsonism, Arch. Neurol. 56(1)(1999)96–102.
28. D. Berg, R.B. Postuma, C.H. Adler, et al., MDS research criteria for prodromal Parkinson' s disease, Mov. Disord. 30(12)(2015) 1600–1611.
29. A.J. Hughes, S.E. Daniel, L. Kilford, A.J. Lees, Accuracy of clinical diagnosis of idiopathic Parkinson' s disease: A clinico–pathological study of 100 cases, J. Neurol. Neurosurg. Psychiatry 55(3)(1992) 181–184.
30. O. Suchowersky, S. Reich, J. Perlmutter, T. Zesiewicz, G. Gronseth, W.J. Weiner, Appendix A: Practice parameter: diagnosis and prognosis of new onset Parkinson disease(an evidence–based review): Report of the Quality Standards Subcommittee of the American Academy Neurology, Contin. Lifelong Learn Neurol. 67(12)(2007) 2266.
31. A.J. Stoessl, W.R.W. Martin, M.J. McKeown, V. Sossi, Advances in imaging in Parkinson' s disease, Lancet Neurol. 10(11)(2011) 987–1001.
32. M. Politis, Neuroimaging in Parkinson disease: from research setting to clinical practice, Nat. Rev. Neurol. 10(12)(2014) 708–722.
33. D.W. Dickson, Parkinson' s disease and parkinsonism: neuropathology, Cold Spring Harb. Perspect. Med. 2(8)(2012) a009258.
34. D.W. Dickson, H. Fujishiro, C. Orr, et al., Neuropathology of non–motor features of Parkinson disease, Park. Relat. Disord. 15(3)(2009) S1–S5.
35. J. Massano, K.P. Bhatia, Clinical approach to Parkinson' s disease: features, diagnosis, and principles of management, Cold Spring Harb. Perspect. Med. 2(6)(2012) a008870.
36. H.J. Lee, W.W. Lee, S.K. Kim, et al., Tremor frequency characteristics in Parkinson' s disease under resting–state and stress–state conditions, J. Neurol. Sci. 362(2016) 272–277.
37. M.A. Thenganatt, E.D. Louis, Distinguishing essential tremor from Parkinson' s disease: bedside tests and laboratory evaluations, Expert Rev. Neurother. 12(6)(2012) 667–696.
38. M.E. McNeely, G.M. Earhart, Medication and subthalamic nucleus deep brain stimulation similarly improve balance and complex gait in Parkinson disease, Park. Relat. Disord. 19(1)(2013) 86–91.

39. B.S. Connolly, A.E. Lang, Pharmacological treatment of Parkinson disease: a review, J. Am. Med. Assoc. 311(16)(2014) 1670–1683.
40. P. Rizek, N. Kumar, M.S. Jog, An update on the diagnosis and treatment of Parkinson disease, CMAJ 188(16)(2016) 1157–1165.
41. J. Voges, A. Koulousakis, V. Sturm, Deep brain stimulation for Parkinson's disease, Acta. Neurochir. Suppl. 2(6)(2007) 20–28.
42. National Collaborating Centre for Chronic Conditions, Parkinson's disease. Diagnosis and management in primary and secondary care, Natl. Inst. Heal. Clin. Excell. Clin. Guidel. 35(2006).
43. National Collaborating Centre for Chronic Conditions, Parkinson's Disease: National Clinical Guideline for Diagnosis and Management in Primary and Secondary Care, Natl. Inst. Heal. Clin. Excell. Clin. Guidel.(2006).
44. G. Abbruzzese, R. Marchese, L. Avanzino, E. Pelosin, Rehabilitation for Parkinson's disease: current outlook and future challenges, Park. Relat. Disord. 22(1)(2016) S60–S64.
45. C.J. Hass, T.A. Buckley, C. Pitsikoulis, E.J. Barthelemy, Progressive resistance training improves gait initiation in individuals with Parkinson's disease, Gait Posture 35(4)(2012) 660–674.
46. P.H. Chen, R.L. Wang, D.J. Liou, J.S. Shaw, Gait disorders in Parkinson's disease: assessment and management, Int. J. Gerontol. 7(4)(2013) 189–194.
47. J. Mehrholz, J. Kugler, A. Storch, M. Pohl, K. Hirsch, B. Elsner, Treadmill training for patients with Parkinson's disease, Cochrane Database Syst. Rev. 22(8)(2015) CD007830.
48. S.J. Lee, J.Y. Yoo, J.S. Ryu, H.K. Park, S.J. Chung, The effects of visual and auditory cues on freezing of gait in patients with Parkinson disease, Am. J. Phys. Med. Rehabil. 91(1)(2012) 2–11.
49. S. Donovan, C. Lim, N. Diaz, et al., Laserlight cues for gait freezing in Parkinson's disease: an open-label study, Park. Relat. Disord. 17(4)(2011) 240–245.
50. E. Cubo, C.G. Moore, S. Leurgans, C.G. Goetz, Wheeled and standard walkers in Parkinson's disease patients with gait freezing, Park. Relat. Disord. 10(1)(2003) 9–14.
51. R. Boonsinsukh, V. Saengsirisuwan, P. Carlson-Kuhta, F.B. Horak, A cane improves postural recovery from an unpracticed slip during walking in people with Parkinson disease, Phys. Ther. 92(9)(2012) 1117–1129.
52. L. Rochester, D. Rafferty, C. Dotchin, O. Msuya, V. Minde, R.W. Walker, The effect of cueing therapy on single and dual-task gait in a drug naive population of people with Parkinson's disease in Northern Tanzania, Mov. Disord. 25(7)(2010) 206–209.
53. S.V. Sarma, M.L. Cheng, U. Eden, Z. Williams, E.N. Brown, E. Eskandar, The effects of cues on neurons in the basal ganglia in Parkinson's disease, Front. Integr. Neurosci. 6(2012) 40.
54. M.E. Tinetti, D.I. Baker, G. McAvay, et al., A multifactorial intervention to reduce the risk of falling among elderly people living in the community, N. Engl. J. Med. 331(1994) 821.
55. M.C. Nevitt, S.R. Cummings, Type of fall and risk of hip and wrist fractures: the study of osteoporotic fractures, The Study of Osteoporotic Fractures Research Group, J. Am. Geriatr. Soc. 41(1993) 1226.

색인 Index

로마자

C

H

J

한국어

ㄱ

ㄴ

ㄷ